管理栄養士養成のための
栄養学教育モデル・コア・カリキュラム準拠

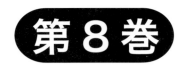

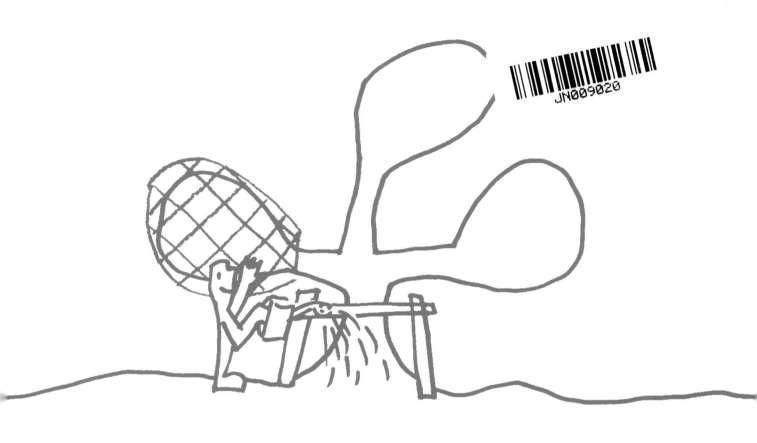

第8巻

臨床栄養学実習

傷病者の Nutrition Care Process 演習

特定非営利活動法人 日本栄養改善学会　監修

塚原丘美・新井英一・加藤昌彦　編

医歯薬出版株式会社

監修

特定非営利活動法人 日本栄養改善学会

編者一覧

塚原　丘美	つかはら たかよし	名古屋学芸大学管理栄養学部 教授
新井　英一	あらい ひでかず	静岡県立大学食品栄養科学部 教授
加藤　昌彦	かとう まさひこ	椙山女学園大学生活科学部 教授

執筆者一覧

石長孝二郎	いしなが こうじろう	広島女学院大学人間生活学部 教授
井上　啓子	いのうえ けいこ	至学館大学健康科学部 教授
楳村　春江	うめむら はるえ	名古屋学芸大学管理栄養学部 講師
片桐　義範	かたぎり よしのり	福岡女子大学国際文理学部 教授
熊本登司子	くまもと としこ	畿央大学健康科学部 准教授
小見山百絵	こみやま ももえ	ノートルダム清心女子大学人間生活学部 准教授
金胎　芳子	こんたい よしこ	元新潟県立大学人間生活学部 教授
塚原　丘美	前掲	
中東　真紀	なかひがし まき	鈴鹿医療科学大学保健衛生学部 准教授
西　玉枝	にし たまえ	元盛岡大学栄養科学部 准教授
藤岡由美子	ふじおか ゆみこ	松本大学人間健康学部 准教授
水野　文夫	みずの ふみお	城西大学薬学部 准教授
村山　稔子	むらやま としこ	新潟県立大学人間生活学部 准教授
和田　安代	わだ やすよ	国立保健医療科学院生涯健康研究部 主任研究官

（五十音順）

This book is originally published in Japanese
under the title of :

KANRIEIYOSHIYOSEINOTAMENO EIYOGAKUKYOIKU MODERU KOA KARIKYURAMU JUNKYO
RINSHOEIYOGAKU-JISSHU

(Based on the Nutrition Science Education Model Core Curriculum for Training of Registered Dietitians-
Nutrition Care process)

Editor :
The Japanese Society of Nutrition and Dietetics

© 2021 1st ed.

ISHIYAKU PUBLISHERS, INC.
　7-10, Honkomagome 1 chome, Bunkyo-ku,
　Tokyo 113-8612, Japan

特定非営利活動法人 日本栄養改善学会

管理栄養士養成のための 栄養学教育モデル・コア・カリキュラム準拠 教科書シリーズ発刊に寄せて

管理栄養士養成のための栄養学教育モデル・コア・カリキュラム

　国民の健康問題や少子高齢化社会におけるさまざまな問題を改善できる高度な専門的知識および技能を有する管理栄養士の育成を目的とし，平成 12（2000）年に栄養士法の改正が行われました．一方，管理栄養士養成施設数は，平成 7（1995）年の約 30 校から平成 30（2018）年には 150 校ほどに急増し，毎年約 1 万人が管理栄養士国家試験に合格し，管理栄養士名簿に登録され，その教育の質の担保が重要となっています．

　日本栄養改善学会では，教育課程は本来その専門職のコアカリキュラムに基づいて設定されるべきものという考え方から，学術団体として独自に「管理栄養士養成課程におけるモデルコアカリキュラム」の検討を行ってきました．その実績を踏まえ，厚生労働省から委託を受け，平成 30（2018）年度に「**管理栄養士・栄養士養成のための栄養学教育モデル・コア・カリキュラム**」を策定，公表しました．

　本モデル・コア・カリキュラムでは，管理栄養士・栄養士に共通して期待される像を「栄養・食を通して，人々の健康と幸福に貢献する」としました．栄養学を学術的基盤とし，栄養・食を手段として，さまざまな人々の健康はもとより，より広義の well-being に寄与する専門職であることを，明瞭簡潔に表現したものです．

　そして，期待される像を実現するモデル・コア・カリキュラムの全体的な構造を概念図（次頁）にしました．上部の A「管理栄養士・栄養士として求められる基本的な資質・能力」の達成に向けて，B を踏まえ，左側の C から右側の G や H へと，基礎的な学修内容から総合的，統合的な内容へと学修が発展します．また，基礎教養科目や各養成施設の教育理念に基づく独自の教育内容も位置づけています．

モデル・コア・カリキュラムの趣旨と活用

　本モデル・コア・カリキュラムでは，管理栄養士養成における基礎教養分野を除く学修時間の 3 分の 2 程度で履修可能となるよう内容を精選しています．学生が卒業時までに身につけておくべき必須の実践能力について，具体的な学修目標をいわゆるコンピテンシーの獲得として記述しました．共通したモデル・コア・カリキュラムに基づく学修は，社会に対する管理栄養士の質保証に資するとともに，管理栄

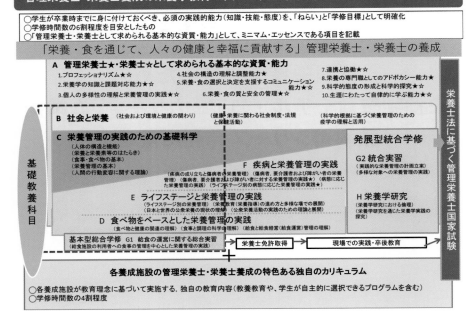

管理栄養士・栄養士養成の栄養学教育モデル・コア・カリキュラム（平成30年度作成） 概要

○学生が卒業時までに身に付けておくべき，必須の実践的能力（知識・技能・態度）を，「ねらい」と「学修目標」として明確化
○学修時間数の6割程度を目安としたもの
○「管理栄養士・栄養士として求められる基本的な資質・能力」として，ミニマム・エッセンスである項目を記載

「栄養・食を通じて，人々の健康と幸福に貢献する」管理栄養士・栄養士の養成

A 管理栄養士★・栄養士☆として求められる基本的な資質・能力

1.プロフェッショナリズム★☆
2.栄養学の知識と課題対応能力★☆
3.個人の多様性の理解と栄養管理の実践★☆

4.社会の構造の理解と調整能力★☆
5.栄養・食の選択と決定を支援するコミュニケーション能力★☆
6.栄養・食の質と安全の管理★☆

7.連携と協働★☆
8.栄養の専門職としてのアドボカシー能力★☆
9.科学的態度の形成と科学的探究★☆
10.生涯にわたって自律的に学ぶ能力★☆

栄養士法に基づく管理栄養士国家試験

基礎教養科目

B 社会と栄養 （社会および環境と健康の関わり）（健康・栄養に関わる社会制度・法規）（科学的根拠に基づく栄養管理のための疫学の理解と活用）と保健活動）

C 栄養管理の実践のための基礎科学
（人体の構造と機能）
（栄養と栄養素等のはたらき）
（食事・食べ物の基本）
（栄養管理の基本）
（人間の行動変容に関する理論）

F 疾病と栄養管理の実践
（疾病の成り立ちと傷病者の栄養管理）（傷病者，要介護者および障がい者の栄養管理）（傷病者，要介護者および障がい者に対する栄養管理の実践★）（病態に応じた栄養管理の実践）（ライフステージ別の病態に応じた栄養管理の実践★）

発展型統合学修

G2 統合実習
（実践的な栄養管理の計画立案）
（多様な対象への栄養管理の実践）

H 栄養学研究
（栄養学研究における倫理）
（栄養学研究を通じた栄養学実践の探究）

E ライフステージと栄養管理の実践
（ライフステージ別の栄養管理）（栄養教育（栄養指導）の進め方と多様な場での展開）（日本と世界の公衆栄養の現状の理解）（公衆栄養活動の実践のための理論と展開）

D 食べ物をベースとした栄養管理の実践
（食べ物と健康の関連の理解）（食事と調理の科学的理解）（食事と給食経営（給食運営）管理の理解）

基本型総合学修　G1 給食の運営に関する総合実習
（給食施設の利用者への食事の管理を中心とした栄養管理の実践）

栄養士免許取得 → 現場での実践・卒後教育 →

各養成施設の管理栄養士・栄養士養成の特色ある独自のカリキュラム

○各養成施設が教育理念に基づいて実施する，独自の教育内容（教養教育や，学生が自主的に選択できるプログラムを含む）
○学修時間数の4割程度

養士は何ができる専門職なのかを広く国民に対して提示することにもなります.

　養成課程のカリキュラム構築は，各分野の人材養成に対する社会的要請や学問領域の特性等を踏まえつつ，各養成施設が建学の精神や独自の教育理念に基づいて自主的・自律的に行うべきものです. 各養成施設がカリキュラムを編成するに当たっては，学修目標だけでなく，学修内容や教育方法，学修成果の評価のあり方等も重要な検討課題です. 各養成施設においては，本モデル・コア・カリキュラムの学修目標を内包したうえで，特色ある独自のカリキュラムを構築されることを期待申し上げます.

新シリーズ編集の経緯・ねらい

　日本栄養改善学会では2011年より，医歯薬出版株式会社との共同事業として，学会独自のモデル・コア・カリキュラムに基づく教科書シリーズを発行してまいりました. この度，新たに国として初めての「管理栄養士・栄養士養成のための栄養学教育モデル・コア・カリキュラム」の策定を受け，これまでのシリーズを全面刷新することにいたしました.

　新シリーズは，厚生労働省の了解も得て，「管理栄養士養成のための栄養学教育モデル・コア・カリキュラム準拠」教科書シリーズと称することとなりました. 各巻の編者は，モデル・コア・カリキュラム策定に深く携わった先生方にお引き受けいただき，栄養学教育および管理栄養士の職務に造詣の深い先生方にご執筆をお願いしました.

　本モデル・コア・カリキュラムは，先述の概念図に示すように，科目の相互のつながりや学修内容の発展段階を踏んで上級学年へと進められるように構成されています. このため新シリーズは，国家試験の出題基準に沿った目次構成となっている従来の教科書とは異なり，管理栄養士養成課程での系統立った学修の流れを示し，各巻のつながりを意識した構成といたしました. 学生が卒業後一人の管理栄養士として現場に出た際に，管理栄養士・栄養士の期待される像の実現を可能とできるように，構成や内容の充実を図っております.

読者に期待すること

　管理栄養士養成課程で学ぶ皆さんは，卒業後は大きな社会の変革のなかで，課題解決力をもち，「栄養・食を通して，人々の健康と幸福に貢献する」管理栄養士となることが期待されます．栄養学およびその背景にある学問や科学・技術の進歩に伴う新たな知識や技能について，すべてを卒前教育で修得することは困難であり，卒業後も自律的に自己研鑽していくことが必要です．そのための基本的な能力を，本シリーズを通して培っていただければ，編者，執筆者一同，幸甚に思います．

2021 年 2 月

　　　　　　　　　　　　　　村山伸子
　　　　　　　　　　　　　　特定非営利活動法人 日本栄養改善学会　理事長

　　　　　　　　　　　　　　武見ゆかり
　　　　　　　　　　　　　　特定非営利活動法人 日本栄養改善学会　前理事長

序

　本書は，特定非営利活動法人 日本栄養改善学会監修の「管理栄養士養成課程におけるモデルコアカリキュラム 2015」（コアカリ 2015）準拠教科書シリーズの第 6 巻として刊行されたものを，「管理栄養士養成のための栄養学教育モデル・コア・カリキュラム」準拠シリーズの第 8 巻として再編集したものである．

　この度の「管理栄養士養成のための栄養学教育モデル・コア・カリキュラム」の F「疾病と栄養管理の実践」のなかでは，栄養管理の手順を Nutrition Care Process（NCP）を基本として学修するように作られている．そのため，本書は NCP の手順に沿って栄養管理の実践ができるように編集した．

　臨床栄養とは，傷病者のさまざまな病態と栄養状態に応じて行う栄養管理のことであり，その手順はまさしく NCP である．つまり，臨床栄養学実習は傷病者に対する NCP をひたすら訓練する時間になる．さまざまな栄養学に関する知識だけを増やすのではなく，NCP のような実践的なテクニックを身につけることこそ，管理栄養士の養成教育に強く求められていることである．

　Chapter 1 では，NCP を理解したうえで，栄養スクリーニング，栄養評価，栄養診断，栄養介入，栄養モニタリングや評価を行い，それらを記録する実践的な事柄を理解し，Chapter 2 では，経口，経腸（経管），静脈など，各種栄養補給法の特徴と実施方法の実践的な事柄を学習する．これらを修得した後，Chapter 3 で，それぞれの症例の病態を理解したうえで，その症例の栄養評価から献立作成まで，NCP に沿った実践的な技術を修得する．

　この実習書を用いて臨床栄養学実習を積み重ね，管理栄養士として必要な実践技能を学生のうちに身につけていただきたい．

　最後に，本書の出版にあたり，多大なご尽力をいただいた医歯薬出版編集部の皆様に心より感謝申し上げる．

2021 年 3 月

編者一同

Contents

Chapter 3　さまざまな疾患に対する栄養管理　37

Practice

演習項目

Nutrition Care Prosess（NCP）

- NCP を理解したうえで，栄養評価，栄養診断（栄養状態の判定），栄養介入計画，実施，栄養モニタリングや評価を行い，PES 報告を用いて SOAP 形式で記録する実践的な事柄を理解し，それを実施することができる．
- 栄養摂取量，身体計測値，臨床検査値および身体徴候・症状・病歴より栄養評価ができる．
- NCP の栄養診断コードを用いて PES 報告を作成できる．
- PES 報告に沿った栄養介入とモニタリング計画を作成できる．

　近年，医療施設では管理栄養士や栄養サポートチーム（nutrition support team；NST）などによる栄養管理の重要性が再認識されている．しかし，栄養状態の判定に関する統一した用語や概念，そしてプロセスが明確化されていなかったため，それぞれの管理栄養士がそれぞれの用語やプロセスを用いて独自の栄養管理を実施していることが浮かび上がり，新たな統一された栄養管理のプロセスの導入が必要となっていた．

　そこで，公益社団法人 日本栄養士会では，米国栄養士会が提案した栄養管理の国際標準化のための nutrition care process（NCP）を日本に導入した．米国ではすでに臨床現場などで実践されており，わが国の管理栄養士も，NCP の知識や技能を身につけ，チーム医療の一員として活躍することが望まれている．

　本章では NCP の概要を述べるとともに，栄養評価・栄養診断などの演習を行う．

　NCP は，2012 年に日本栄養士会が導入した栄養管理の手順である．その概要や用語は，「国際標準化のための栄養ケアプロセス用語マニュアル」としてまとめられた．その後，日本栄養士会において，栄養診断の具体的な進め方や NCP の活用などについて検討され，2018 年に「NCP」として新たにまとめられている．NCP の過程は，栄養スクリーニングで抽出された患者に対する①栄養評価，②栄養診断（栄養状態の判定），③栄養介入，④栄養モニタリングと評価（判定），の 4 つで構成されている（**図 1-1**）．

　NCP に，これまで普及してきた「栄養ケア・マネジメント」と大きな違いがみられないのは，NCP がその原点であったからである．ただし，NCP では新たな概念として，「栄養診断」とともに「栄養診断用語の標準化」が加えられているという点が大きなポイントである．

1. 栄養スクリーニング

1）栄養スクリーニングとは

　スクリーニングとは，特定の条件に合うものを抽出するための選別である．栄養スクリーニングでは，入院時に「栄養学的リスクを有する患者」や「すでに栄養障害に陥っている患者」を抽出するための「ふるい分け」を目的に実施する．栄養学的リスクには，低栄養や過栄養だけでなく代謝異常なども含まれる．栄養スクリーニングの実施に当たっては，簡便な方法を用いて栄養学的リスクのある対象者を抽出できることがポイントとなる．

2）栄養スクリーニングの種類

　栄養スクリーニング法には，SGA（subjective global assessment），MNA®-SF（Mini Nutritional Assessment-Short Form），MUST（malnutrition universal screening tool），NRS2002（Nutritional Risk Score），CONUT（controlling nutritional status）などがある（**表1-1**）．このなかで体重減少（変化）と食事量の減少（変化）はスクリーニング項目として多く実施されており，重要な項目であると考えられる．体重は体内水分量の影響を受けるため，脱水や浮腫・腹水などの有無を評価する必要がある．これらの栄養スクリーニング法は，各医療施設においてその機能や特徴に合うよう検討し，導入されている．

3）栄養スクリーニングの精度

　栄養スクリーニングにおいては，栄養不良の可能性のある患者を漏れなく抽出できること（感度または鋭敏度）や，栄養状態の良好な患者を正しく判定できること（特異度）がポイントである．栄養スクリーニングの精度を高めるためには多くのスクリーニング項目を設定する必要があるが，項目が増えるとスタッフの負担も増えるため，簡便で精度の高い項目を検討していく必要がある．

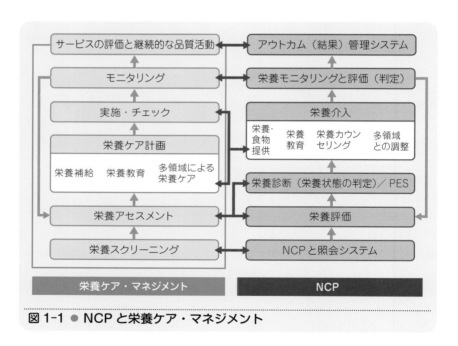

図 1-1 ● NCP と栄養ケア・マネジメント

表 1-1 ●栄養スクリーニング法と項目

方　法 \ 項　目	体重関連		食事関連	身体機能・基礎疾患関連					その他	生化学検査値
	BMI	体重減少	食事量の減少	消化器症状	身体所見	身体機能	基礎疾患	侵襲	精神状態	
SGA (subjective global assessment)		●	●	●	●	●	●	●		
MNA®-SF (Mini Nutritional Assessment-Short Form)	●	●	●	●		●		●	●	
MUST (malnutrition universal screening tool)	●	●	●							
NRS (Nutritional Risk Score)	●	●	●				●	●		
CONUT (controlling nutritional status)										●

（早川麻理子，他：栄養アセスメントツールの対象患者と効果的な活用．静脈経腸栄養，25（2）：581-584，2010 より改編）

表 1-2 ●栄養評価の5つの項目

	評価項目	評価指標
FH	食物・栄養に関連した履歴	食物・栄養素摂取, 食物・栄養素管理, 薬剤・栄養補助食品の使用, 知識・信念, 補助品の入手のしやすさ, 身体活動, 栄養に関連した生活の質
AD	身体計測	身長, 体重, 体重の履歴, 体格指数, 成長パターン指標・パーセンタイル順位
BD	生化学データ, 臨床検査と処置	生化学検査値, 検査（例：胃内容排泄時間, 安静時代謝率）
PD	栄養に焦点を当てた身体所見	身体的外見, 筋肉や脂肪の消耗, 嚥下機能, 食欲, 感情
CH	病歴	個人的履歴, 医学的・健康・家族履歴, 治療, 補完・代替薬剤の使用, 社会的履歴

(公益社団法人 日本栄養士会監訳：国際標準化のための栄養ケアプロセスマニュアル. 第一出版, p10, 2012 より改変)

　栄養スクリーニングの目的は栄養不良の患者を正しく抽出することである. そのため, 患者の栄養不良の原因がどこにあるのか, 栄養介入が必要な状態なのか, という具体的なところまでは把握できない. その原因を具体的に探るためには, 次の段階として, 患者の詳細な栄養評価を実施していかなければならない.

2. 栄養評価

　栄養評価の対象となるのは, 栄養スクリーニングで栄養学的リスクを有する患者や, すでに栄養障害に陥っていると判断された患者, また, 入院患者や外来患者の治療過程において栄養状態に問題が発生し, 主治医などから管理栄養士に対して栄養介入を依頼された患者である. 栄養評価は, 対象患者の栄養に関する問題やその原因や要因および重症度を評価するために必要となる各種データや徴候・症状を集めて, 一つひとつ丁寧に解釈し, 検証していくことである.

1）栄養評価項目

　栄養評価項目は,「食物・栄養に関連した履歴（FH）」「身体計測（AD）」「生化学データ, 臨床検査と処置（BD）」「栄養に焦点を当てた身体所見（PD）」「病歴（CH）」で構成される（**表 1-2**）.

  演習

【演習 1-1　24 時間思い出し法】
　① 患者役と管理栄養士役を決め, 24 時間思い出し法による食事調査のロールプレイを行う.
　② この2名が実習者全員に見えるように行う. たとえば, 患者役を教員等が行うとよい.
　③ 管理栄養士は順に質問を繰り返し, 昨日摂取したものをすべて記録する.
　④ 同時に, 実習者も同じように記録する.
　⑤ 聞き取りが終わったら, 実習者はそれぞれで摂取栄養量（エネルギー, たんぱく質, 脂質, 炭水化物, 食塩相当量）を, 食品成分表だけを用いて計算する.
　⑥ 算出した栄養量が他人の算出した値とどのようにどれだけ違うかを比べ, その原因を考察する. また, 正確な摂取量を算出するためには, どんなことに注意し, どんなテクニックが必要なのか考察する（たとえば, カレーライス1杯でも算出された栄養量は大きく異なるかもしれない）.

【演習 1-2　身体計測】
　① 数人のグループを作り, 以下の器具を用いてそれぞれが全員の身体計測を行う.
　　・身長・体重計を用いた身長と体重の測定
　　・体組成測定器（生体インピーダンス法）（**図 1-2**）を用いた体脂肪量および筋肉量

の測定
・膝下計測計（**図 1-3**・算出式）を用いて身長を算出
・メジャーとアディポメーターを用いて上腕周囲長と上腕三頭筋皮下脂肪厚を測定
し，上腕筋囲と上腕筋面積を算出（**図 1-4**・算出式）
② グループ内でそれぞれの結果を見比べる．結果の評価（標準値の復習），正確に測定
するための注意点などについて考察する．なお，上腕筋囲などの評価には日本人の
新身体計測基準値 2001（JARD2001）を用いる．

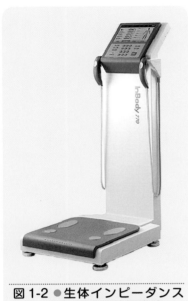

**図 1-2 ●生体インピーダンス
法による体組成計**

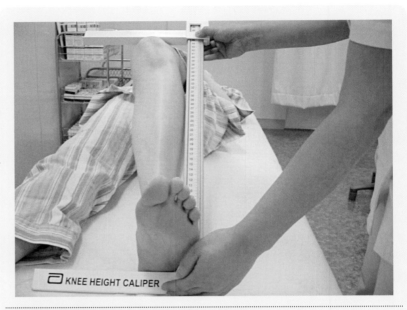

図 1-3 ●膝下計測計による膝下高の測定
〈膝下高からの身長推定式〉
男性（cm）＝ 64.02 ＋ 2.12 ×膝下高（cm）－年齢× 0.07 （SD ± 3.43 cm）
女性（cm）＝ 77.88 ＋ 1.77 ×膝下高（cm）－年齢× 0.10 （SD ± 3.26 cm）

（特定非営利活動法人日本栄養改善学会：管理栄養士養成課程におけるモデルコアカリキュラム準拠
第 4 巻 臨床栄養学 基礎 第 1 版．p20, 医歯薬出版，2013 より）

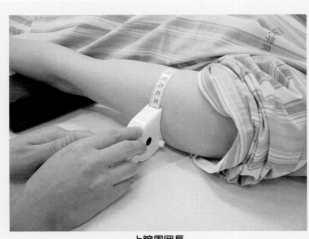

上腕周囲長

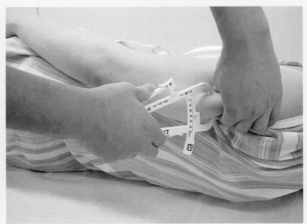

上腕三頭筋皮下脂肪厚

図 1-4 ●上腕周囲長（AC），上腕三頭筋皮下脂肪厚（TSF）の測定
〈上腕筋囲（AMC）および上腕筋面積（AMA）の算出〉
AMC(cm)＝ AC(cm)－ π × TSF(mm)÷ 10
AMA(cm^2)＝[AC(cm)－ π × TSF(mm)÷ 10]^2 ÷ 4 π

（特定非営利活動法人日本栄養改善学会：管理栄養士養成課程におけるモデルコアカリキュラム準拠
第 4 巻 臨床栄養学 基礎 第 1 版．p24, 医歯薬出版，2013 より）

【 演習 1-3 】 臨床検査値の評価】
　① 以下の血液生化学検査項目について，「基準範囲」「高値の場合の病態（栄養状態）
　　と栄養管理」「低値の場合の病態（栄養状態）と栄養管理」のレポート（一覧表）を
　　作成する.
赤血球（RBC），ヘモグロビン（Hb），ヘマトクリット（Ht），平均赤血球容積（MCV），白血球
（WBC），血小板（Plt），総たんぱく質（TP），アルブミン（Alb），血糖〔BS（PG）〕，空腹時血
糖〔FBS（FPG）〕，グリコヘモグロビン（HbA1c），中性脂肪（TG），総コレステロール（TC），
HDL コレステロール（HDL-C），LDL コレステロール（LDL-C），アルカリホスファターゼ（ALP），
コリンエステラーゼ（ChE），アスパラギン酸アミノトランスフェラーゼ（AST），アラニンアミ
ノトランスフェラーゼ（ALT），γ グルタミルトランスペプチダーゼ（γ-GT），乳酸脱水素酵素
（LDH），クレアチンキナーゼ（CK），アミラーゼ（Amy），リパーゼ（Lip），ビリルビン（Bil），
血中尿素窒素（BUN），クレアチニン（Cr），糸球体ろ過量（GFR），尿酸（UA），アンモニア（NH$_3$），
ナトリウム（Na），カリウム（K），C 反応性たんぱく（CRP）

　② 以下の尿検査項目について，「基準範囲」「高値の場合の病態（栄養状態）と栄養管理」
　　「低値の場合の病態（栄養状態）と栄養管理」のレポート（一覧表）を作成する.
尿比重，尿たんぱく質，尿糖，尿ケトン体，尿中尿素窒素（UN），尿中クレアチニン，尿中 3-
メチルヒスチジン（3-MHis）

【 演習 1-4 】 栄養に焦点を当てた身体所見（身体徴候）の評価】
　① エネルギー，たんぱく質，脂質，炭水化物，食物繊維，ビタミン，ミネラル，微量
　　元素の過剰摂取および欠乏時の身体所見（身体徴候）についてレポート（一覧表）
　　を作成する.

【 演習 1-5 】 エネルギー消費量の測定】
　① 間接カロリーメーター（図 1-5）を用いて，安静時エネルギー消費量を測定する.
　　実測値とさまざまな基礎代謝推定式の結果と比較し考察する.
　② 呼吸商を算出する.
　③ エネルギー代謝および呼吸商と病態との関連についてレポートを作成する.

2）栄養評価項目の判定

　栄養評価のポイントは，各評価項目の判定基準を明確にしておくことである. 判定の基準となる指標は，食事摂取基準のほか，国や各種学会・研究会などが策定した各疾患のガイドラインなどに記載されている基準値であり，これらをもとに評価し，重症度も含めて判定する. したがって，栄養評価を行う場合は，「必要となる適切な評価指標を決める」「追加指標の必要性を確認する」「疾患に合った評価ツールや手順を決める」「有効で信頼性のある評価ツールを使用する」「関連のある評価指標かどうか見分ける」「重要な項目かどうか見分ける」「項目の有効性を確認する」ことなどを理解しておくことが重要である. 基準値から外れていると判定した場合は，「なぜ基準値から外れているのか」を慎重に探らなければならない.
　臨床における栄養評価では，必要栄養素量に対する食物や栄養素の摂取量や補給量，栄養素の過不足，投与ルートの確認，患者の疾患や治療状況，体重やその増減などの身体計測，各種臨床検査データの測定値と基準値との比較，身体的所見による徴候や症状・異常所見の有無，薬剤の副作用の有無，過去の病歴である既往歴や患者背景などの各項目において，栄養状態に問題が生じている項目を抽出する. そして，栄養素の過不足などの根本的な原因を示して患者の栄養状態の問題を明確化していく.
　栄養評価は基本的な過程であるが，栄養診断の精度を左右するとても重要な事項であるため，科学的根拠に基づいて慎重に解釈し，判定していかなければならない.

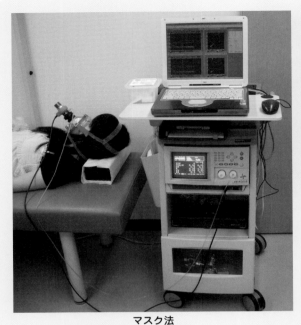
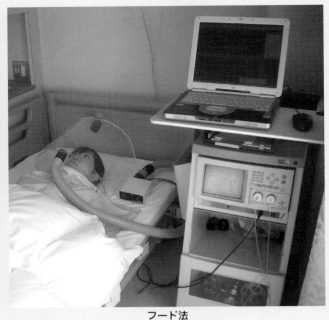

マスク法　　　　　　　　　　　　　　　　　　　　　フード法

図1-5 ●間接カロリーメーターによる消費エネルギーの測定

（塚原丘美編：NEXT 臨床栄養学実習，第2版，p13，講談社，2017より）

3. 栄養診断

1）栄養診断とは

栄養診断の決め方
栄養診断は栄養評価をもとに行うが，用意されている4領域内の栄養診断コードのタイトルのみにより判断するものではない．各々のコードに記載されている「定義」「徴候／症状（特徴の特定）」「病因（原因／危険因子）」の内容を確認し，もっとも適していると思われるコードを選ぶことが重要である．

栄養診断とは，栄養評価をもとに，患者の栄養状態を総合的に判定することであり，栄養評価と栄養介入の間で実施する（図1-1）．

栄養診断の用語として，NI（Nutrition Intake：摂取量），NC（Nutrition Clinical：臨床栄養），NB（Nutrition Behavioral/environmental：行動と生活環境），NO（Nutrition Other：その他の栄養）の4つの領域において栄養診断項目（p164 ～ 166，巻末資料）が定められ，コード化されており，コードごとにそれぞれの①定義，②徴候／症状（特徴の特定）：（主観的・客観的な徴候／症状を栄養評価の過程で集約し，問題の所在，問題の数値化，その重症度を詳述する），③病因（原因／危険因子）：（栄養評価の過程で集約された病態生理学的，心理社会的，状況的，発育的，文化的および環境的な問題）の3つのポイントがある．

栄養診断は医師の医療診断とは異なる．医師による医療診断の用語には，急性膵炎，慢性糸球体腎炎，2型糖尿病などがあるが，栄養診断の用語は疾患名ではなく，栄養状態に限局した内容となっている．栄養補給法である「経口栄養補給法」「経腸栄養補給法」「静脈栄養補給法」を総合的に考え，たとえば，対象者の必要栄養素量に対して「NI-1.2　エネルギー摂取量不足」や「NI-2.4 経腸栄養投与量過剰」「NI-3.1 水分摂取量不足」「NI-5.7.1 たんぱく質摂取量不足」など，栄養素摂取（補給）量の過不足を基本として栄養診断する．

栄養診断は栄養状態に限局しているので，傷病者だけでなく健康な小児から高齢者まで，幅広く男女を問わず活用することができる．例をあげると，対象者の必要栄養素量基準値や身体計測基準値などをもとに，現在の食物摂取量・栄養補給量や身長・体重，BMIなどの身体計測値を評価する．さらに，栄養素摂取量の過不足や身体計測値（BMI）などを根拠として，必要栄養素量からみて現在摂取している栄養素摂取（補給）量の過不足が生

表 1-3 ● 栄養診断のポイント

① 各種検査データ測定値と基準値を比較する.
② 身体の徴候や症状を確認する.
③ 必要栄養素量と現在の栄養素摂取（補給）量を比較し栄養素の過不足を評価する.
④ 各種検査データや徴候・症状と必要栄養素量と現在の栄養素摂取（補給）量を比較し関連を探る.
⑤ 栄養素の過不足が生じている根本的な原因を明確にする.
⑥ 栄養素の過不足が生じている根本的な原因に対して栄養介入計画を提示する.

じている根本的な原因がどこにあるのかを明確にする．これらができれば，栄養診断することが可能となる．次に，栄養素摂取量の過不足が起こっている根本的な原因を改善するための栄養介入（計画）を行う．

栄養診断のポイントを**表 1-3**に示す.

2）栄養診断の 6 つの step（図 1-6）

栄養診断する際の手順として，以下の 6 つの step を示す.

Step 1 栄養評価指標の判定

栄養診断を行うための根拠となる栄養評価指標（表 1-2）を判定する.

栄養評価で得られたデータや徴候・症状は栄養診断する重要な根拠となるので，丁寧に判定していく必要がある．また，栄養診断の精度を左右する重要な根拠ともなるため，科学的根拠に基づいた基準値を用いて慎重に分析や解釈を行い，重症度も含めて一つひとつ丁寧に判定し，問題となる指標を抽出する.

Step 2 栄養素摂取（補給）量の過不足

栄養診断では，食物・栄養関連の履歴（FH）にかかわる栄養素摂取（補給）量の判定が重要な根拠となる．したがって，経口栄養補給法，経腸栄養補給法，静脈栄養補給法の視点から，患者の必要栄養素量からみた栄養素摂取（補給）量や摂取（補給）ルートの評価を行い，患者にとって現在の栄養素摂取（補給）量が①適正なのか，②過剰なのか，③不足しているのか，それとも④栄養素のバランスの問題なのか，をそれぞれの栄養素ごとに判定する.

Step 3 栄養評価指標と栄養素摂取（補給）量の過不足との関係

栄養評価で問題があるとした各種指標や徴候・症状（step 1）と，栄養素摂取（補給）量の過不足（step 2）との関係を明確にする.

Step 4 栄養素摂取（補給）量の過不足が生じている根本的な原因や要因

Step 3 をもとに，栄養素摂取（補給）量の過不足が生じ，栄養状態を悪化させている根本的な原因や要因は何なのかを考え，その原因の本質を明確にする.

Step 5 栄養診断

栄養診断を確定する際には，step 1 〜 4 を総合的に判定し，栄養診断コードの定義，徴候／症状（特徴の特定），病因（原因／危険因子）の 3 つのポイントを参考に，栄養状態が悪化している一番の根源となる栄養診断コード考える．栄養診断コード（NI，NC，NB，NO）から該当する栄養診断名をすべてあげるが，最終的に 1 〜 3 つまでに絞り込む.

栄養診断で大切なことは，栄養診断コードを探すことではなく，栄養状態を悪化させている根本的な原因や要因とその根拠を明確にすることである．さらに，栄養診断を確定する前に，その栄養診断で栄養状態を悪化させているすべての問題を解決・説明できるのか，また，栄養状態を悪化させている問題を解決・説明できないものはないのかの 2 点を再考する必要がある.

Step 6 PES 報告の作成

栄養診断コードが確定したら，栄養診断の根拠を明確に示すため PES 報告を作成する．PES 報告は，「S（signs/symptoms）の根拠に基づき，E（etiology）が原因となった（関係した），P（problem）である」というように，要点のみを明確に記載した簡潔な一文で

① 症例の栄養診断を絞り込むため，問題となる評価指標（S）を抽出し，抽出した指標を基準値や必要栄養素量と比較し，その原因や要因（E）を明確にして関連づける

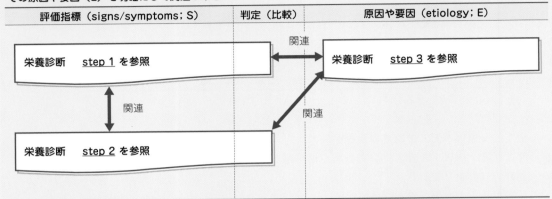

評価指標（signs/symptoms; S）	判定（比較）	原因や要因（etiology; E）

② 栄養状態を悪化させている根本的な原因や要因〔栄養素摂取（補給）量の過不足が生じている原因の本質〕

栄養診断　step 4 を参照

③ 栄養診断を決定し，提示する（problem; P）

　①で提示した栄養評価指標の評価（比較）結果から考えられる，②栄養状態を悪化させている根本的な原因や要因との関連から栄養問題の一番の根源となっているものは何か？　栄養診断コード（NI, NC, NB, NO）から該当する栄養診断名をすべてあげる．栄養診断コードの 3 つのポイント〔定義，徴候 / 症状（特徴の特定），病因（原因 / 危険因子）〕を確認する．順位を付けて考え，1 〜 3 つまでの栄養診断を提示する．

栄養診断　step 5 を参照

④ PES 報告

　「S の根拠に基づき，E が原因となった（関係した），P である」と簡潔な一文で記載．
　PES 報告記載に当たってのポイント：S は上記①．問題となる栄養評価指標（S）に記載している項目，E は上記②栄養状態を悪化させている根本的な原因や要因に記載している内容，P は上記③で絞り込んだ栄養診断名を記載する．

栄養診断　step 6 を参照

関連させる

⑤ 栄養介入計画

　SOAP の P（plan）の介入計画は，PES 報告内容をもとに作成する．
　・PES 報告の S のデータや徴候・症状は，Mx（モニタリング計画）とならなければならない．
　・PES 報告の E の原因を改善するための Rx（栄養治療計画），Ex（栄養教育計画）とならなければならない．

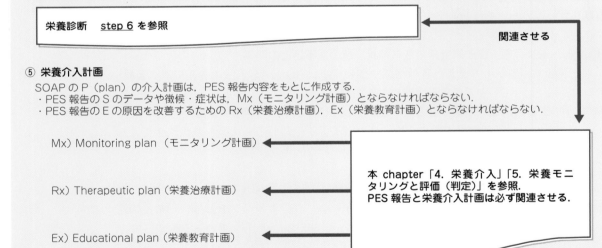

Mx) Monitoring plan （モニタリング計画）

Rx) Therapeutic plan （栄養治療計画）

Ex) Educational plan（栄養教育計画）

本 chapter「4. 栄養介入」「5. 栄養モニタリングと評価（判定）」を参照．
PES 報告と栄養介入計画は必ず関連させる．

図 1-6 ●栄養診断の手順
本図では栄養診断の手順として症例の考え方を示す．正式な記録は表 1-4 栄養管理記録（p11）となる．

記載する（図1-6）.

　PESのPは患者の栄養診断コードの提示，Eは患者の栄養状態を悪化させている根本的な原因や要因，Sは栄養診断した際に用いた問題となっている栄養評価指標・徴候や症状である（注：英語は結論を先に伝える文章構成となっているので「P・E・S」の順番となるが，日本語は結論が最後にくる文章構成なので「S・E・P」の順番で記載する）. PESの記録は，基本的事項を理解したうえで症例検討を繰り返しながら身につけていかなければならない.

　以下に栄養診断の根拠となるPES報告の手順を示す（図1-6の手順をしっかりと理解しておくことが重要なポイントとなる）.

　PES報告で用いるP・E・Sは，前述の6つのstepで考え，導き出した各種評価指標や徴候・症状，栄養素摂取（補給）量の過不足が生じている根本的な原因や要因，確定した栄養診断コードをそのまま用いることになる.

　PES報告のポイントは以下の4つである.

① PES報告で記録する項目は，栄養診断の6つのstepのルールに従う. 正確で丁寧な栄養評価が実施できていれば，PES報告で記載するためのデータや文言をこの時点で新たに考える必要はない. なぜなら，PES報告のSはstep 1・2で，問題となる指標（データ）や徴候・症状，栄養素摂取（補給）量の過不足としてすでに抽出されているはずである.

② 次に，PES報告のEは，患者の栄養状態を悪化させている根本的な原因や要因である. 栄養素摂取量の過不足が生じている根本的な原因は，step 3・4ですでに明確に示されているはずである.

③ そして，PES報告のPは，患者の栄養診断コードの提示としてstep 5で診断コードからすでに確定されているはずである.

④ 上記の①，②，③の内容をそれぞれ用いて，PES報告の形式で記載する.

　なお，PES報告は栄養診断コード1つに対して必ず1つ記載しなければならない. したがって，栄養診断コードが2つある場合はPES報告も2つ，栄養診断コードが3つある場合はPES報告も3つ記載しなければならない.

COLUMN

栄養診断の考え方（例）

　栄養診断はいくつあげればよいのかを考えてみよう. 患者の総合的な栄養状態の判定が1の栄養診断コードですべて解決できると判断した場合は，1つの栄養診断コードを示すことになるが，栄養診断コード1つでは解決できないと判断した場合は，2つ，3つの栄養診断コードを提示する必要がある.

　たとえば，腎臓病（CKDステージ3b）患者の栄養評価において，CKDステージによる食事療法基準に従って評価してみたところ，エネルギーの評価では基準量より摂取量が不足していると判定，たんぱく質の評価では基準量より摂取量が過剰と判定，食塩（ナトリウム）の評価では基準量より摂取量が過剰と判定，カリウムの評価では摂取量が基準量内と判定した場合の栄養診断を考えてみる.

　まず，エネルギー摂取量の観点から，栄養診断コードで「NI-1.2　エネルギー摂取量不足」と判定した場合，栄養介入（目標設定と計画立案）ではエネルギー摂取量増加に向けた方針が示されるため，栄養介入（実施）によりエネルギー摂取量は改善することが推測される.

　しかし，エネルギー摂取量増加に伴って，たんぱく質摂取量やナトリウム摂取量もさらに増加すると考えられる. したがって，たんぱく質摂取量を減少させるための栄養診断コードとして，2つ目に「NI-5.7.2　たんぱく質摂取量過剰」，ナトリウム摂取量を減少させるための栄養診断コードとして3つ目に「NI-5.10.2（7）　ナトリウム（食塩）摂取量過剰」が必要となる. このように，1つの栄養診断コードだけでは解決できないと判断した場合は，2つ目の栄養診断コード，3つ目の栄養診断コードを考えていかなければならない.

　複数の栄養診断コードが必要となる患者は，治療の状況や栄養問題の重症度に応じて優先順位を付け，たとえば#1「NI-1.2　エネルギー摂取量不足」，#2「NI-5.7.2　たんぱく質摂取量過剰」，#3「NI-5.10.2（7）　ナトリウム（食塩）摂取量過剰」の順位で改善を図ることになる.

　もし，栄養診断コードのNI（摂取量），NC（臨床栄養），NB（行動と生活環境），NO（その他の栄養）の4つの領域において順位づけで迷った場合は，まずNIに関することを検討すべきである.

4. 栄養介入

1）計画の立案

　栄養診断コードが確定したら，PES報告で栄養診断の根拠として示したE〔栄養素摂取（補給）量の過不足が生じ患者の栄養状態を悪化させている根本的な原因（一番の根源）〕を改善するための栄養介入計画を考えていかなければならない．栄養介入計画は，SOAP（p11参照）のプラン（Plan）として，モニタリング計画（monitoring plan；Mx），栄養治療計画（therapeutic plan；Rx），栄養教育計画（educational plan；Ex）の3つの視点から考える．栄養介入計画のポイントは，PES報告で記載している内容と栄養介入計画を必ず関連させることである（図1-6）．

❶ モニタリング計画（Mx）

　モニタリング計画には，栄養評価で問題となっている栄養素摂取（補給）量の過不足，各種指標・徴候・症状などを抽出して明記する．そしてその問題となっている項目をモニタリングしていく．
　PES報告のSは，患者の栄養評価で問題となっている指標や徴候・症状であるため，栄養介入によって問題となっているデータや徴候・症状が改善するのか，悪化するのか，変わらないのか，責任をもってモニタリングしていかなければならない．したがって，PES報告のSはモニタリング計画に必ず組み込む．

❷ 栄養治療計画（Rx）・栄養教育計画（Ex）

　栄養治療計画には，栄養状態を悪化させている根本的な原因や要因を改善するために，医療者が患者に提供する具体的な手段を明記する．
　また，栄養教育計画には，栄養状態を悪化させている根本的な原因や要因を改善するために，患者自身や家族などが理解しておかなければならない具体的な内容を明記する．
　PES報告のEは，患者の栄養状態を悪化させている根本的な原因や要因であるため，具体的な栄養介入計画として栄養治療計画・栄養教育計画と関連させ，栄養介入計画を立案する（**図1-7**，図1-6）．

図1-7 ● PES報告と栄養介入計画の関連

Sの根拠に基づき，

栄養介入計画　P（Plan）
Mx）monitoring plan（モニタリング計画）と関連づけて記載する．

Eが原因となった（関係した），

栄養介入計画　P（Plan）
Rx）therapeutic plan（栄養治療計画）
Ex）educational plan（栄養教育計画）と関連づけて記載する．

Pである．

5. 栄養モニタリングと評価（判定）

　栄養モニタリングと評価（判定）では，栄養介入により，PES 報告で記載している S の問題となっている栄養評価指標や徴候・症状が改善しているか，不変か，悪化しているのか，責任をもって経過観察していくことが重要なポイントとなる．

　栄養介入しても栄養状態が改善しない場合は，PES 報告の E の原因や要因が別のところにある可能性があるので，もう一度，栄養評価を実施し，モニタリング項目も含めて再評価する必要がある．この手順で PDCA サイクルを繰り返し起動させ，患者の栄養状態を悪化させている根本的な原因や要因が見つかるまで継続した栄養モニタリングや再評価を実施し，患者にとって最適な栄養管理を提供していかなければならない．

6. NCP の記録

　NCP の記録は，わが国で広く使用されている叙述的記録である POS（problem oriented system：問題志向型システム）の SOAP 形式を用いて記録するため，SOAP についても解説する（**表 1-4**）．記録の方法は以下のとおりである．

① 最初に栄養診断コード・用語を記載する．複数ある場合はすべてを記載する．
② S（Subjective data）は主観的データで，主に患者の発言や訴えである．

PDCA サイクルと栄養管理
栄養管理において，PDCA サイクル（plan-do-check-act）は，患者の栄養状態を悪化させている根拠と原因を示して栄養状態を改善させる手法として活用する．plan（計画）→ do（実行）→ check（評価）→ act（改善）の 4 つの工程を継続的に回転させるごとに，患者の栄養状態を悪化させている本質的な根拠と原因を探り，栄養状態を改善していく．
plan：栄養評価などをもとに栄養介入計画を立案する．
do：栄養介入計画に従って患者に介入する．
check：患者の栄養状態の変化をモニタリングし，評価する．
act：患者の栄養状態が改善しない場合は問題を明らかにして次の対策を考える．

表 1-4 ● 栄養管理記録

栄養診断コード	
S	
O	
A	栄養診断の根拠（PES 報告） 　S（sign/symptoms）の根拠に基づき，E（etiology）が原因となった（関係した）， 　P（problem）である．
P	栄養介入計画（P：Plan）は Mx）S（sign/symptoms）のデータは，Mx（モニタリング計画）とならなければならない． Rx）E（etiology）の原因を改善するための Rx（栄養治療計画）とならなければならない． Ex）E（etiology）の原因を改善するための Ex（栄養教育計画）とならなければならない．

S：subjective data（主観的データ），O：objective data（客観的データ），A：assessment（アセスメント），P：plan（計画）
Mx：monitoring plan（モニタリング計画），Rx：therapeutic plan（栄養治療計画），Ex：educational plan（栄養教育計画）

表 1-5 ● PES 報告と栄養管理記録 SOAP の英略語

PES 報告	P（problem）：栄養診断コードの提示 E（etiology）：原因や要因 S（signs/symptoms）：栄養評価指標・徴候や症状
SOAP	S（subjective data）：主観的データ O（objective data）：客観的データ A（assessment）：アセスメント ※ PES 報告 P（plan）：介入計画 Mx）モニタリング計画 Rx）栄養治療計画 Ex）栄養教育計画

③ O（Objective data）は客観的データで，主に各種検査指標や徴候・症状，身体計測値，栄養素摂取（補給）量データ，服薬状況，患者背景などである．

④ A（Assessment）は，前述の S と O から導き出した問題となる評価項目の具体的判定である．栄養状態の総合的な判定として，栄養診断の根拠を PES 報告で記載する．栄養診断コードが1つの場合，PES 報告は1つでよいが，複数ある場合は PES 報告も対応する数だけ記載し，それぞれの栄養診断の根拠を明確にする必要がある．

⑤ P（Plan）は，栄養問題を解決するための具体的な栄養介入の方法として，1つの栄養診断コードに対して1つの栄養介入計画を記載するのが望ましい．しかし，栄養診断コード別に栄養介入計画を作成した場合，栄養介入計画が重複する場合も多いため，栄養診断コードが複数ある場合でも，栄養介入計画はモニタリング計画，栄養治療計画，栄養教育計画の欄にまとめて記載する．

PES 報告の「P」「S」と栄養管理記録 SOAP の「S」「P」の英略語を**表 1-5** に整理する．

7. 他職種との連携

1）管理栄養士の役割

　医療施設に勤務する管理栄養士は医療スタッフであり，その役割は患者治療に貢献することである．したがって，NCP の知識や技術を用いて，栄養状態を悪化させている根拠と根本的な原因を明確に示した栄養診断（PES 報告）と栄養介入計画を提案し，患者の栄養状態を維持・改善させることが求められる．また，管理栄養士はすべての診療科と連携する必要があり，多くの診療科の診療支援のため栄養管理に関する幅広い知識や技術が求められる．栄養サポートチームをはじめとするさまざまなチーム医療に関わることも多いため，医師や看護師，薬剤師など他職種との連携を図るためのコミュニケーション能力を高めることも大切である．

2）栄養補給法の提案

　栄養補給法は，経腸（経口・経管）栄養補給法，静脈栄養補給法の2つである．栄養介入において栄養補給法のどれを選択するのか，複数の栄養補給法を組み合わせて選択するのかなど，患者にもっとも適切な栄養補給法を考え提案していくことが重要なポイントとなる．したがって，経口栄養法だけでなく，経腸栄養法や静脈栄養法の適応や禁忌，各栄養補給法のメリットやデメリットなどの知識や技能をしっかりと身につけて栄養補給法の適応を考えていく必要がある．

　どの栄養補給法を選択した場合でも，管理栄養士は，患者の経口摂取法への移行をめざして，口から食べる栄養管理を日頃から探っておく必要がある．診療報酬「栄養サポートチーム加算」においても，栄養サポートチーム活動の目標として経口摂取法への移行が求められている．静脈栄養管理の患者は経腸栄養管理への移行を探り，経腸栄養管理の患者は経口摂取法への移行を探る．栄養管理の移行については，身体状況や各種検査結果，徴

候・症状などの根拠を踏まえたうえで，移行が可能かどうか主治医や担当看護師など他職種と検討しながら実施していく必要がある．

3) 栄養管理の評価

　医療施設では栄養サポートチームだけでなく，多くの医療チームが施設内に設置されているため，診療科や医療チームごとに必要とされる専門的な栄養管理法を実践し，患者の栄養状態の維持改善を図っていかなければならない．そして，総合的な視点から管理栄養士が栄養介入した患者の栄養状態はどう変化したのかを評価するため，栄養介入終了時に患者の栄養状態を「改善」「軽快」「不変」「悪化」「その他」などの視点で評価し，在院日数，合併症，医療費や診療報酬などの項目を用いて総合的アウトカムマネジメントも行うことが求められる．

4) 関係法規と職業倫理

　その他，事務（医事）部門などと連携し，医療法や食事療養制度など栄養管理に関連する法律，診療報酬の栄養食事指導料（外来・入院・在宅）や栄養サポートチーム加算など管理栄養士の技術料についても情報交換を行い，理解しておかなければならない．

　また，医療職として患者の権利を尊重するとともに，日常業務のなかで職務上知りえた秘密を守ることや個人情報を漏らさないといった守秘義務もしっかりと理解しておく．管理栄養士の職業倫理については，公益社団法人日本栄養士会の「管理栄養士・栄養士の倫理綱領」に記載されている．

 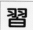

【演習 1-6　症例検討：NCP】

症例

患者データ

　82歳，男性，無職．身長：161 cm，体重：43 kg．

　家族構成：妻（77歳），長男（49歳）．

　既往歴：脳梗塞，くも膜下出血．

　介護状況：要介護3（身の回りはほとんど妻の介助を必要としている），日常生活自立度（寝たきり度）A-2（ほとんど外出せず，家のソファーかベッドで寝転がっている），右片麻痺（少し自力で動かせるようになった）

　服薬：ACE阻害薬（降圧薬），アスピリン（抗凝血薬）．

臨床所見

　AMC：17.5 cm，血圧：145/95 mmHg，Hb：10.1 g/dL，Ht：33.2 %，

　RBC：368万/μL，TP：5.9 g/dL，Alb：2.9 g/dL，FBS：99 mg/dL，

　TG：57 mg/dL，TC：152 mg/dL，BUN：25 mg/dL，Cr：0.74 mg/dL，

　Na：141 mEq/L，Cl：103 mEq/L，CRP：4.1 mg/dL

経緯

　10年前に脳梗塞を発症し，リハビリ通院中にくも膜下出血が認められ入院治療．さらに1年前に脳梗塞が再発して入院となり，2か月前にリハビリを終了し退院となった．右片麻痺を認めていたが，リハビリのかいがあって少しは自力で動かせるようになった．退院時には十分な栄養状態ではなかったが，本人の強い希望があり，在宅療養となった．往診，訪問看護，訪問リハビリ，訪問栄養食事指導などの在宅サービスを受けている．先週の訪問時の検査結果を踏まえて，再度，訪問栄養食事指導に行くことになった．

　食事は妻とほとんど同じものを，すべて刻んでスプーンで食べている．時には自分でスプーンを持つことがあるが，たくさんこぼしてしまうためいつも妻が食べさせている．噛めないことが理由ではなく，食べさせやすいために刻んでいる．また，食事のために長時間座位を保つことが困難で，粥，主菜，副菜をそれぞれスプーン数杯で終わって，横になってしまう．食事中にせき

込んで食事を中止することもある．本人は刻んだ食事は好まず，そのまま食べたいと訴えている．間食はほとんど食べず，お茶を飲むぐらいである．お茶は食事中に湯のみ1杯，食事以外で1日3～5杯飲むが，急いで飲むとむせることがある．日中はほとんど陽のあたる場所のソファーで横になっており，訪問リハビリ以外はあまり動くことはない．

　最近，横になっている時もせき込むことが多く，微熱が続いている．体重は退院時に比べて約4kg減った．排便は時に便秘が認められ，これまでに2度浣腸したことがある．

① 表1-3に従って症例を詳しく栄養評価する．
② 栄養診断を行い，PES報告を作成する．
③ 介入計画を作成する〔具体的な食事内容（献立等），他職種との連携など〕
④ モニタリング計画を作成する．
⑤ PES報告を含んだ栄養食事指導報告書（SOAP）を作成する．

Chapter

2

傷病者の栄養補給法

学習到達ポイント

●経口，経腸（経管），経静脈など，各種栄養補給法の特徴と実施方法の実践的な事柄を理解し，それを実施することができる．
●症例に合わせて栄養補給方法を選択し，投与ルートおよび投与量を計画できる．
●入院患者（入所者）の特徴に合わせて常食・軟食・流動食を作成できる．
●経腸栄養剤を使用した栄養管理計画を作成できる．
●静脈ルートを用いた体液管理と栄養管理を実践的に理解する．

　傷病者の栄養管理は NCP の流れをもって行われ，栄養評価（栄養診断）をもとに栄養治療計画を作成する．栄養治療計画は大きく分けて 2 つの事柄を決定する．まず，栄養介入の目標を達成するために必要な栄養量を設定する．エネルギー量，たんぱく質量，脂質量などである．次にその必要栄養量を体内に入れる方法を決定する．食物を摂取して必要栄養量を体内に取り入れることが理想であるが，傷病者の場合はその栄養補給法はさまざまである．

　栄養補給法は，対象患者の摂食嚥下機能と消化機能のレベルに応じて**図 2-1**のフローチャートを用いて選択する．もし，静脈栄養法を選択しなければならない場合，できるだけ早期に経腸（経管）栄養法または経口栄養法へ移行できるように目標を立てる．もし，経腸栄養法を選択しなければならない場合，できるだけ早期に経口栄養法へ移行できるように栄養管理の目標を立てる．

1. 経口栄養法（食事療法）

　入院患者の食事は入院時食事療養費制度に基づいて提供されており，その食事は一般治療食（一般食）と特別治療食（特別食）に分けられる．一般食は食事の硬さ（形態）の違いによって常食，軟食，流動食に分類され，特別食は病態に応じで栄養素量と形態を調節した食事である（**図 2-2**）．近年，高齢者の患者が増え，軟食や流動食においても，ミキサーでつぶしたり，とろみをつけたり，ゼリーのように固めたり，さまざまな加工を施して提供することが多くなった．特別食は，以前は疾病別に献立が作成され，分かりやすいように「○○病食」と表示されていた．しかし，膨大な食種の数になり，管理が複雑であったにもかかわらず，単一疾患しか対応できなかった．このようなことから，近年では，「○○コントロール食」と表示されるように，疾病名別でなく，調整される栄養素によって分類される栄養成分別栄養管理により特別食が提供されている．

　特別治療食は Chapter 3 以降で学習するため，Chapter 2 では一般治療食（一般食）を学習する．

1）常食

　常食とは，健常者の食事と同様であり，硬さに特別な制約がなく，理想的な栄養素バランスの適量の食事である．主食は，ご飯を中心にして，めん類やパンなどが使用され，和・洋・中の豊富なメニューを組み込むことができる．提供する栄養量は日本人の食事摂取基

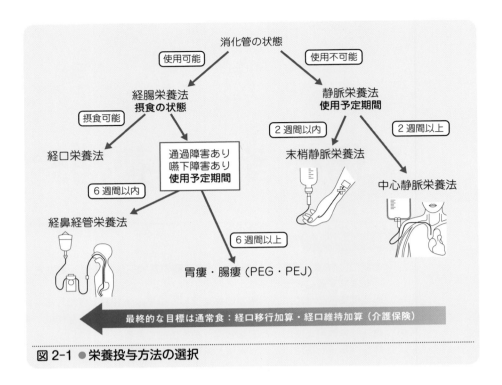

図 2-1 ● 栄養投与方法の選択

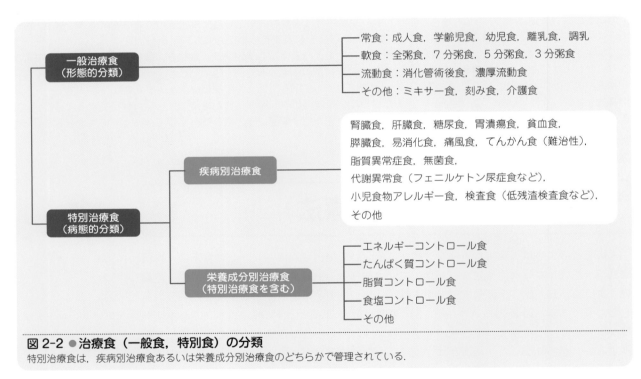

図 2-2 ● 治療食（一般食，特別食）の分類
特別治療食は，疾病別治療食あるいは栄養成分別治療食のどちらかで管理されている.

準に基づいて設定するために，性別，年齢，体格，身体活動レベルによって患者ごとに異なる．しかし，入院患者ごとに異なる量の食事を提供することは困難であるため，多くの施設では3種類ほどの食事量に集約している．施設が栄養成分別食事管理を行っている施設では，常食もエネルギーコントロール食の一部として患者ごとに望ましい栄養量で提供できる.

　常食の栄養基準を設定する場合，入院患者の年齢や性別に合わせて，その特徴に応じて献立を作成しなければならない．そのために，まず入院患者の年齢構成表に基づき，加重平均エネルギー量を算出する．常食のなかで数種類の基準エネルギー量を設定する場合は，最低エネルギー必要量と最高エネルギー必要量などを参考にして設定する．望ましい

表 2-1 ●一般治療食の食品構成例　　　　　　　　　　　　　　　　　　　　(g)

食品類	常　食	軟　食				流動食
		全粥食	7分粥食	5分粥食	3分粥食	
穀　類	250	180	160	120	100	30
いも類	80	100	100	80	50	0
果実類	80	100	100	50	50	150
魚介類	70	60	50	40	40	0
肉　類	60	50	40	30	0	0
卵　類	50	50	50	50	50	25
豆　類	80	100	100	100	100	30
乳　類	200	200	200	300	300	400
油脂類	15	10	10	5	5	0
野菜類	300	300	300	250	250	150
藻　類	1	0	0	0	0	0
きのこ類	30	0	0	0	0	0
砂糖類	10	15	15	15	20	15
みそ類	15	15	15	15	15	10
エネルギー (kcal)	1,838	1,564	1,459	1,250	1,105	639
たんぱく質 (g)	72.9	64.1	59	54.5	47	25.5
脂　質 (g)	51.3	45.2	43	39.3	34.8	21.7
炭水化物 (g)	271.3	225.1	209	169.5	150.9	85.6

(藤原政嘉，他編：NEXT献立作成の基本と実践．p38，講談社，2014を参考に作成)

PFC比（たんぱく質：15％，脂質：25％，炭水化物：60％）を参考にそれぞれの給与栄養目標量を決定する．

　次に，施設ごとに集計されている食品群別加重平均栄養成分表を用いて，給与栄養目標量を満たすようにそれぞれの食品群別に使用重量（g）を設定した食品構成表（**表2-1**）を作成する．本来は，この使用量で，ビタミンやミネラルなどの栄養素量も食事摂取基準を満たしていることを確認する．

　食品構成表の使用重量に基づいて献立を作成する．食品構成表の使用重量は同じ栄養量の献立を簡単に作成するための目安であるので，この使用量どおりに使わなければならないというものではない．食数，調理設備や調理人員のことなども考慮し，季節感や彩りなどを考慮した献立にする．常食の献立例を**表2-2**に示す．

　年齢構成表から食品構成表や献立を作成するまでのこの一連の流れは給食管理実習と同様である．

2）軟食

　軟食とは，常食の硬さでは咀嚼ができない，あるいは治療上望ましくない患者のための食事である．軟食は，消化器術後回復期の常食の前段階として提供されることが多い．または，消化管の機能低下あるいは障害，口腔内障害や咀嚼・嚥下困難がある場合に対象となる．主食は粥として，全粥，7分粥，5分粥，3分粥などの段階を設けており，粥以外に軟食やパン，うどんを使用可としている施設が多い．

　軟食は，主食（粥）のレベルに応じて，煮る，茹でる，蒸すなどの軟らかい献立にする．硬くて消化の悪い食材などは使用しない（**表2-3**）．同時に量（ボリューム）も段階に合わせて変える．したがって，摂取栄養量も粥のレベルによって変わり，3分粥食から全粥食へ移行するにつれて食品構成も変わる（表2-1）．つまり，分粥食の場合，全量摂取しても十分な栄養摂取量でないことに注意する必要がある．咀嚼困難な場合は軟食をミキサーにかけてペースト状にし，「ミキサー食」や「ブレンダー食」（ミキサー食よりも少し粗い）として提供する場合がある．軟食の献立例を**表2-4，2-5**に示す．

表 2-2 ● 常食の献立例（エネルギー 1,800kcal，たんぱく質 70g，脂質 50g，炭水化物 270g）

	料理・食品名	可食部（g）	エネルギー（kcal）	たんぱく質（g）	脂質（g）	炭水化物（g）	塩分相当量（g）
朝	ご飯						
	めし	200	336	5.0	0.6	74.2	0.0
	みつばの卵とじ						
	みつば	15	2	0.1	0.0	0.4	0.0
	鶏卵	50	76	6.2	5.2	0.2	0.2
	だし汁	20	0	0.1	0.0	0.1	0.0
	みりん	2	5	0.0	0.0	1.1	0.0
	うすくちしょうゆ	5	3	0.3	0.0	0.4	0.8
	グリーンアスパラの磯辺和え						
	グリーンアスパラ	30	7	0.8	0.1	1.2	0.0
	のり（干）	0.1	0	0.0	0.0	0.0	0.0
	こいくちしょうゆ	3	2	0.2	0.0	0.3	0.4
	豆腐とたまねぎのみそ汁						
	木綿豆腐	30	22	2.0	1.3	0.5	0.0
	たまねぎ	30	11	0.3	0.0	2.6	0.0
	だし汁	130	3	0.4	0.0	0.4	0.1
	淡色辛みそ	10	19	1.3	0.6	2.2	1.2
	小ねぎ	3	1	0.1	0.0	0.2	0.0
	漬物						
	たくあん	15	4	0.3	0.0	0.8	0.4
	牛乳						
	普通牛乳	200	134	6.6	7.6	9.6	0.2
昼	ご飯						
	めし	200	336	5.0	0.6	74.2	0.0
	鶏肉のから揚げ						
	鶏もも肉（皮なし）	60	76	11.4	3.0	0.0	0.1
	しょうが	2	1	0.0	0.0	0.3	0.0
	酒	2	2	0.0	0.0	0.1	0.0
	ごま油	1	9	0.0	1.0	0.0	0.0
	こいくちしょうゆ	5	4	0.4	0.0	0.5	0.7
	かたくり粉	5	17	0.0	0.0	4.1	0.0
	調合油	5	46	0.0	5.0	0.0	0.0
	付け合わせ						
	ブロッコリー	30	10	1.3	0.2	1.6	0.0
	塩	0.2	0	0.0	0.0	0.0	0.2
	ミニトマト	20	6	0.2	0.0	1.4	0.0
	生揚げとわけぎのぬた						
	生揚げ	30	45	3.2	3.4	0.3	0.0
	わけぎ	40	12	0.6	0.0	3.0	0.0
	白みそ	5	11	0.5	0.2	1.9	0.3
	穀物酢	5	1	0.0	0.0	0.1	0.0
	砂糖	5	19	0.0	0.0	5.0	0.0
	塩	0.3	0	0.0	0.0	0.0	0.3
	和からし	1	3	0.1	0.1	0.4	0.1
	キャベツのごま和え						
	キャベツ	40	9	0.5	0.1	2.1	0.0
	いりごま	1	6	0.2	0.5	0.2	0.0
	こいくちしょうゆ	3	2	0.2	0.0	0.3	0.4
	果物						
	オレンジ	70	32	0.6	0.1	8.3	0.0
夕	ご飯						
	めし	200	336	5.0	0.6	74.2	0.0
	さけの香味焼き						
	しろさけ	60	80	13.4	2.5	0.1	0.1
	塩	0.3	0	0.0	0.0	0.0	0.3
	粉さんしょう	1	4	0.1	0.1	0.7	0.0
	薄力粉	3	11	0.2	0.0	2.3	0.0
	調合油	2	18	0.0	2.0	0.0	0.0
	こいくちしょうゆ	5	4	0.4	0.0	0.5	0.7
	付け合わせ						
	レタス	5	1	0.0	0.0	0.1	0.0
	トマト	20	4	0.1	0.0	0.9	0.0
	レモン	5	3	0.0	0.0	0.6	0.0
	じゃがいもサラダ						
	マカロニ	3	11	0.4	0.1	2.2	0.0
	きゅうり	20	3	0.2	0.0	0.6	0.0
	にんじん	10	4	0.1	0.0	0.9	0.0
	じゃがいも	40	30	0.6	0.0	7.0	0.0
	ツナ缶	10	27	1.8	2.2	0.0	0.1
	マヨネーズ	5	34	0.1	3.6	0.1	0.1
	塩	0.5	0	0.0	0.0	0.0	0.5
	こしょう	少々					
	煮しめ						
	だいこん	30	5	0.2	0.0	1.2	0.0
	にんじん	20	8	0.1	0.0	1.9	0.0
	干ししいたけ	1	2	0.2	0.0	0.6	0.0
	ごぼう	15	10	0.3	0.0	2.3	0.0
	だし汁						
	みりん	3	7	0.0	0.0	1.7	0.0
	砂糖	2	8	0.0	0.0	2.0	0.0
	こいくちしょうゆ	7	5	0.5	0.0	0.7	1.0
	きぬさやえんどう	5	2	0.2	0.0	0.4	0.0
	合　計		1,889	71.8	40.7	299.0	8.2

表 2-3 ● 軟食の献立に望ましくない食材

望ましくない食材	例
1. 食物繊維が多く，煮ても軟らかくならない（軟らかく調理しない）野菜類	ごぼう，たけのこ，ふき，とうもろこし粒，もやし，ドライフルーツ
2. 消化できず，そのまま残渣となる野菜類	こんにゃく，きのこ類，藻類
3. 種実類	らっかせい，アーモンド
4. 難消化性の魚介類	干物，いか，たこ，かき以外の貝類
5. 身離れが悪く小骨が多い魚	あじ，いわし
6. 脂質を多く含む食材（料理）：胃内停滞時間を長くするため	豚ばら肉，ベーコン，ラード，バター，生クリーム（少量は可）
7. 刺激物	香辛料（とうがらし，こしょう，カレー粉など）

3）流動食

　流動食とは，消化器系の疾患や術後など，一定期間以上の絶食から摂食を始めるため，あるいは絶食へ移行する場合の食事であり，主に水分補給が目的である．主食は重湯（おもゆ）で，液体あるいは口腔で流動態になる料理を組み合わせた約 600 kcal/ 日の食事である．刺激はなく，残渣は含まない．消化管が正常に動き出し，異常がないことが確認できたら，3 分粥食などに速やかに移行する．

　おもゆ，スープ，ジュース，牛乳などを中心に献立を作成する．たんぱく質が確保できない場合には，プリンやゼラチンゼリーを組み入れることもできる．香辛料などを使用せず，薄味にする．流動食の献立を**表 2-6** に示す．

4）献立の展開

　入院食は，傷病者ごとに適した栄養量や食事形態に対応する必要があるため，多種の献立が必要である．疾病別食事管理から栄養成分別食事管理に移行しても多くの献立が必要である．これらの献立がそれぞれ独立して作られていては，給食管理業務や調理作業の効率が悪くなり，食材料の種類も増えるために経済的でない．そこで，できるだけ同じ食材料を用いて，よく似た調理作業になるように，かつ栄養指示内容に適するように，基本となる食事（たとえば常食）を必要な部分だけ変更していく．このことを「献立を展開する」という．目標とする栄養指示量の作成は，基本となる献立があらかじめ決められた食品構成どおりに作られていると，一定のルールに従って食材料を変更すればよく，施設ごとにその変更ルールが決められている場合がある．

演　習

【演習 2-1　献立の作成と献立の展開】
① 表 2-1 の食品構成に従って，常食の献立を作成する．
② 作成した常食の献立をもとにして，表 2-1 の食品構成に従って全粥食の献立へ展開する．
③ ②で作成した全粥食の献立をもとにして，表 2-1 の食品構成に従って 5 分粥食の献立へ展開する．
④ 表 2-1 の食品構成に従って，流動食の献立を作成する．

2. 経腸（経管）栄養法

　ヒトの栄養補給は，口腔より食物を摂取し，咀嚼・嚥下によって消化管に運ばれ，胃と腸で消化・吸収される．しかしながら，傷病者の場合には何らかの原因でこの正規ルートが確保できないことがある．必要な栄養素を血管へ直接的に投与すれば生存は可能であるが，消化管のあらゆる消化・吸収機能を維持するためにできるだけ腸から栄養素を吸収す

表 2-4 ● 軟食（全粥）の献立例（エネルギー 1,600kcal，たんぱく質 65g，脂質 45g，炭水化物 230g）

	料理・食品名	可食部（g）	エネルギー（kcal）	たんぱく質（g）	脂質（g）	炭水化物（g）	塩分相当量（g）
朝	全粥						
	全粥	300	213	3.3	0.3	47.1	0.0
	みつばの卵とじ						
	みつば	15	2	0.1	0.0	0.4	0.0
	鶏卵	50	76	6.2	5.2	0.2	0.2
	だし汁	20	0	0.1	0.0	0.1	0.0
	みりん	2	5	0.0	0.0	1.1	0.0
	うすくちしょうゆ	5	3	0.3	0.0	0.4	0.8
	軟茹アスパラの中華風和え						
	グリーンアスパラ	30	7	0.8	0.1	1.2	0.0
	ごま油	2	18	0.0	2.0	0.0	0.0
	こいくちしょうゆ	3	2	0.2	0.0	0.3	0.4
	豆腐とたまねぎのみそ汁						
	木綿豆腐	30	22	2.0	1.3	0.5	0.0
	たまねぎ	30	11	0.3	0.0	2.6	0.0
	だし汁	130	3	0.4	0.0	0.4	0.1
	淡色辛みそ	10	19	1.3	0.6	2.2	1.2
	小ねぎ	3	1	0.1	0.0	0.2	0.0
	漬物						
	梅漬け	5	3	0.1	0.0	0.5	0.3
	牛乳						
	普通牛乳	200	134	6.6	7.6	9.6	0.2
昼	全粥						
	全粥	300	213	3.3	0.3	47.1	0.0
	とり団子煮						
	鶏ひき肉	50	93	8.8	6.0	0.0	0.1
	しょうが	2	1	0.0	0.0	0.1	0.0
	淡色辛みそ	4	8	0.5	0.2	0.9	0.5
	すりごま	3	6	0.2	0.5	0.2	0.0
	かたくり粉	2	7	0.0	0.0	1.6	0.0
	だし汁	20	0	0.1	0.0	0.1	0.0
	みりん	2	5	0.0	0.0	1.1	0.0
	酒	2	2	0.0	0.0	0.1	0.0
	こいくちしょうゆ	7	5	0.5	0.0	0.7	1.0
	付け合わせ						
	ブロッコリー	30	10	1.3	0.2	1.6	0.2
	塩	0.2	0	0.0	0.0	0.0	0.2
	ミニトマト	20	6	0.2	0.0	1.4	0.0
	白和え						
	木綿豆腐	60	43	4.0	2.5	1.0	0.1
	にんじん	10	4	0.1	0.0	0.9	0.0
	さやいんげん	20	5	0.4	0.0	1.0	0.0
	砂糖	3	12	0.0	0.0	3.0	0.0
	白みそ	3	7	0.3	0.1	1.1	0.2
	うすくちしょうゆ	4	2	0.2	0.0	0.3	0.6
	キャベツのごま和え						
	キャベツ	40	9	0.5	0.1	2.1	0.0
	いりごま	1	18	0.6	1.6	0.6	0.0
	こいくちしょうゆ	3	2	0.2	0.0	0.3	0.4
	果物						
	バナナ	100	86	1.1	0.2	22.5	0.0
夕	全粥						
	全粥	300	213	3.3	0.3	47.1	0.0
	さけの酒蒸し						
	しろさけ	50	67	11.2	2.1	0.1	0.1
	塩	0.3	0	0.0	0.0	0.0	0.3
	酒	5	5	0.0	0.0	0.2	0.0
	こいくちしょうゆ	5	4	0.4	0.0	0.5	0.7
	付け合わせ　茹で野菜						
	カリフラワー	20	5	0.6	0.0	1.0	0.0
	ブロッコリー	20	7	0.9	0.1	1.0	0.0
	レモン	5	3	0.0	0.0	0.6	0.0
	じゃがいもサラダ						
	マカロニ	3	11	0.4	0.1	2.2	0.0
	にんじん	10	4	0.1	0.0	0.9	0.0
	じゃがいも	60	46	1.0	0.1	10.6	0.0
	ツナ缶	10	29	1.9	2.4	0.0	0.1
	マヨネーズ	10	67	0.3	7.2	0.2	0.2
	煮しめ						
	だいこん	50	9	0.3	0.1	2.1	0.0
	にんじん	20	8	0.1	0.0	1.9	0.0
	だし汁		0	0.0	0.0	0.0	0.0
	みりん	3	7	0.0	0.0	1.7	0.0
	砂糖	2	8	0.0	0.0	2.0	0.0
	こいくちしょうゆ	7	5	0.5	0.0	0.7	1.0
	きぬさやえんどう	5	2	0.2	0.0	0.4	0.0
	合　計		1,557	64.9	41.2	227.5	9.1

表2-5 ●軟食（五分粥）の献立例（エネルギー 1,200kcal, たんぱく質 55g, 脂質 40g, 炭水化物 160g）

	料理・食品名	可食部（g）	エネルギー（kcal）	たんぱく質（g）	脂質（g）	炭水化物（g）	塩分相当量（g）
朝	五分粥						
	五分粥	250	90	1.3	0.3	19.8	0.0
	麩の卵とじ						
	麩	5	19	1.4	0.1	2.8	0.0
	鶏卵	50	76	6.2	5.2	0.2	0.2
	だし汁	20	0	0.1	0.0	0.1	0.0
	みりん	2	5	0.0	0.0	1.1	0.0
	うすくちしょうゆ	5	3	0.3	0.0	0.4	0.8
	軟茹アスパラの中華風和え						
	グリーンアスパラ（軟茹）	30	7	0.8	0.1	1.2	0.0
	ごま油	2	18	0.0	2.0	0.0	0.0
	こいくちしょうゆ	3	2	0.2	0.0	0.3	0.4
	豆腐とたまねぎのみそ汁						
	木綿豆腐	30	22	2.0	1.3	0.5	0.0
	たまねぎ	30	11	0.3	0.0	2.6	0.0
	だし汁	130	3	0.4	0.0	0.4	0.1
	淡色辛みそ	10	19	1.3	0.6	2.2	1.2
	小ねぎ	3	1	0.1	0.0	0.2	0.0
	漬物						
	梅漬け	5	3	0.1	0.0	0.5	0.3
	牛乳						
	普通牛乳	200	134	6.6	7.6	9.6	0.2
昼	五分粥						
	五分粥	250	90	1.3	0.3	19.8	0.0
	とり団子とかぼちゃの煮もの						
	鶏ひき肉	30	56	5.3	3.6	0.0	0.0
	しょうが	1	0	0.0	0.0	0.1	0.0
	淡色辛みそ	4	8	0.5	0.2	0.9	0.5
	すりごま	2	12	0.4	1.1	0.4	0.0
	かたくり粉	1	3	0.0	0.0	0.8	0.0
	西洋かぼちゃ	40	36	0.8	0.1	8.2	0.0
	だし汁	20	0	0.1	0.0	0.1	0.0
	みりん	2	5	0.0	0.0	1.1	0.0
	酒	2	2	0.0	0.0	0.1	0.0
	こいくちしょうゆ	6	4	0.5	0.0	0.6	0.9
	付け合わせ						
	ブロッコリー（軟茹）	30	10	1.3	0.2	1.6	0.0
	塩	0.2	0	0.0	0.0	0.0	0.2
	トマト（皮むき）	20	4	0.1	0.0	0.9	0.0
	白和え						
	木綿豆腐	60	43	4.0	2.5	1.0	0.1
	にんじん（軟茹）	10	4	0.1	0.0	0.9	0.0
	さやいんげん（軟茹）	20	5	0.4	0.0	1.0	0.0
	砂糖	3	12	0.0	0.0	3.0	0.0
	白みそ	3	7	0.3	0.1	1.1	0.2
	うすくちしょうゆ	4	2	0.2	0.0	0.3	0.6
	キャベツのごま和え						
	キャベツ（軟茹）	40	9	0.5	0.1	2.1	0.0
	ねりごま	3	18	0.6	1.6	0.6	0.0
	こいくちしょうゆ	3	2	0.2	0.0	0.3	0.4
	果物						
	バナナ	50	43	0.6	0.1	11.3	0.0
夕	五分粥						
	五分粥	250	90	1.3	0.3	19.8	0.0
	さけの酒蒸し						
	しろさけ	40	53	8.9	1.6	0.0	0.1
	塩	0.3	0	0.0	0.0	0.0	0.3
	酒	5	5	0.0	0.0	0.2	0.0
	こいくちしょうゆ	5	4	0.4	0.0	0.5	0.7
	付け合わせ　茹で野菜						
	カリフラワー（軟茹）	20	5	0.6	0.0	1.0	0.0
	ブロッコリー（軟茹）	20	7	0.9	0.1	1.0	0.0
	レモン	5	3	0.0	0.0	0.6	0.0
	じゃがいもサラダ						
	マカロニ	2	8	0.2	0.0	1.5	0.0
	にんじん（軟茹）	5	2	0.0	0.0	0.5	0.0
	じゃがいも	30	23	0.5	0.0	5.3	0.0
	ツナ缶	5	14	0.9	1.2	0.0	0.0
	マヨネーズ	5	34	0.1	3.6	0.1	0.1
	煮しめ						
	だいこん（軟茹）	50	9	0.3	0.1	2.1	0.0
	にんじん（軟茹）	20	8	0.1	0.0	1.9	0.0
	だし汁		0	0.0	0.0	0.0	0.0
	みりん	3	7	0.0	0.0	1.7	0.0
	砂糖	2	8	0.0	0.0	2.0	0.0
	こいくちしょうゆ	7	5	0.5	0.0	0.7	1.0
	きぬさやえんどう（軟茹）	5	2	0.2	0.0	0.4	0.0
	ヨーグルト						
	ヨーグルト	100	62	3.5	3.0	4.9	0.1
	はちみつ	10	29	0.0	0.0	8.0	0.0
	合　　計		1,163	56.3	37.1	149.9	8.8

表 2-6 ● 流動食の献立例（エネルギー 600kcal，たんぱく質 25g，脂質 20g，炭水化物 80g）

	料理・食品名	可食部（g）	エネルギー(kcal)	たんぱく質（g）	脂質（g）	炭水化物（g）	塩分相当量（g）
朝	おもゆ						
	おもゆ	200	42	0.6	0.0	9.4	0.0
	みそスープ						
	だし汁	100	2	0.3	0.0	0.3	0.1
	淡色辛みそ	8	15	1.0	0.5	1.8	1.0
	果汁						
	オレンジジュース	80	33	0.2	0.0	8.0	0.0
	牛乳						
	普通牛乳	200	134	6.6	7.6	9.6	0.2
昼	おもゆ						
	おもゆ	200	42	0.6	0.0	9.4	0.0
	コンソメスープ						
	水	100					
	コンソメ	2	5	0.1	0.1	0.8	0.9
	塩	0.1	0	0.0	0.0	0.0	0.1
	卵豆腐						
	鶏卵	25	38	3.1	2.6	0.1	0.1
	だし汁	50	1	0.2	0.0	0.2	0.1
	うすくちしょうゆ	3	2	0.2	0.0	0.2	0.5
	塩	0.2	0	0.0	0.0	0.0	0.2
	牛乳						
	普通牛乳	200	134	6.6	7.6	9.6	0.2
夕	おもゆ						
	おもゆ	200	42	0.6	0.0	9.4	0.0
	豆腐すり流し汁						
	木綿豆腐	30	22	2.0	1.3	0.5	0.0
	だし汁	100	2	0.3	0.0	0.3	0.1
	淡色辛みそ	5	10	0.6	0.3	1.1	0.6
	塩	0.3	0	0.0	0.0	0.0	0.3
	野菜ジュース						
	野菜ジュース	100	17	0.6	0.0	4.3	0.2
	果汁						
	りんごジュース	80	37	0.0	0.0	9.1	0.0
合　計			576	23.5	19.9	74.0	4.5

ることが望ましい．また，吸収された栄養素は門脈を介して肝臓で代謝されるために栄養投与を原因とする合併症が起こりにくい．さらに，長期間にわたって消化管を使用しないと消化管粘膜層の萎縮が起こり，腸内細菌がその粘膜層を通過して血中に入ること（バクテリアルトランスロケーション）によって，敗血症などの重症な感染症に至る．

　このようなことから，たとえ経口摂取できなくても，腸を使って栄養を確保することが選択される．この腸を使った栄養補給を経腸（経管）栄養法という．これには，口腔より食物を摂取して栄養補給を行う正規ルート（経口栄養法）も含まれるが，摂食できない場合にチューブを使用して栄養剤を投与する経管栄養法のことを経腸栄養法と表していることがある．

1）対象

　胃腸の消化吸収機能に問題がなく，経口摂取が不十分な傷病者が対象になる．経口摂取では適正な栄養量が満たせない場合，補助的に経腸栄養法を利用することもある．経口摂取が困難な理由は，①脳梗塞の後遺症などによる嚥下障害，②上部消化管と口腔周辺の疾患や術後，③中枢性摂食異常，④意識障害，などがあげられる．さらに，消化器疾患の傷病者が経腸栄養法を行う場合，腸管を安静に保つために食物ではなく経腸栄養剤を多量に使用する場合にも経管を用いる．

　表 2-7 に示す病態であるときは消化管を使用することができず，経腸栄養法が選択できない．

表 2-7 ● 経腸栄養法が禁忌とされる病態

1. 腸管の完全閉塞（術後イレウス，悪性腫瘍など）
2. 重度の吸収障害（急性胃腸炎，短腸症候群など）
3. 消化管出血（炎症性腸疾患の活動期など）
4. 重症膵炎（の一部）
5. 激しい下痢・嘔吐
6. ショック（循環・代謝動態が不安定な場合）

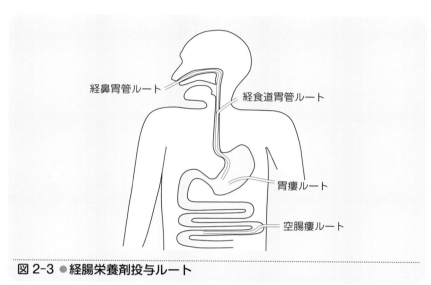

図 2-3 ● 経腸栄養剤投与ルート

（特定非営利活動法人日本栄養改善学会：管理栄養士養成課程におけるモデルコアカリキュラム準拠
第 4 巻 臨床栄養学 基礎 第 1 版. p77, 医歯薬出版，2013 より）

2）投与方法

　経腸栄養剤の投与ルート（場所）は 4 か所ある（**図 2-3**）．経腸栄養法を実施する期間が短い（4 〜 6 週間以下）と予測される場合は，鼻腔から胃まで経管チューブを挿入する経鼻胃管ルートが一般的である．一方，投与期間が長期（4 〜 6 週間以上）と予測される場合は胃瘻ルートを選択する．内視鏡下の短時間の手術で安全なボタン（胃瘻チューブ接続部位）を留置できる経皮的内視鏡的胃瘻造設術（percutaneous endoscopic gastrostomy；PEG）が開発されたことで，急速に普及した．胃瘻（**図 2-4**）の管理は比較的容易なので在宅で経管栄養法が可能になる．また胃瘻を使用していても，食物を使った嚥下訓練が可能であり，食物から栄養が確保できるようになれば容易に外すことができる．栄養剤の逆流による障害，胆囊や膵臓に障害がある場合は経皮的内視鏡的空腸瘻造設術（percutaneous endoscopic jejunostomy；PEJ）を用いる．胃瘻から内側のチューブ先端を空腸上部まで挿入する方法もある．さらに，経鼻ルートも胃瘻も使用できない場合には，食道からチューブを挿入する経皮経食道胃管挿入術（percutaneous trans-esophageal gastro-tubing；PTEG）を選択する．

　栄養剤の投与は投与ルートや病態に応じて，持続投与（一般的にはポンプを使用して 100 〜 200 mL/ 時の速さで投与する），**間欠的投与**，**ボーラス投与**などから選択する．

 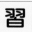

【 演習 2-2 】 経腸（経管）栄養補給法の理解】
　① 胃瘻などのチューブを使用した栄養補給法（経管栄養法）に関するビデオ学習を行う（あるいは，胃瘻の概要，胃瘻の管理，栄養剤の投与方法などのレポートを作成する）．

間欠的投与

投与する時間帯と投与しない時間帯を設け，あらかじめ決められた量をその時間に投与する．患者の様子をみながら投与でき，過剰な投与を避けることができる．

ボーラス投与

比較的短時間で一定量の栄養剤を，主に手動で胃瘻を介して追加投与する．逆流を防ぐために半固形タイプの栄養剤を加圧バッグ等で投与することもある．

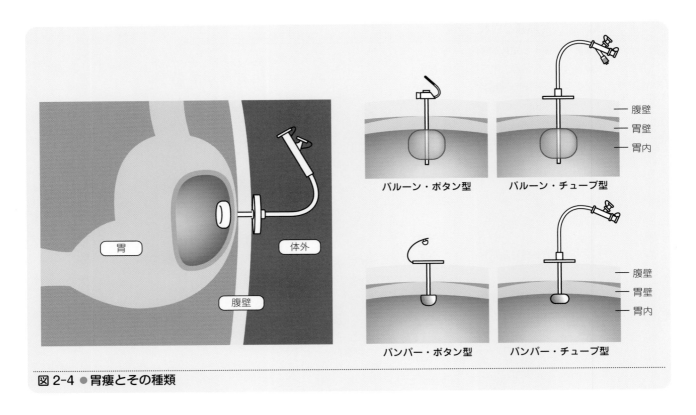

バルーン・ボタン型　　バルーン・チューブ型

バンパー・ボタン型　　バンパー・チューブ型

腹壁
胃壁
胃内

胃　　体外　　腹壁

図 2-4 ● 胃瘻とその種類

表 2-8 ● 経腸栄養剤の種類と特徴

	天然濃厚流動食品	人工濃厚流動食		
		半消化態栄養剤（食品）	消化態栄養剤（食品）	成分栄養剤
区　分	食品	医薬品・食品	医薬品・食品	医薬品
窒素源	たんぱく質	たんぱく質 ポリペプチド	アミノ酸 ジペプチド トリペプチド	アミノ酸
炭水化物	でん粉	デキストリンなど	デキストリン	デキストリン
脂肪含有量	多い	比較的多い	少ない	きわめて少ない
繊維成分	＋	添加製品も多い	無添加	無添加
剤　型	液状	粉末および液状	粉末および液状	粉末
消　化	必要	多少必要	ほとんど不要	ほとんど不要
残　渣	多い	少ない	きわめて少ない	きわめて少ない
浸透圧	やや高い	比較的低い	高い	高い
溶解性	不良	比較的良好	良好	良好
粘稠性	高い	やや高い	やや高い	低い
味・香り	良好	比較的良好	不良	不良
適　応	狭い	かなり広い	広い	広い
栄養チューブ直径	3〜4 mm 以上	2〜3 mm（8Fr）	2〜3 mm（8Fr）	1〜1.5 mm（5Fr）

（特定非営利活動法人日本栄養改善学会：管理栄養士養成課程におけるモデルコアカリキュラム準拠
第 4 巻 臨床栄養学 基礎 第 1 版. p74, 医歯薬出版, 2013 より）

② 胃瘻などの使用に関するさまざまな意見（胃瘻の是非など）を収集し, グループディ
スカッションする.

3）経腸栄養剤

　経腸栄養剤は**表 2-8** のように分類される. 臨床現場で使用するものは成分栄養剤か半
消化態栄養剤がほとんどである. 成分栄養剤は医薬品であるために医師の処方箋が必要で
あり, その種類は少ない. 一方, 半消化態栄養剤（**表 2-9**）は食品として扱われているも
のが多いため, 栄養剤の管理は管理栄養士が行わなければならない. 半消化態栄養剤は材
料, 形状, 栄養成分, 濃度, 浸透圧, 容量, パッケージ, フレーバー, 味などさまざまで
あり, これらのなかから栄養管理の目的に応じて種類と量を設定する.

【 演習 2-3　経腸栄養剤の試飲】
　① さまざまな種類の経腸栄養剤を試飲する．
　② 材料，形状，栄養成分，濃度，浸透圧，容量，パッケージ，フレーバー，味などについてレポートを作成し，どのような患者に使用するのかについてグループディスカッションする．

4）合併症

　経腸栄養法は静脈栄養法に比べると合併症の症状は軽度であるが，注意が必要である．栄養チューブによるものとして，誤挿入や閉塞などがある．逆流性食道炎やこれを原因とする誤嚥性肺炎がみられる場合は，挿入チューブの位置を変更したり，栄養剤の種類を変更する必要がある．栄養剤の投与方法（量や速度）が原因となるものとして，膨満，嘔吐，下痢，便秘などがあげられる．また，投与した栄養量が原因となるものとして，高血糖や肥満になる場合もあればビタミンやミネラル，微量元素などの欠乏症に至る可能性もある．

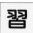

【 演習 2-4　症例検討：経腸栄養剤を用いた栄養管理】
　次の症例の栄養必要量を設定し，適当な栄養剤の種類（表 2-9 に示す栄養剤から選択）と量を検討する．

症例 1

　58 歳，男性．会社員．168 cm，95 kg．
　血圧：155/105 mmHg，FBS：267 mg/dL，HbA1c：9.5 %，LDL-C：233 mg/dL，HDL-C：42 mg/dL，TG：205 mg/dL，UA：7.9 mg/dL，BUN：10.3 mg/dL．
　以前から糖尿病と高血圧症を指摘されていたが，通院せずに自己流の食事療法と運動療法で何とかなると思っていた．このたび，突然，思うように言葉を発することができなくなり，手足も思うように動かせなくなり，脳梗塞と診断され緊急入院となった．容態が落ち着いて嚥下機能が診断されるまで，経腸栄養法にて栄養投与を行うことになった．

症例 2

　19 歳，男性．大学生．174 cm，58 kg．
　血圧：124/83 mmHg，RBC：388 万/μL，Hb：9.3 g/dL，Ht：32.2 %，TP：6.2 g/dL，Alb：3.1 g/dL，CRP：15.5 mg/dL，粘血便：あり，腹痛：あり．
　中学 3 年生よりクローン病の治療を続けている．活動期と寛解期を繰り返してきたが入院することはなかった．食事内容にも気をつけていたが，2 か月前より出血を伴う下痢と腹痛を繰り返すようになり，下痢の回数が 1 日に 5 回以上続くようになり受診した．重度の活動期と判断され，まずは経腸栄養法によって栄養補給をすることになった．病態の改善が確認されれば少しずつ食事を開始する．

症例 3

　80 歳，女性．無職．148 cm，42 kg．
　血圧：148/95 mmHg，TP：5.9 g/dL，Alb：3.0 g/dL，CRP 3.5 mg/dL．
　3 年前に脳梗塞を発症したことで嚥下障害がみられるようになり，この時から胃瘻による栄養管理を行っている．嚥下訓練を行うが改善がなく，経腸栄養剤だけが栄養源となっている．嚥下訓練を強化するためにリハビリテーション病院へ入院することになった．この病院では，シリンジを使用したボーラス投与によってノーマルタイプの経腸栄養剤が投与されている．このたび，入院以来，37.5 ℃の微熱が続いているため，再度栄養管理方法について検討することになった．

表2-9 ● 半消化態栄養剤（食品）成分表（100 mL あたり）

		商品名	エンシュア リキッド	エレンタール*	CZ-Hi	YH フローレ	テルミールミニ（コーン）	Inslow
		メーカー	アボットジャパン	EA ファーマ	クリニコ	明治乳業	テルモ	明治乳業
		エネルギー（kcal）	100	100	100	100	160	100
		水分（g）	85.2	（250mL）	83.5	84.2	75.2	84.2
		たんぱく質（g）	3.5	4.7	5.0	4.0	5.8	5.0
		脂質（g）	3.5	0.2	2.2	2.8	6.0	3.3
		炭水化物（g）	13.7	21.1	17.1	16.3	20.8	13.9
		灰分（g）			0.8	0.7	（0.5）	0.7
		食物繊維（g）		-	2.4	1.8	（0.5）	1.5
ミネラル		Na（mg）	80	87	90	100	140	70
		Cl（mg）	136	172	130	110	120	60
		K（mg）	148	73	150	120	80	80
		Ca（mg）	52	53	75	100	72	80
		mg（mg）	20	13	38	20	16	25
		P（mg）	52	41	75	90	72	80
		Fe（mg）	0.9	0.6	1.1	1.0	1.4	1.0
		Zn（mg）	1.5	0.6	1.1	1.0	1.9	1.0
		Cu（mg）	0.10	0.07	0.10	0.05	0.16	0.05
		Mn（mg）	0.20	0.10	0.18	（0.05）	0.56	0.01
		I（μg）		5	15	（9）	46	1
		Se（μg）			4	6	8	4
		S（mg）					（40）	
		Cr（μg）			4	（3）	8	3
		Mo（μg）			12	（6）	8	2
ビタミン		A（μgRE）	75	65		114	114	75
		レチノール（μgRE）			60	60		
		カロテン（μg）			180	108		
		レチノール当量（μg）			75	54		
		D（μg）	0.5	0.4	0.5	0.5	0.7	0.8
		E（mg）	3.0	1.0	1.2	3.0	1.2	8.0
		K（μg）	7	3	8	（3）	10	1
		B₁（mg）	0.15	0.05	0.16	0.15	0.34	0.60
		B₂（mg）	0.17	0.06	0.18	0.20	0.26	0.50
		ナイアシン（mg）	2.0	0.7	2.0	1.6		1.6
		ナイアシン当量（mgNE）			3.2	2.6	2.8	2.3
		B₆（mg）	0.20	0.07	0.30	0.30	0.40	0.30
		B₁₂（μg）	0.6	0.2	0.3	0.6	1.2	0.9
		葉酸（μg）	20	15	30	50	40	50
		パントテン酸（mg）	0.50	0.37	1.00	0.60	1.20	1.00
		C（mg）	15	3	10	50	40	40
		コリン（mg）	52.0	2.9		（15.0）		（18.2）
		ビオチン（μg）	15.2	13.0	5.0	7.5	8.6	0.6
	主要成分		カゼイン 分離大豆たんぱく デキストリン ショ糖 フラクトオリゴ糖 コーン油 ミネラル ビタミン	デキストリン アミノ酸 大豆油 電解質 ビタミン	豆乳 デキストリン 乳たんぱく質 難消化性デキストリン 植物油 精製魚油 ミルクオリゴ糖 乾燥酵母 食塩 カゼインNa 他	乳製品 はちみつ デキストリン 食用油脂（なたね油，パーム分別油，精製魚油） 難消化性デキストリン ガラクトオリゴ糖 ショ糖 他	デキストリン 植物油 乳たんぱく 酵母エキス 野菜エキスパウダー（たまねぎ，はくさい） 食塩 難消化性デキストリン 酵母 昆布抽出物 粉末醤油 香辛料 カゼインNa 乳化剤 セルロース 他	パラチノース 乳たんぱく質 食用油脂（ひまわり油，しそ油） 難消化性デキストリン 乳リン脂質抽出物 食塩 シャンピニオンエキス 食用酵母 キシリトール 他
		n6/n3	64		3.3	2.3	3.8	2.4
		浸透圧（mOsm/L）	330	761	300	800	420	500
		pH	6.6	6.0	7.0	4.0	7.0	6.8
		粘度（mPa・S）	9		17	70	25	10
		NPC/N	157	128	100	134	149	103
		容量（mL or g）	250	80g/粉/袋	200	200	125	200
		容器	缶	ボトル	ブリック	ブリック	ブリック	ブリック

*1mL/1kcal 調整した場合　（　）は分析値　［　］は参考値

IMPACT	リーナレン LP	リーナレン MP	ヘパス	プルモケア	PEMVest	アルギネード	PG ソフト EJ
ネスレ	明治乳業	明治乳業	クリニコ	アボットジャパン	味の素	ネスレ	テルモ
101	160	160	160	150	100	80	150
84.0	75.8	74.9	74.4	78.7	84.0	85.6	65.5
5.6	1.6	5.6	5.2	6.3	5.5	4.0	6.0
2.8	4.5	4.5	5.4	9.2	2.8	0	3.3
13.4	29.6	25.6	26.6	10.6	14.0	16.0	24.1
	0.4	0.5	0.5				(1.0)
1.6	1.6	1.6	4.0		1.5	-	(0.6)
110	48	96	110	130	200	44	204
120	12	16	20	150	147	-	225
133	48	48	42	174	200	24	194
47	48	48	60	96	70	16	90
20	24	24	32	36	32	3	53
53	32	56	52	96	70	504	113
0.8	2.4	2.4	[＜0.2]	2.1	1.2	5.6	1.5
0.7	2.4	2.4	6.0	1.7	1.8	8.0	1.8
0.12	0.12	0.12	-	0.21	0.12	0.80	0.15
0.27	0.37	0.37	-		0.40	-	0.6
10	24	24			15	-	38
3	14	14			9	40	9
							(60)
2	5	5			3	-	9
2	4	4			3	-	9
44	96	96		158	81	120	128
	24	24	82		51		
	144	144	230	65	360		
	72	72	101				
0.2	0.2	0.2	0.8	1.0	0.6	1.9	0.8
0.5	1.6	1.6	60.0	5.6	2.7	4.0	1.4
4	(3)	(2)	24		7	-	11
0.07	0.19	0.19	0.22	0.50	0.60	0.72	0.38
0.07	0.21	0.21	0.24	0.50	0.36	0.64	0.30
	2.6	2.6	3.5				
1.9	2.8	3.6	3.8	4.8	2.4	8.0	3.2
0.10	1.60	1.60	0.40	0.50	0.60	0.80	0.45
0.2	0.4	0.4	[0.8]	1.0	0.5	-	1.4
13	101	101	40	65	60	80	45
0.30	0.80	0.80	0.80	2.12	1.50	4.00	1.35
10	14	14	80	32	40	400	23
	(0.6)	(8.0)					
	4.8	4.8		11.2	5.0	-	9.8
デキストリン 砂糖 EPA 含有精製魚油 中鎖脂肪酸 食用とうもろこし油 酵母核酸（RNA） 酵母 昆布エキス カゼイン Na L- アルギニン 他	デキストリン パラチノース 食用油脂（なたね油，パーム分別油，中佐脂肪酸，精製魚油） 乳たんぱく質 難消化性デキストリン ショ糖 シャンピニオンエキス 食用酵母 カルニチン 他	パラチノース デキストリン 食用油脂（なたね油，パーム分別油，中佐脂肪酸，精製魚油） 乳たんぱく質 難消化性デキストリン ショ糖 シャンピニオンエキス カルニチン 食用酵母 他	デキストリン 難消化性デキストリン 植物油 グラニュー糖 ラフィノース ミルクオリゴ糖 精製魚油 カゼイン Na BCAA 他	水 カゼイン Na ショ糖 なたね油 マルトデキストリン 中鎖脂肪酸 コーン油 高オレイン酸ひまわり油 L- カルニチン 他	デキストリン 食物繊維 グルタミンペプチド 中鎖脂肪酸 粉末大豆たんぱく質 オリゴ糖 食用植物油 他	ショ糖 デキストリン 乳清たんぱく 酵母 酵母エキス 酸味料 アルギニン 香料 着色料 甘味料 他	デキストリン 砂糖 乳清たんぱく 植物油 大豆たんぱく 寒天 食塩 酵母 昆布抽出物 他
0.9	2.6	2.6	2.4	4.1	2.7		3.8
410	720	730	650	384	430	813	460
6.5	6.2	7.1	6.6	6.4-6.7	6.7	3	4.0未満
10	15	25	22	20	9	-	20000
74	614	157	167	124	88	100	134
250	125	125	125	250	200	125	200
アルミパウチ	ブリック	ブリック	ブリック	缶	スタンディングパウチ	ブリック	ソフトパウチ

症例4

85歳，女性．無職．153 cm，49 kg．

血圧：150/110 mmHg，TP：5.7 g/dL，Alb：2.8 g/dL，UA：6.9 mg/dL，BUN：33 mg/dL，Cr：1.2 mg/dL，eGFR：32.8 mL/分/1.73 m²，蛋白尿：2+．

　2年前より高齢者施設に入居している．入居後，次第に認知症が進行し，さまざまな問題行動が現れている．なかでも，食事への認識がなくなり，食事介助を行って食べさせようとするが，食事拒否がひどくなってきた．この度，担当医より，今後食事からの栄養補給は困難なので，胃瘻を造設して栄養管理を行うように指示があった．

3. 静脈栄養法

　栄養補給法を選択するフローチャート（図2-1）のなかで，消化管が使用できないと判断した場合には，直接，静脈へ栄養を投与する静脈栄養法を選択する．経腸（経管）栄養法で栄養管理するまでが2週間以内と予測される場合は末梢静脈栄養法（peripheral parenteral nutrition；PPN）で，2週間以上と予測される場合は中心静脈栄養法（total parenteral nutrition；TPN）によって栄養剤を投与する．中心静脈栄養では2,000 kcal/日以上でも投与可能なので，長期間使用できる．しかしながら，バクテリアルトランスロケーションなどを考えて，経腸栄養法へ速やかに移行することを常に目標としなければならない．

1）対象

　静脈栄養法を行う目的（対象）は大きく二分される．術後や脱水時の対応など，水分補

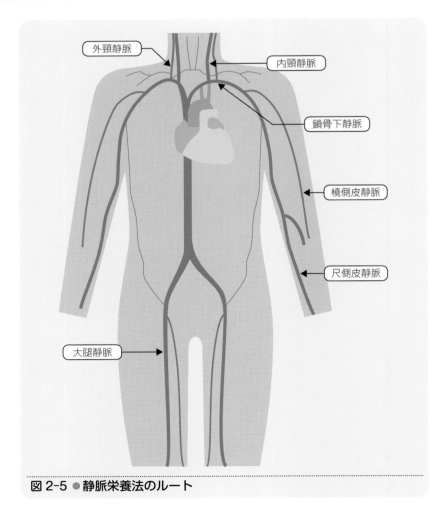

外頸静脈

内頸静脈

鎖骨下静脈

橈側皮静脈

尺側皮静脈

大腿静脈

図2-5 ●静脈栄養法のルート

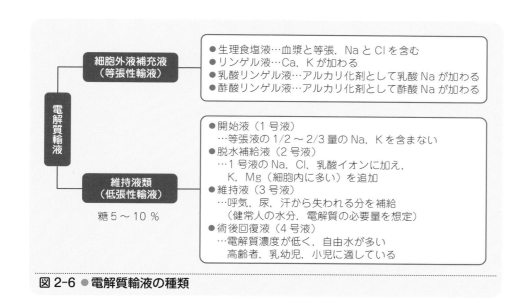

図 2-6 ● 電解質輸液の種類

給と電解質の補正を目的とした「体液管理」と，栄養素（炭水化物，アミノ酸，脂質，ビタミン，ミネラルなど）を投与する「栄養管理」である．栄養管理を行う対象は消化管が使用できないために経腸栄養法が行えない状態にある傷病者（表 2-7）である．

2）投与方法

　PPN は四肢の静脈（下肢よりも上肢を選択する）にカテーテルを挿入する．上肢では尺側皮静脈か橈側皮静脈を使用することが多い（**図 2-5**）．高濃度の輸液は静脈炎を起こすために投与することができない．0.5 kcal/mL 程度まで補給可能で，1 日に 1,000 kcal 程度までの投与になる．TPN は鎖骨下静脈，内頚静脈，大腿静脈などの太い血管にカテーテルを挿入し（図 2-5），心臓近くまでその輸液ラインを装着する．高濃度の輸液の使用により 1 日に 2,000 kcal 以上の投与も可能である．原則は 24 時間持続注入である．

3）輸液

　体液管理に用いる輸液は，等張性の細胞外液補充液と低張性の維持液に分けられる（**図 2-6**）．体液管理に用いられる輸液一覧を示す（**表 2-10**）．

　栄養状態のあまりよくない高齢者が脱水状態に陥ると，それが PEM に至るきっかけになることが多い．脱水の状態を見極め，適切な対応で早急に回復させなければならない．脱水は高張性脱水，等張性脱水，低張性脱水に分類される（**表 2-11**）．水分の欠乏量を体重やヘマトクリット値，血清ナトリウム（Na）濃度などを用いて推測する（**表 2-12**）．水分と Na 値を補正できる補液の種類と投与量，投与時間（スピード）を設定する．

　一方，栄養管理のための輸液は末梢静脈（PPN）用と中心静脈（TPN）用に分けられ，必要栄養量を満たせるように選択する（**図 2-7**，**表 2-13**，**2-14**）．栄養素のバランスの指標として，窒素 1g あたりの非たんぱく質エネルギー（NPC/N）を求める．つまり，

　　［炭水化物と脂質のエネルギー（kcal）］／窒素（g）

で計算できる．一般的には 150 前後であるが，熱傷などの高たんぱく質が必要な場合は 120 ～ 150，異化亢進のために高窒素血症の場合は 150 ～ 180，腎不全のためにたんぱく質制限が必要な場合は 300 ～ 350，小児では 200 ～ 250 を目安にする．

4）合併症

　経腸栄養法では，小腸から吸収された栄養素が門脈を介して肝臓に運ばれ，さまざまな形に代謝され血中濃度を調節するのに対し，静脈栄養は血中に栄養素を直接投与するために，調節する場所がない．すなわち，栄養素の量，輸液の濃度，投与速度などを誤ると重大な合併症を引き起こすことになる．急激な高糖質の投与は高血糖による高浸透圧性昏睡

表 2-10 ● 電解質輸液製剤一覧

中分類	代表的な商品名		容量（mL）			電解質（mEq/L, P:mmol/L）							ブドウ糖		pH
			200	500	その他	Na⁺	K⁺	Ca²⁺	Mg²⁺	Cl⁻	H₂PO₄	LA⁻	W/V (%)	kcal/L	
開始 （1号）液	●ソリタ-T1号輸液　（陽進堂） ㊟YD ソリタ-T1号輸液, ソルデム1輸液, リプラス1号輸液		●	●		90	—	—	—	70	—	20	2.6	104	3.5～6.5
	●KN1号輸液　（大塚工場） デノサリン1輸液		●	●		77	—	—	—	77	—	—	2.5	100	4.0～7.5
脱水補給 （2号）液	●ソルデム2輸液　（テルモ）		●	●		77.5	30	—	—	59	—	48.5	1.45	58	4.5～7.0
	●KN2号輸液　（大塚工場）			●		60	25	—	2	49	P6.5	25	2.35	94	4.5～7.0
	●ソリタ-T2号輸液　（陽進堂）		●	●		84	20	—	—	60	P10	20	3.2	128	3.5～6.5
維持 （3号）液	●10% EL-3号輸液　（陽進堂） ソルデム3PG 輸液		◇			40	35	—	—	40	P8	20	10.0	400	4.0～6.0
	●ソリタ-T3号輸液　（陽進堂） 1000 ㊟YD ソリタ-T3号輸液, ソルデム3A輸液, ハルトマン-G3 号輸液, ヒシナルク3号輸液, ユエキンキープ輸液		●	●	1000	35	20	—	—	35	—	20	4.3	172	3.5～6.5
	●ソリタ-T3号G輸液　（陽進堂） ㊟YD ソリタ-T3号G輸液, ソルデム3AG輸液			●		35	20	—	—	35	—	20	7.5	300	3.5～6.5
	●リプラス3号輸液　（扶桑）		●			40	20	—	—	40	—	20	5.0	200	4.5～5.5
	●KN3号輸液　（大塚工場） ソルデム3輸液		●	●		50	20	—	—	50	—	20	2.7	108	4.0～7.5
	●フルクトラクト注　（大塚工場）		●	●		50	20	—	—	50	—	20	F2.7	108	4.0～7.5
	●フィジオゾール3号輸液　（大塚工場） アステマリン3号MG輸液		●	●		35	20	—	3	38	—	20	10.0	400	4.0～5.2
	●クリニザルツ輸液　（共和クリティケア）		●			45	25	—	5	45	10	A20	X5.0	200	5.0～6.5
	●EL-3号液　（陽進堂）			●		40	35	—	—	40	P8	20	5.0	200	4.0～6.0
	●アクチット輸液　（扶桑） 300◇ ㊟◆アクマルト輸液, エスロンB注, ソルマルト輸液, ペ ンライブ注		●	●	300◇	45	17	—	5	37	10	A20	M5.0	200	4.3～6.3
	㊟アルトフェッド注射液　（扶桑）		●	●		45	17	—	5	37	10	A20	M5.0	200	4.5～6.0
	●ソリタックス-H輸液　（陽進堂）			●		50	30	5	3	48	P10	20	12.5	500	5.7～6.5
	●トリフリード輸液 ※※　（大塚工場） 1000				1000	35	20	5	—	35	P10	A6,C14	10.5※	420	4.5～5.5
	●KNMG3号輸液　（大塚工場）			●		50	20	—	—	50	—	20	10.0	400	3.5～7.0
	●フィジオ35輸液　（大塚工場） 250 ㊟グルアセト35注			●	250	35	20	5	3	28	P10	A20,G5	10.0	400	4.7～5.3
	●ヴィーン3G輸液　（扶桑） ㊟アセテート維持液3G「HK」, アセトキープ3G注		●	●		45	17	—	5	37	10	A20	5.0	200	4.3～6.3
術後回復 （4号）液	●KN4号輸液　（大塚工場） ソルデム6輸液		◇			30	—	—	—	20	—	10	4.0	160	4.0～7.5
	●ソリタ-T4号輸液　（陽進堂）		●			30	—	—	—	20	—	10	4.3	172	3.5～6.5
細胞外液 補充液 （等張液）	●ラクトリンゲル液"フソー"　（扶桑） 250,1000 ニソリ輸液, ラクテック注/㊟ソルラクト輸液, ハルトマン 液「コバヤシ」, ハルトマン輸液「NP」, ハルトマン輸液 pH8「NP」		●		250,1000	130	4	2.7	—	109.4	—	27.7	—	—	6.0～7.5
	●ソルラクトS輸液　（テルモ） 250,1000 ニソリ・S注, ラクテックG輸液, ラクトリンゲルS注「フ ソー」		◇	●	250,1000	131	4	3	—	110	—	28	S5.0	200	6.0～7.5
	●ソルラクトD輸液　（テルモ） 250 ハルトマンD液「小林」, ラクテックD輸液			●	250	131	4	3	—	110	—	28	5.0	200	4.5～7.0
	●ポタコールR輸液　（大塚工場） 250 ㊟◆ソルラクトTMR輸液, ニソリM注, ラクトリンゲル M注「フソー」		◇		250	130	4	3	—	109	—	28	M5.0	200	3.5～6.5
	●リンゲル液「オーツカ」　（大塚工場） リンゲル液「フソー」			●		147	4	4.5	—	155.5	—	—	—	—	5.0～7.5
	●ヴィーンD輸液　（扶桑） 250,300 アクメイン注, ソリューゲンG注, ソルアセトD輸液, ペロー ル注, リナセート輸液		●		250,300	130	4	3	—	109	—	A28	5.0	200	4.0～6.5
	●ヴィーンF輸液　（扶桑） 1000 ㊟ソリューゲンF注, ソルアセトF輸液			●	1000	130	4	3	—	109	—	A28	—	—	6.5～7.5
	●フィジオ140輸液　（大塚工場） 250			●	250	140	4	3	2	115	—	A25,C6,G3	1.0	40	5.9～6.2
	●ビカーボン輸液　（陽進堂）			●		135	4	3	1	113	—	C5,B25	—	—	6.8～7.8
	●ビカネイト輸液　（大塚工場） 1000			●	1000	130	4	3	2	109	—	C4,B28	—	—	6.8～7.8
（低張液）	●フィジオ70輸液　（大塚工場）			●		70	4	3	—	52	—	A25	2.5	100	4.7～5.3

A:acetate⁻, B:bicarbonate⁻, C:citrate³⁻, F:fructose, G:gluconate⁻, LA⁻:lactate⁻, M:maltose, P:phosphate, S:sorbitol, X:
xylitole, ㊟：後発品, ◆：一部後発品加算対象外, ◇：●薬剤以外が有する規格, ※ glucose：6.0, fructose：3.0, xylitol：1.5, ※※ Zn
5μmol/L も含有, 大塚工場：大塚製薬工場

（「浦部晶夫, 島田和幸, 川合眞一編：輸液・栄養製剤, 今日の治療薬 2018 年版, p.511-512, 2018, 南江堂」より許諾を得て転載）

表2-11 ●脱水のタイプ（高張性脱水，等張性脱水，低張性脱水）

脱水のタイプ	特　徴	原　因	臨床検査	アセスメント
高張性脱水	ナトリウムより水分の喪失が大きく，細胞内液が欠乏	尿崩症 大量発汗 輸液ミス	血圧：変化なし Na > 150 mEq/L BUN，Ht：軽度上昇	□　　渇：あり 皮膚粘膜：乾燥 皮膚膨張：正常 神経症状：興奮，幻覚，凶暴
等張性脱水	水分とナトリウムが同程度喪失し，細胞内外の浸透は変わらず，ともに欠乏	利尿剤 浸透圧利尿 低アルドステロン症　など	血圧：低下 Na：多様に変化 BUN，Ht：多様に変化	□　　渇：少しあり 皮膚粘膜：乾燥 皮膚膨張：低下 神経症状：精神障害
低張性脱水	水分よりナトリウムの喪失が大きく，細胞外液が欠乏	消化管からの喪失（嘔吐，下痢） 火傷 出血	血圧：低下 Na < 150 mEq/L BUN，Ht：高度上昇	□　　渇：なし 皮膚粘膜：湿潤 皮膚膨張：低下 神経症状：無関心，昏睡，嗜眠

表2-12 ●水分欠乏量の推定式

① 体重から推測する
水分欠乏量（L）＝通常時体重（kg）－欠乏時の体重（kg）

② ヘマトクリット値から推測する
水分欠乏量（L）＝(1 − 45/Ht)×体重（kg）× 0.6（女性は× 0.5）

③ 血清 Na 値から推測する
水分欠乏量（L）＝[（血清 Na 値（mEq/L）−140 mEq/L)/140 mEq/L]×体重（kg）× 0.6（女性は× 0.5）

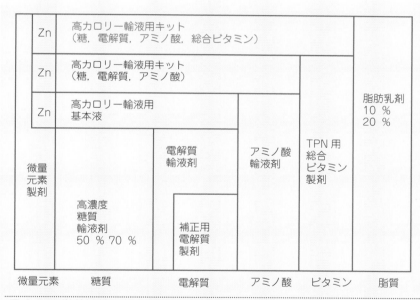

図 2-7 ●栄養補給に使用する輸液剤

を引き起こすだけでなく，投与される患者が低栄養（潜在的なビタミン・ミネラル欠乏状態）の場合にはリフィーディング症候群を発症する．この他にも，投与量が適正量でない場合は肥満，脂肪肝，高窒素血症なども起こりうる．さらに，脱水や電解質異常なども注意しなければならない．

　カテーテルの穿刺・挿入ミスによって気胸や血胸，塞栓などが起こる．また留置システムが汚染されると，そこから細菌が直接血液中に侵入することで敗血症に至る場合がある．

　消化管を使用しない栄養法なので，使用期間が長期にわたる場合は消化管粘膜萎縮が起こり，腸内細菌が血液中に侵入するバクテリアルトランスロケーションが起こり，敗血症に至るケースがある．

表2-13 ● 電解質輸液製剤一覧〔中心静脈栄養（TPN）〕

a. 中心静脈栄養（TPN）用基本液（糖・電解質液）

商品名／組成		トリパレン（大塚工場） 1号	2号	ハイカリック（テルモ） 1号	2号	3号	NC（テルモ） L	N	H	RF*（テルモ）	リハビックス-K（陽進堂） 1号	2号
容量	（mL）	600		700			700			250, 500, 1000	500	
pH		4.0～5.0		3.5～4.5			4.0～5.0			4.0～5.0	4.8～5.8	
浸透圧比（約）		6	8	4	6	8	4	6	8	11	4	5
糖質 ブドウ糖	（g）	79.8	100.2	120.0	175.0	250.0	120.0	175.0	250.0	250.0	85.0	105.0
果糖	（g）	40.2	49.8	-	-	-	-	-	-	-	-	-
キシリトール	（g）	19.8	25.2	-			-			-	-	-
糖質合計	（g）	139.8	175.2	120.0	175.0	250.0	120.0	175.0	250.0	250.0	85.0	105.0
電解質 Na$^+$	（mEq）	3	35	-				50		25	5	-
K$^+$	（mEq）	27		30				30		-	10	15
Mg^{2+}	（mEq）	5		10				10		3	1	2.5
Ca^{2+}	（mEq）	5		8.5				8.5		3	4	7.5
Cl$^-$	（mEq）	9	44	-				49		15	-	
SO$_4^{2-}$	（mEq）	5		10				-		-	-	
Acetate$^-$	（mEq）	6	-	25	25	22		11.9		-	1	2.5
P	（mg）	181	178	150		250		250		-	5**	10**
Gluconate$^-$	（mEq）	5		8.5				8.5		3	-	
Lactate$^-$	（mEq）	-		-				30		15	9	2.5
Citrate$^-$	（mEq）	12	11	-				-		-	-	-
Zn	（μmol）	10		10	10	20		20		10	10	
熱量	（kcal）	560	700	480	700	1000	480	700	1000	1000	340	420

＊ハイカリックRFの成分量は500 mL中を示す　＊＊単位はmmol

b. 中心静脈栄養（TPN）用キット製品（糖・電解質・アミノ酸・脂質）

商品名／組成		ピーエヌツイン（陽進堂）[DB] 1号	2号	3号	アミノトリパ（大塚工場）[DB] 1号	2号	ミキシッド（大塚工場） L	H
混合後 容量	（mL）	1000	1100	1200	850	900	900	900
pH		約5			約5.6		約6	
浸透圧比（約）		4	5	7	5	6	4	5
糖質 ブドウ糖	（g）	120.0	180.0	250.4	79.8	100.2	110	150
果糖	（g）	-			40.2	49.8	-	
キシリトール	（g）	-			19.8	25.2	-	
糖質合計	（g）	120.0	180.0	250.4	139.8	175.2	110	150
糖質濃度	（%）	12.0	16.36	20.87	16.45	19.47	12.2	16.7
電解質 Na$^+$	（mEq）	50	50	51	35	35	35	
K$^+$	（mEq）	30			22	27	27	
Mg^{2+}	（mEq）	6			4		5	
Ca^{2+}	（mEq）	8			4		8.5	
Cl$^-$	（mEq）	50			35	35	44	40.5
SO$_4^{2-}$	（mEq）	6			4	5	5	
Acetate$^-$	（mEq）	34	40	46	44	54	25	
P	（mg）	8 mmol			5 mmol	6 mmol	150	200
Gluconate$^-$	（mEq）	8			4	5	8.5	
その他	（mEq）	-			C：10	C：11	-	
Zn	（μmol）	20			8	10	10	
総遊離アミノ酸	（g）	20.0	30.0	40.0	25.0	30.0	30	
総窒素量	（g）	3.04	4.56	6.08	3.92	4.70	4.61	
E/N比		1.09			1.44		1.34	
熱量	（kcal）	560	840	1160	660	820	700	900
非蛋白熱量	（kcal）	480	720	1000	560	700	580	780
NPC/N比		158	158	164	143	149	126	169
脂肪量	（g）	-			-		15.6	19.8
脂肪濃度	（%）	-			-		1.7	2.2

C：Citrate，L：Lactate，M：Malate，DB：ダブルバッグ，SB：シングルバッグ

c. 中心静脈栄養（TPN）用キット製品（糖・電解質・アミノ酸・総合ビタミン・微量元素）

商品名	エルネオパ（ ）はNF		フルカリック			ネオパレン	
会社名	大塚製薬工場		テルモ - 田辺三菱			大塚製薬工場	
	1号	2号	1号	2号	3号	1号	2号
容量 (mL)	1000/1500/2000	1000/1500/2000	903/1354.5	1003/1504.5	1103	1000/1500/2000	1000/1500/2000
成分 (mL中)	1000	1000	903	1003	1103	1000	1000
糖 ブドウ糖 (g)	120	175	120	175	250	120	175
糖濃度 (%)	12	17.5	13.29	17.45	22.67	12	17.5
電解質 Na^+ (mEq)	50	50	50	50	50	50	50
K^+ (mEq)	22	27	30	30	30	22	27
Mg^{2+} (mEq)	4	5	10	10	10	4	5
Ca^{2+} (mEq)	4	5	8.5	8.5	8.5	4	5
Cl^- (mEq)	50	50	49	49	49	50	50
SO_4^{2-} (mEq)	4	5	—	—	—	4	5
$Acetate^-$ (mEq)	41 (39)	50 (48)	11.9	11.9	11.9	47	53
$L\text{-}Lactate^-$ (mEq)	12 (11)	15 (14)	30	30	30	—	—
$Gluconate^-$ (mEq)	—	—	8.5	8.5	8.5	—	—
$Citrate^{3-}$ (mEq)	8	12	—	—	—	4	12
$Succinate^{2-}$ (mEq)	—	—	—	—	—	—	12
P (mg)	157	187	250	250	250	156	187
微量元素 Fe (μmol)	17.5 (10)	17.5 (10)	—	—	—	—	—
Mn (μmol)	0.5	0.5	—	—	—	—	—
Zn (μmol)	30	30	20	20	20	20	20
Cu (μmol)	2.5	2.5	—	—	—	—	—
I (μmol)	0.5	0.5	—	—	—	—	—
ビタミン B_1 (mg)	1.95 (3.84)	1.95 (3.84)	1.5	1.5	1.5	1.95	1.95
B_2 (mg)	2.3	2.3	2.54	2.54	2.54	2.3	2.3
B_6 (mg)	2.45 (3.675)	2.45 (3.675)	2	2	2	2.45	2.45
B_{12} (μg)	2.5	2.5	5	5	5	2.5	2.5
ニコチン酸アミド (mg)	20	20	20	20	20	20	20
パンテノール (mg)	7	7	7.02	7.02	7.02	7	7
葉酸 (mg)	0.2 (0.3)	0.2 (0.3)	0.2	0.2	0.2	0.2	0.2
ビオチン (μg)	30	30	50	50	50	30	30
C (mg)	50 (100)	50 (100)	50	50	50	50	50
A (IU)	1650	1650	1650	1650	1650	1650	1650
D (μg)	2.5	2.5	5	5	5	2.5	2.5
E (mg)	5	5	7.5	7.5	7.5	5	5
フィトナジオン (mg)	1 (0.075)	1 (0.075)	1	1	1	1	1
アミノ酸 総遊離アミノ酸 (g)	20	30	20	30	40	20	30
総窒素 (g)	3.13	4.7	3.12	4.68	6.24	3.13	4.7
必須アミノ酸／非必須アミノ酸	1.44	1.44	1.33	1.33	1.33	1.44	1.44
分岐鎖アミノ酸／総遊離アミノ酸 (w/w%)	30	30	31	31	31	30	30
総熱量 (kcal)	560	820	560	820	1160	560	820
非蛋白熱量 (kcal)	480	700	480	700	1000	480	700
NPC/N比	153	149	154	150	160	153	149

（「浦部晶夫，島田和幸，川合眞一編：輸液・栄養製剤，今日の治療薬2018年版，p.506-508，2018，南江堂」より許諾を得て転載）

演 習

【演習2-5　体液管理】

　血漿浸透圧は約290 mOsm/kg H_2O である．以下の補液の浸透圧を求め，その利用法についてレポートを作成する．

①　生理食塩水（NaClの分子量：58.5，NaClはすべて電離する）

②　5％ブドウ糖液（ブドウ糖の分子量：180，ブドウ糖は電離しない）

表 2-14 ● 電解質輸液製剤一覧〔末梢静脈栄養（PPN）〕

商品名		アミノフリード	ビーフリード	アミグランド	パレセーフ	パレプラス	プラスアミノ	アミカリック
会社名		大塚製薬工場		テルモ-田辺三菱	陽進堂	陽進堂	大塚製薬工場	テルモ-田辺三菱
総容量	(mL)	500, 1000	500, 1000	500	500	500, 1000	200, 500	200, 500
pH		約6.7	約6.7	約6.8	約6.7	約6.9	約4.6	4.6～5.6
浸透圧比		約3	約3	約3	約3	約3	約3	約3
糖質 グルコース	(g)	75	75	75	75	75	75	75
糖質 グリセリン	(g)	–	–	–	–	–	–	–
糖質 糖質濃度	(%)	7.5	7.5	7.5	7.5	7.5	7.5	7.5
微量元素 Na^+	(mEq)	35	35	35	34.2	34.2	34	30
微量元素 K^+	(mEq)	20	20	20	20	20	–	25
微量元素 Ca^{2+}	(mEq)	5	5	5	5	5	–	–
微量元素 Mg^{2+}	(mEq)	5	5	5	5	5	–	3
微量元素 Cl^-	(mEq)	35	35	35.2	35.2	35.2	34	50
微量元素 SO_4^{2-}	(mEq)	5	5	5	5	5	–	–
微量元素 $Lactate^-$	(mEq)	20	20	20	20	26	–	40
微量元素 $Acetate^-$	(mEq)	13	16	19	19	1	–	–
微量元素 $Gluconate^-$	(mEq)	5	6[*1]	5	5	12[*1]	–	–
微量元素 P	(mmol)	10	10	10	10	10	–	1.5
微量元素 Zn	(μmol)	5	5	4.8	4.8	4.9	–	–
ビタミン B_1（チアミンとして）	(mg)	–	1.92 (1.5)	2	2	3.8	–	–
総遊離アミノ酸	(g)	30.0	30.0	30.0	30.0	30.0	27.2	27.5
総窒素量	(g)	4.71	4.7	4.7	4.7	4.7	4.20	4.28
BCAA/TAA比	(%)	30	30	30	30	30	29	30.98
E/N比		1.44	1.44	1.44	1.44	1.44	3.11	1.38
アミノ酸組成		表11（アミノフリード）参照					表11 参照	
総熱量	(kcal)	420	420	420	420	420	409	410
非蛋白熱量	(kcal)	300	300	300	300	300	300	300
NPC/N比		64	64	64	64	64	71	70

[*1] $Citrate^-$（mEq）　注）成分量は 1000 mL 当たり
表中「表11」は本書では割愛した.

（「浦部晶夫, 島田和幸, 川合眞一編：輸液・栄養製剤, 今日の治療薬 2018 年版, p.509, 2018, 南江堂」より許諾を得て転載）

【演習 2-6】　症例検討：体液管理】
症例 1

　73 歳, 男性. 161 cm, 53 kg（平常時 56 kg）. 右半身麻痺, 軽度嚥下障害あり, 軽度認知症あり.

　血圧：135/80 mmHg, Ht：50 %, Na：153 mEq/L, BUN：25.3 mg/dL.

　半身麻痺のために, 生活（食事）に介助が必要であるため, 特別養護老人ホームに入居している. 湿気が高く蒸し暑い日だったため, 個室でエアコンをつけて仮眠をとろうとしたが, スイッチを間違えて暖房をつけて寝てしまった. 介護員が見回りに行くと, 部屋はかなりの高温になっており, 多量の発汗が認められ, 脱水症状がみられたため隣接する病院へ搬送された.

① 水分欠乏量はどのくらいと考えられるか.
② どんなタイプの脱水症で, どのような処置をとればよいと考えられるか（患者の意識がある場合とない場合の処置）.

症例 2

85 歳，女性．148 cm，44 kg（平常時 45 kg）．Ht：47 %，Na：128 mEq/L，BUN：45.1 mg/dL．

老人保健施設に入居している．突然，急激な激しい嘔吐を繰り返すようになり，数時間後には下痢もみられるようになった．ノロウイルス感染が疑われる．

① 水分欠乏量はどのくらいと考えられるか．

② 血清 Na 濃度 135 mEq/L をめざす場合，Na 欠乏量はどのくらいと考えられるか．

③ どんなタイプの脱水症で，どのような処置をとればよいと考えられるか（患者の意識がある場合とない場合の処置）．

【 演習 2-7 　症例検討：静脈栄養法】

症例

62 歳，女性，無職．153 cm，52 kg．

血圧：125/75 mmHg，RBC：360 万 /μL，WBC：5,500/μL，Hb：10.3 g/dL，Ht：37.9 %，TP：6.9 g/dL，Alb：3.8 g/dL，FBS：126 mg/dL，HbA1c：6.1 %，LDL-C：156 mg/dL，HDL-C：66 mg/dL，TG：95 mg/dL，UA：5.6 mg/dL，BUN：13.5 mg/dL，Cr：0.81 mg/dL，Na：136 mEq/L，Cl：101 mEq/L，K：4.5 mEq/L，CRP：0.8 mg/dL．

就寝中に激しい胸痛に襲われ，救急車で病院へ搬送された．検査の結果，大動脈解離（DeBakey Ⅰ型）と診断され，そのまま手術室へ運ばれた．広範囲を人工血管で置換する手術が成功し，術後 1 週間が経過して血圧，尿量，電解質値も落ち着いてきた．しばらく経口栄養は不可能であるため，中心静脈栄養を施行することになった．

① この症例の必要栄養量（エネルギー，たんぱく質）はどれだけか．

② NPC/N はどのくらいが望ましいか．

③ 具体的にどのような栄養療法にすればよいか．

さまざまな疾患に対する栄養管理

学習到達ポイント

●それぞれの症例の病態を理解したうえで，その症例の NCP における以下の項目について実践的な技術を身につける．
①栄養管理計画の作成に必要な情報収集
②収集した情報に基づく栄養評価・栄養診断
③栄養診断に基づいた栄養管理計画（介入とモニタリング）の作成
④他専門職との連携

1. メタボリック症候群

症例

患者データ

　40 歳，男性．食品会社営業職．家族構成：独身ひとり暮らし．

　主訴：なし，主病名：脂質異常症，既往歴：なし，服薬：なし，アルコール歴：なし．

臨床所見

　身長：170 cm．体重：80.0 kg．腹囲：95.0 cm．血圧：125/75 mmHg.

　Hb：15.0 g/dL，Ht：42.5 %，RBC：470 万 /μL，TP：7.8 g/dL，Alb：4.5 g/dL，

　TG：200 mg/dL，LDL-C：130 mg/dL，HDL-C：40 mg/dL，FBS：120 mg/dL.

　AST：20 IU/L，ALT：25 IU/L，γ-GT：25 IU/L，UA：5.2 mg/dL.

経緯

　20 歳時の体重は 65 kg であったが，35 歳の時に食品会社に転職し，営業職を任されてから徐々に体重が増え，5 年間で 15 kg 増加した．転職後は，営業回りの車中で間食を食べることが多くなり，夕方には会社に戻り間食してからデスクワークをする生活である．営業は徒歩もあるが，車で移動することのほうが多い．新たな仕事で精神的な不安感があるが，食べて満腹感が得られると落ち着くとの訴えであった．

　会社の健康診断でメタボリック症候群と指摘され，指定病院で検査を受けることになった．脂質異常症と診断されたが，まずは食生活習慣の改善をめざして，医師からは 1,900 kcal/ 日の食事指示があり，栄養食事指導を受けることになった．

食事摂取・生活状況

　独身ひとり暮らしで，自炊する習慣はない．朝食は出社前にファストフード店でハンバーガー，ポテト，炭酸入りジュースを飲食する（約 600 kcal）．昼食は外食で，特にラーメンとチャーハンセット（約 800 kcal）を頻繁に注文する．夕食は帰宅時（21 時）にコンビニエンスストアで弁当（約 700 kcal）を購入し，自宅で食べる．飲酒習慣は以前よりない．転職後の営業では，車中で砂糖入り缶コーヒー（約 30 kcal）と菓子パン（約 300 kcal）を食べることが多くなり，夕方には会社に戻ってからカップラーメン（約 400 kcal）を食べてから，デスクワークをする

生活が習慣化している．日々，疲労感がある．そのため，週末はリラックスする目的で，短時間だが散歩をしている．

1) NCP

SOAP に沿って栄養管理を検討する．

❶ 栄養評価

a) 主観的情報（S）

・転職後に営業職を任されてから徐々に体重が増え，5 年間で 15 kg 増加した．
・営業回りで，車中で缶コーヒーと菓子パンを食べることが多く，会社に戻りカップラーメンを食べてから仕事する．
・精神的な不安感があると食べて満腹感が得られると落ち着く．
・朝食はファストフード（ハンバーガー，ポテト，炭酸入りジュース），昼食は外食（特にラーメンとチャーハンセット），夕食（21 時）はコンビニエンスストアで弁当を購入する．
・飲酒習慣はない．

b) 客観的情報（O）

・脂質異常症（薬物療法なし），40 歳男性．
・食品会社営業，独身ひとり暮らし．
・身長：170 cm，体重：80.0 kg（BMI 27.7 kg/m^2），腹囲：95.0 cm．
・体重は転職後 15 kg/5 年間の増加（以前は通常体重 65 kg）．
・TG：200 mg/dL，FBS：120 mg/dL．
・食事摂取量：2,800 〜 3,000 kcal/ 日．
　朝食（ファストフード）約 600 kcal，昼食（外食）約 800 kcal，夕食（弁当）約 700 kcal．
　間食：車中（菓子パン等）約 330 kcal，夕方（カップラーメン）約 400 kcal．

c) アセスメントデータの抽出（A）

FH（食物・栄養に関連した履歴）

・転職後に車中での菓子パン，缶コーヒーと夕方のカップラーメンの摂取が習慣化している．
・朝食および昼食の外食・間食の摂取栄養素が炭水化物に偏っている．

AD（身体計測）

・体重：80.0 kg（15 kg 増 /5 年間，BMI 27.7 kg/m^2），腹囲：95.0 cm．

BD（生化学データ，臨床検査と処置）

・TG：200 mg/dL，FBS：120 mg/dL．

PD（栄養に焦点を当てた身体所見）

・疲労感

CH（病歴）

・なし

d) 栄養評価の実施

・現在の食事摂取エネルギー量 2,800 〜 3,000 kcal は，目標栄養量 1,900 kcal の約 150 ％の摂取率である．栄養摂取バランスは，たんぱく質は適量であるが，朝食および昼食の外食・間食により炭水化物摂取が増加している．
・転職後の仕事の不安を，過食満足感で打ち消そうとする行動がみられる．
・BMI 27.7 kg/m^2 は肥満（1 度）である．腹囲 95 cm は腹囲基準値 85 cm より過大であり，内臓脂肪蓄積の可能性が高い．
・血清 TG 値と FBS 値はメタボリック症候群の診断の基準範囲にあてはまる．

❷ 栄養診断（栄養状態の判定）

a）該当する栄養診断コードのリストアップ

各コードの定義，徴候／症状（特徴の特定），病因（原因／危険因子）の3つのポイントを参考にし，リストアップする．

NI-1.3　エネルギー摂取量過剰
NI-2.2　経口摂取量過剰
NI-5.8.2　炭水化物摂取量過剰
NC-2.2　栄養関連の検査値異常
NB-1.1　食物・栄養関連の知識不足
NB-1.7　不適切な食物選択

b）もっとも大切なコード（2個まで）の決定

＊ NI-5.8.2　炭水化物摂取量過剰

c）原因や要因の（E）の推察

仕事の不安感を過食行動で打ち消そうとする食行動がみられる．

d）PES 報告

＊ NI-5.8.2　炭水化物摂取量過剰

炭水化物摂取の偏り，体重増加，BMI および腹囲の高値，TG 値および FBS 値の高値がみられることから（S），仕事の不安感を過食行動で打ち消そうとする食行動を原因とする（E），炭水化物摂取量過剰（P）である．

❸ 栄養介入（目標設定と計画立案）（P）

a）モニタリング計画（Mx）

食事摂取量（特に炭水化物），体重，BMI，腹囲，TG，FBS．

b）栄養治療計画（Rx）

目標栄養素量の設定（エネルギー 1,900 kcal，たんぱく質 70 g，炭水化物の％エネルギーを 50 〜 65 ％の適正範囲にする），体重減量〔3 〜 6 か月をかけて，3 〜 4 kg（現体重の3 ％以上）の減量をめざす〕．

c）栄養教育計画（Ex）

ストレス負荷による食欲増進時の間食の選び方（エネルギーの低い食品）を習得する．炭水化物が過剰とならない外食の選び方を習得する．

❹ 栄養介入（実施）

具体的な食事内容（栄養食事指導内容）を検討する．

生活習慣病と食生活・肥満のかかわりを理解させ，自らの行動変容を支援する．

仕事のストレスを軽減できるような趣味や運動を検討してもらう．現在のストレス負荷時の炭水化物過剰摂取の原因となっている間食の選択方法を修正し，さらに，朝食・昼食の外食も炭水化物摂取量が過剰にならないように，適正な外食の選び方を支援する．

a）栄養摂取量の目安

・標準体重 63.6 kg，エネルギー：63.6 kg × 30 kcal/kg = 1,908 kcal ≒ 1,900 kcal
・たんぱく質：63.6 kg × 1.0 〜 1.2 g = 63.6 〜 76.3 g → 70 g

b）食事計画の例

① 間食：車中の間食は無糖缶コーヒーやヨーグルト程度とする．会社帰宅後のカップラーメンは控え，生果物 1 個程度とする．
② 朝食はファストフードの回数を減らし，和食外食チェーン店の和定食の活用を増やす．昼食も麺＋ごはんの選び方は避け，主食は 1 品とするように心がける．

c）食事計画表（食品構成）の例（表 3-1）

色の部分は，目標としたい食事計画表として患者に示す．今までの食習慣を考え，実行可能な項目をあげてもらい，具体的な食事指導を行う．

表 3-1 ● 本症例における食事計画表の例

食品項目（食材の例）	摂取量（g）	エネルギー（kcal）	たんぱく質（g）	脂質（g）	炭水化物（g）
穀類【朝】パン	90	221	8.4	4.0	42.0
【昼】ご飯	220	370	5.5	0.7	81.6
【夕】ご飯	220	370	5.5	0.7	81.6
いも類（じゃがいも）	70	53	1.1	0.1	12.3
果物類（バナナ）	100	86	1.1	0.2	22.5
魚介類（ぶり）	80	206	17.1	14.1	0.2
肉類（豚もも肉）	60	135	11.7	9.1	0.1
卵類（鶏卵）	50	76	6.2	5.2	0.2
大豆類（木綿豆腐）	50	36	3.3	2.1	0.8
乳類（普通牛乳）	180	121	5.9	6.8	8.6
油脂類（調合油）	15	138	0.0	15.0	0.0
野菜類（ほうれんそう）	150	30	3.3	0.6	4.7
（はくさい）	200	28	1.6	0.2	6.4
海藻・きのこ等	適量				
調味料（砂糖）	6	23	0.0	0.0	6.0
（みそ）	12	23	1.5	0.7	2.6
合　計		1,916	72.2	59.5	269.6
エネルギー比（%）			15.1	27.9	56.3

栄養管理報告書
NI-5.8.2　炭水化物摂取量過剰

S	・転職後に営業職を任されてから徐々に体重が増え，5年間で15 kg増加した． ・営業回りで，車中で缶コーヒーと菓子パンを食べることが多く，会社に戻りカップラーメンを食べてから仕事する． ・精神的な不安感があると食べて満腹感が得られると落ち着く． ・朝食はファストフード（ハンバーガー，ポテト，炭酸入りジュース），昼食は外食（特にラーメンとチャーハンセット），夕食（21時）はコンビニエンスストアで弁当を購入する．飲酒習慣はない．
O	・脂質異常症（薬物療法なし），40歳，男性，食品会社営業，独身ひとり暮らし． ・身長：170 cm，体重：80.0 kg（BMI 27.7 kg/m²），腹囲：95.0 cm． ・体重は転職後15 kg/5年間の増加（以前は通常体重65 kg）． ・TG：200 mg/dL，FBS：120 mg/dL． ・食事摂取量：2,800～3,000 kcal/日． 　朝食（ファストフード）約600 kcal，昼食（外食）約800 kcal，夕食（弁当）約700 kcal，間食：車中（菓子パン等）約330 kcal，夕方（カップラーメン）約400 kcal．
A	現在の食事摂取エネルギー量2,800～3,000 kcalは，目標栄養素量1,900 kcalの約150 %の摂取率である．栄養素摂取バランスは，たんぱく質は適量であるが，朝食および昼食の外食・間食により炭水化物摂取量が増加している．転職後の仕事の不安を，過食満足感で打ち消そうとする行動がみられる． 　BMI 27.7 kg/m²は肥満1度である．腹囲95 cmは腹囲基準値85 cmより過大であり，内臓脂肪蓄積の可能性が高い．血清TG値とFBS値はメタボリック症候群の診断の基準範囲にあてはまる． 【PES報告】 　炭水化物摂取の偏り，体重増加，BMIおよび腹囲の高値，TG値およびFBS値の高値がみられることから，仕事の不安感を過食行動で打ち消そうとする食行動を原因とする，炭水化物摂取量過剰である．
P	Mx）食事摂取量（特に間食の炭水化物），体重，BMI，腹囲，TG，FBS． Rx）目標栄養素量の設定（エネルギー1,900 kcal，たんぱく質70 g，炭水化物の%エネルギーを50～65 %の適正範囲にする），体重減量（3～6か月で3～4 kgの減量をめざす）． Ex）ストレス負荷による食欲増進時の間食の選び方（エネルギーの低い食品）を習得する．炭水化物が過剰とならない外食の選び方を習得する．

演 習

【演習 3-1　メタボリック症候群の栄養管理】

症例

患者データ

　45 歳，男性．中学校教諭（学年主任）．

　家族構成：（同居）妻 45 歳，長男 18 歳，長女 16 歳．

　主訴：なし．主病名：脂質異常症．既往歴：なし．服薬：なし．

臨床所見

　身長：168 cm，体重：67.0 kg，腹囲：86.0 cm，血圧：122/75 mmHg．

　Hb：13.1 g/dL，Ht：40.1％，RBC：470 万 /μL，TP：7.8 g/dL，Alb：4.9 g/dL，

　TG：188 mg/dL，LDL-C：154 mg/dL，HDL-C：44 mg/dL，FBS：111 mg/dL，

　AST：58 IU/L，ALT：56 IU/L，γ-GT：82 IU/L，UA：7.4 mg/dL．

経緯

　20 歳前半の体重は 60 ～ 61 kg であったが，30 歳の結婚を機に 2 kg 体重が増えはじめたため，よく体を動かすように心がけ，食事量も気をつけて 63 kg を超えないようにしていた．しかし，40 歳を過ぎると少しずつ体重が増えはじめた．3 年前より役職になり，ほぼ毎日残業で帰りが遅く，夕食時のアルコール量が増えた．

　体重 65 ～ 67 kg の範囲であまり変わらないが，お腹周りの脂肪は多くなり，腕や足の部位はむしろ細くなった．

　健康診断では年々注意事項が増え，今回の健診ではメタボリック症候群に該当するため，指定病院で検査を受けることになった．脂質異常症と診断されたが，薬物療法を行う前に食生活習慣の改善をめざして，医師からは 1,800 kcal の食事を続けるように指示があり，後日，栄養食事指導を受けることになった．

食事摂取・生活状況

　日頃から食事には気をつけており，欠食はほとんどない．朝食は 6 時 30 分にトーストとサラダ，昼食は 12 時に学校給食，夕食は 21 時頃から晩酌をしながら食べはじめて就寝までずっと飲み続けている．おかずの内容はバランスよく，野菜類もしっかり食べている．夕食は必ず晩酌するので，ご飯などの炭水化物は控えたほうがよいと思い，主食を食べない時が多い．晩酌には，いつも缶ビール（350 mL）2 缶と焼酎の水割り 3 ～ 5 杯を飲む（現在のエネルギー摂取量は約 2,500 kcal，うちアルコール約 600 kcal）．残業でさらに夕食が遅くなりそうな時は，18 時ごろにスナック菓子（1/2 袋程度：約 250 kcal）を食べることもある．

　学生時代は運動部に所属していたこともあり，体を動かすことは嫌いではない．日頃から「体を動かしたいのに，時間がなくてまったく運動できない」と言っている．

2. 肥満症

症例

患者データ

　48 歳，男性，運送業（内勤）．家族構成：（同居）母 75 歳．

　主訴：なし．主病名：高度肥満症，高血圧症，脂質異常症．

　既往歴：なし．服薬：なし．

臨床所見

　身長：173 cm，体重：108 kg，腹囲：102 cm，血圧：146/83 mmHg．

　Hb：16.7 g/dL，Ht：48.5 %，RBC：514 万 /μL，TP：6.8 g/dL，

　Alb：4.3 g/dL，TG：257 mg/dL，LDL-C：135 mg/dL，HDL-C：49 mg/dL，

　FBS：95 mg/dL，HbA1c：5.8 %，AST：22 IU/L，ALT：35 IU/L，γ-GT：73 IU/L，

UA：6.4 mg/dL.

経緯

小学校のころから肥満傾向．中学・高校時代には柔道部に所属し，高校卒業時の体重は90kg．卒業後運送会社に就職，20歳代後半までトラックを運転していたが，それ以降は内勤となり，現在は主に配送準備を担当している．

体重は100 kg前後を推移していたが，ここ数年で増加傾向にあり，現在の108 kgが最高体重である．会社の健診で毎年肥満を指摘されていたが放置，今回初めて高血圧も指摘されたことから近医を受診した．仕事は11時から19時，デスクワークと立ち仕事と倉庫内を移動する仕事が半々で，週の大半は20〜21時ごろまで残業がある．起床は遅く，朝食を食べる習慣がない．休日は家でゲームをしたりテレビを見て過ごす．

医師からは1,800 kcal程度に食事を減らし，10 kgの減量を指示されている．

食事摂取・生活状況

起床後は水かブラックコーヒーを飲んで出勤，1日の最初の食事は14時ごろにとる弁当．白飯が好きで，大きな容器に自分で詰める．おかずはふりかけとインスタントみそ汁かミニサイズのカップ麺．日中は水のほか炭酸飲料500 mLを1本摂取．帰宅途中にコンビニエンスストアに寄り，コロッケやから揚げ，スナック菓子を購入する．夕食は21〜22時で，白飯と母が作ったおかず，購入した揚げものを食べる．夕食後はテレビを見ながらスナック菓子や炭酸飲料をとり，就寝は午前1〜2時．休日は外出することは少ない．機会飲酒はあるが，家でアルコールをとることはほとんどない．

1）NCP

SOAPに沿って栄養管理を検討する．

❶ 栄養評価

a）主観的情報（S）

・子どものころから太っていた．中学・高校では柔道をしていた．就職後の体重は100 kg前後だったが，ここ数年で増え，今が一番重い（108 kg）．
・仕事はデスクワークと立ち仕事とが半々で，休日はほとんど家で過ごす．
・起床は遅く，朝食はとらない．昼食は自分でご飯を詰めて持っていく．白飯が好きで，おかずはふりかけかみそ汁やミニのカップ麺．
・仕事の帰りにコンビニエンスストアに寄って，揚げものやスナック菓子を買う．
・夕食は白飯と家にあるおかず，買ってきた揚げものを食べる．夕食の後はスナック菓子や炭酸飲料をとりながら，ゲームをしたりテレビを見て過ごす．
・飲酒習慣はない．

b）客観的情報（O）

・高度肥満症，高血圧，48歳男性．
・運送業内勤，2人家族（母75歳）．
・身長：173 cm，体重：108 kg（BMI：36.1 kg/m^2），腹囲：102 cm.
・高校卒業時の体重90 kg（BMI：30.1 kg/m^2）．
・ここ数年で8〜10 kg程度体重増加，現在が最高体重．
・TG：257 mg/dL，γ-GT：73 IU/L，血圧：146/83 mmHg.
・食事摂取量：約2,800 kcal/日（うち，白飯：約1,200 kcal，スナック菓子：約400 kcal，炭酸飲料：約400 kcal/日）．

c）アセスメントデータの抽出（A）

FH（食物・栄養に関連した履歴）

・朝食をとらない．
・主食量が多い．昼食の副食はみそ汁やミニカップ麺程度．
・夕食が遅い（21〜22時）．
・夕食時に家のおかずのほかに，コロッケやから揚げを食べる．

・夕食後に，スナック菓子や炭酸飲料をとる．

・食事摂取量は約 2,800 kcal/ 日（うち，白飯約 1,200 kcal，スナック菓子約 400 kcal，炭酸飲料約 400 kcal/ 日）．

AD （身体計測）

・身長：173 cm，体重：108 kg（BMI：36.1 kg/m^2），腹囲：102 cm.

・小児より肥満傾向，高校卒業時 90 kg，就職後は 100 kg 前後，数年前より増加傾向で，現在が最高体重．

BD （生化学データ）

・TG：257 mg/dL，γ-GT：73 IU/L.

PD （栄養に焦点を当てた身体所見）

・血圧：146/83 mmHg（Ⅰ度高血圧）．

CH （病歴）

・特になし

d）栄養評価の実施

・体重：108 kg，BMI：36.1 kg/m^2，腹囲：102 cm と高度肥満症〔肥満度（3 度）〕である．

・TG 値は基準範囲を超えており，脂質異常症である．

・腹囲，γ-GT 値とも基準値を超えており，炭水化物，脂質の過剰摂取による内臓脂肪過多，脂肪肝である可能性が高いと考えられる．

・現在の食事摂取量はエネルギー量：約 2,800 kcal/ 日（うち，白飯：約 1,200 kcal，スナック菓子：約 400 kcal，炭酸飲料：約 400 kcal/ 日），たんぱく質量は適量であると推測される．

・医師からの指示栄養量：1,800 kcal.

・目標栄養量

標準体重：65.8 kg

エネルギー：65.8 kg × 20 〜 25 kcal/kg = 1,316 〜 1,645 kcal

→「肥満症診療ガイドライン 2016」では，BMI 35 以上の高度肥満の治療食は「20 〜 25 kcal/kg 標準体重」が推奨されている．上限を用いて算出しても現在の摂取量との乖離が大きい（15.2 kcal/kg 現体重）ため，医師の指示でもあり，当面の妥当なエネルギー量として 1,800 kcal とする．

たんぱく質：65.8 kg × 1.0 〜 1.2 g = 65.8 〜 79.0 g → 80 g

・現在の食事摂取エネルギー量 2,800 kcal は，目標栄養量 1,800 kcal に対し，156 ％である．たんぱく質摂取量は適量と考えられる．

・主食と菓子，炭酸飲料が多く，炭水化物比率が高いと考えられる．

・毎日揚げものを摂取しており，脂質摂取量が多いと考えられる．

・1 日 2 食で，1 回の食事量が多い．

・夕食の時間が遅く（21 〜 22 時），そのあとも菓子や炭酸飲料をとる．

---

❷ 栄養診断（栄養状態の判定）

a）該当する栄養診断コードのリストアップ

各コードの定義，徴候／症状（特徴の特定），病因（原因／危険因子）の 3 つのポイントを参考にし，リストアップする．

NI-1.3　エネルギー摂取量過剰

NI-5.6.2　脂質摂取量過剰

NI-5.8.2　炭水化物摂取量過剰

NI-5.8.3　炭水化物の不適切な摂取

NI-5.8.5　食物繊維摂取量不足

NC-2.2　栄養関連の検査値異常

NC-3.4　意図しない体重増加

NB-1.3　食生活・ライフスタイル改善への心理的準備不足

肥満と肥満症

肥満症は，肥満のうち医学的に減量を必要とする病態をいう．肥満症の診断は，日本肥満学会編「肥満症診療ガイドライン 2016」に従って行われる．肥満度は BMI により分類され，BMI ≧ 35 を高度肥満症という．

一方，単に体重が重いという意味では「肥満」あるいは「高度肥満」を用いる．

NB-1.5　不規則な食事パターン（摂食障害：過食・拒食）

b) もっとも大切なコード（2個まで）の決定

＊ NI-1.3　エネルギー摂取量過剰

＊ NB-1.5　不規則な食事パターン（摂食障害：過食・拒食）

c) 原因や要因（E）の推察

　仕事がやや遅い時間にシフトしており，起床・夕食・就寝時刻が遅い．夕食は過剰，その後就寝までの間に菓子や炭酸飲料を摂取，朝食はとらない．1日に2食となっており1回の食事量が多い．小児期から肥満傾向があり，柔道部に所属していたことから，過体重や摂取量過剰への認識が薄いことが考えられる．

d) PES報告

＊ NI-1.3　エネルギー摂取量過剰

　BMIと腹囲が高値，脂質異常症があり，γ-GT高値で内臓脂肪過多であると考えられることから（S），主食と油もの，菓子と炭酸飲料の過剰摂取を原因とする（E），エネルギー摂取量過剰（P）である．

＊ NB-1.5　不規則な食事パターン（摂食障害：過食・拒食）

　BMIと腹囲が高値，脂質異常症があり，γ-GT高値で内臓脂肪過多であると考えられることから（S），朝食欠食と夜遅い飲食を原因とする（E），不規則な食事パターン（摂食障害：過食・拒食）（P）がある．

❸ 栄養介入（目標設定と計画立案）（P）

a) モニタリング計画（Mx）

　毎日の体重測定と記録，栄養摂取量調査（3日間の食事記録），毎月の外来受診時の検査（TG，LDL-C，HDL-C，AST，ALT，γ-GT，HbA1c）と測定（腹囲，血圧）．検査値のうちLDL-C，HDL-C，AST，ALT，HbA1cは，現在は異常値ではないが，摂取エネルギー過剰による合併症のリスク管理の点から，継続してモニタリングすることが望ましい．

b) 栄養治療計画（Rx）

・目標栄養量：エネルギー1,800 kcal，たんぱく質80 g，食塩6 g未満．
・減量目標：1か月に1 kg以上，6か月程度かけて5〜6 kg（現体重の4.6〜5.6 %）の減量を目指す．

c) 栄養教育計画（Ex）

食生活と疾患との関連

　摂取エネルギーの過剰が肥満をもたらし，特に内臓脂肪の蓄積が高血圧や脂肪肝などの疾患の原因となっていること，これらを放置すると冠動脈疾患などさらに重大な病気のリスクが高くなることを理解してもらう．現在の摂取状況を提示し，取り組めそうなところから減量を図っていく．

❹ 栄養介入（実施）

　具体的な食事内容（栄養食事指導内容）を検討する．

　摂取している食品のエネルギーを具体的に示して過剰摂取を実感してもらい，減量できそうなものを考えていく．食事の時間やとり方も肥満に関連していることを説明し，規則正しい食事の大切さを理解してもらう．朝食の欠食や就寝前の飲食の習慣を改善していけるよう，本人の思いを確認しながら目標を設定していく．

a) 栄養摂取量の目安

・標準体重：65.8 kg
・エネルギー：65.8 kg × 20〜25 kcal/kg = 1,316〜1,645 kcal
　　→摂取量2,800 kcalとの乖離が大きいため，医師の指示でもあり当面の妥当なエネルギー量として1,800 kcal（27.4 kcal/kg標準体重/日）とする．
・たんぱく質：65.8 kg × 1.0〜1.2 g = 65.8〜79.0 g → 80 g

食事誘発性熱産生と肥満

食事誘発性熱産生（diet induced thermogenesis；DIT）は，早い時刻の食事では上昇しやすく，食事時刻が遅くなると低下するといわれている．夜遅く食事をすることは，摂食によるエネルギー消費量が低下し，エネルギーを過剰に蓄積することから肥満の一因になると考えられている．

グラフ化体重日記

毎日の体重測定と記録の方法の一つに，グラフ化体重日記がある．1日4回体重を測定し記録することで，食行動と体重との関連に気づき，正しい食行動を理解して実行に結びつけることができる（吉松博信：グラフ化体重日記．肥満症治療マニュアル．p55-102, 医歯薬出版, 1996）．

表 3-2 ●本症例における食事計画表の例

食品項目（食材の例）	摂取量 (g)	エネルギー (kcal)	たんぱく質 (g)	脂質 (g)	炭水化物 (g)
穀類【朝】食パン	90	238	8.4	4.0	42.0
【昼】ご飯	200	336	5.0	0.6	74.2
【夕】ご飯	200	336	5.0	0.6	74.2
いも類（じゃがいも）	70	53	1.1	0.1	12.3
果物類（バナナ）	100	86	1.1	0.2	22.5
魚介類（あじ）	80	101	15.8	3.6	0.1
肉類（鶏もも皮なし）	80	102	15.2	4.0	0.0
卵類（鶏卵）	50	76	6.2	5.2	0.2
大豆類（木綿豆腐）	100	72	6.6	4.2	1.6
（納豆）	40	80	6.6	4.0	4.8
乳類（普通牛乳）	180	121	5.9	6.8	8.6
油脂類（調合油）	15	138	0.0	15.0	0.0
野菜類（ほうれんそう）	150	30	3.3	0.6	4.7
（はくさい）	200	28	1.6	0.2	6.4
海藻・きのこ等	適量				
調味料（砂糖）	6	23	0.0	0.0	6.0
（みそ）	12	23	1.5	0.7	2.6
合　計		1,842	83.2	49.7	260.2
エネルギー比（%）			18.1	24.3	56.5

・食塩：6g未満

b) 食品計画の例

摂取エネルギーの減量

　主食量を減量し，その分，昼食は副食の充実を図る．コンビニエンスストアには出勤途中に寄って副食を購入し，帰宅時には寄らないよう提案する．**低エネルギーの飲料**を勧め，菓子の減量を促す．

規則正しい食生活

　起床後に牛乳などエネルギーのある飲み物を勧め，朝食をとる習慣をつける．夕食は母が調理したおかずで済ませるようにし，夕食後の飲食は中止とする．必要に応じて代替品を紹介する．

c) 食事計画表（食品構成）の例（表 3-2）

　色の部分は，目標としたい食事計画表として患者に示す．今までの食習慣を考え，実行可能な項目をあげてもらい，具体的な食事指導を行う．

2) 他職種との連携

　医師に内臓脂肪量の測定を打診する．看護師には，問診や採血の際に食事療法への気持ちや取り組みの状況を聞いてもらう．実行できたことには称賛を，できていない場合には実行を妨げている問題を考え，負担感を受けとめてもらう．

3) 食事管理

　症例をもとにしたエネルギー調整食の例を**表 3-3**に示す．

低エネルギーの飲料
100mLあたり5kcal未満の時に"カロリーゼロ"，20kcal未満の時に"低カロリー"と表示できる．

	栄養管理報告書
	NI-1.3　エネルギー摂取量過剰
	NB-1.5　不規則な食事パターン（摂食障害：過食・拒食）

S	・子どものころから太っていた．100 kg 前後だった体重がここ数年で増え，今が一番重い． ・起床が遅く朝食欠食．昼食は白飯とふりかけかみそ汁やミニのカップ麺． ・帰宅途中にコンビニエンスストアに寄り，揚げものやスナック菓子を購入． ・夕食は白飯と家にあるおかず，購入した揚げものをとる．夕食後にスナック菓子や炭酸飲料をとりながらテレビを見る．
O	・身長：173 cm，体重：108 kg（BMI：36.1 kg/m²），腹囲：102 cm ・TG：257 mg/dL，γ-GT：73 IU/L，血圧：146/83 mmHg. ・食事摂取量：約 2,800 kcal/日 　（うち，白飯：約 1,200 kcal，スナック菓子：約 400 kcal，炭酸飲料：約 400 kcal/日）
A	朝食欠食，遅い夕食と間食があり，1 回の食事量が多いことから摂取エネルギーの過剰，高度肥満症を招いている．小児期から肥満傾向があり，柔道部に所属していたことから，摂取エネルギー過剰や肥満への認識は薄かったことが考えられる．脂肪肝や高血圧症を合併しはじめており，さらなる疾患発症のリスクが高い状態といえる． 【PES 報告】 　BMI と腹囲が高値，血清 TG 値が高く，γ-GT 高値で内臓脂肪過多であると考えられることから，主食と油もの，菓子と炭酸飲料の過剰摂取を原因とする，エネルギー摂取量過剰である． 　BMI と腹囲が高値，血清 TG 値が高く，γ-GT 高値で内臓脂肪過多であると考えられることから，朝食欠食と夜遅い飲食を原因とする，不規則な食事パターン（摂食障害：過食・拒食）がある．
P	Mx）毎日の体重測定と記録，栄養摂取量調査（3 日間の食事記録），毎月の外来受診時の検査（TG，LDL-C，HDL-C，AST，ALT，γ-GT，HbA1c）と測定（腹囲，血圧）． Rx）1,800 kcal，食塩 6 g 未満．朝食をとる習慣をつける．主食量を減らし，昼食の副食を充実させる．夕食後の間食は控える． Ex）摂取エネルギーの過剰が内臓脂肪過多，高血圧の誘因となっている現状を説明し，冠動脈疾患のリスクが高いことを理解してもらう．具体的な目標を設定し，取り組み方を考えていく．

演　習

【演習 3-2　肥満症の栄養管理】

症例

患者データ

63 歳，女性，自営業（不動産業）．家族構成：独居．

主訴：なし．主病名：肥満症，脂質異常症．既往歴：なし．服薬：なし．

臨床所見

身長：162 cm，体重：72 kg．血圧：136/86 mmHg．腹囲：95 cm.

Hb：13.2 g/dL，RBC：505 万 /μL，TP：6.5 g/dL，Alb：3.9 g/dL，

TG：122 mg/dL，LDL-C：152 mg/dL，HDL-C：41 mg/dL，FBS：89 mg/dL，

HbA1c：5.5 %，AST：22 IU/L，ALT：23 IU/L，γ-GT：30 IU/L，UA：5.4 mg/dL

経緯

　短大入学時の体重は 55 kg．卒業後就職し，23 歳で結婚退職した．24 歳で長女を出産，そのころから太りはじめ，30 歳の時には 68 kg だった．ここ数年，体重は 70 kg 前後で推移している．35 歳の時に離婚，実家の自営業を手伝うようになり，48 歳で父親から引き継いだ．両親はすでに他界している．

　現在，娘は結婚して近くに住んでおり，孫が 2 人いる．仕事で車を使うことが多く食事はほとんど外食，夜はアルコールを伴う会食が多い．スポーツジムと契約しており，週に 2 ～ 3 回行っていたが，最近は仕事で忙しくあまり行くことができていない．継続を迷っている．

表3-3 ●肥満症のエネルギー調整食（例）

	献立名	食品名	分量(g)	目安量等	エネルギー(kcal)	たんぱく質(g)
朝	パン	食パン	90	6枚切り1枚半	238	8.4
		無塩バター	6	小1.5	46	0.0
	サラダ	レタス	30		4	0.2
		ミニトマト	30	2個	9	0.3
		マグロフレーク	10		27	1.8
		ノンオイルドレッシング	4	小1	3	0.1
		レモン汁	6	小1	2	0.0
	果物	バナナ	90	1本	77	1.0
	牛乳	普通牛乳	180	1杯	121	5.9
昼	ご飯	めし	200		336	5.0
	鶏のから揚げ	鶏もも（皮なし）	100		127	19.0
		食塩	0.5		0	0.0
		しょうが汁	3	小1/2	1	0.0
		こしょう	0.01		0	0.0
		じゃがいも	5		17	0.0
		調合油	5		46	0.0
	ゆでキャベツ	キャベツ	80	ゆでる	18	1.0
		レモン汁	5		1	0.0
		ノンオイルドレッシング	5		4	0.2
	ほうれんそうのごま和え	ほうれんそう	80		16	1.8
		生しいたけ	10		2	0.3
		ごま	3		18	0.6
		こいくちしょうゆ	2	小1/3	1	0.2
		かつお・昆布だし	3	小1/2	0	0.0
	みそ汁	木綿豆腐	30		22	2.0
		だいこん	30		5	0.1
		にんじん	5		2	0.1
		小ねぎ	3		1	0.1
		減塩みそ	8		15	0.9
		かつお・昆布だし	120		2	0.4
夕	ご飯	めし	200		336	5.0
	鯵の香り焼き	あじ	80		101	15.8
		青じそ	1	1枚	0	0.0
		しょうが	2	すりおろす	0	0.0
		にんにく	2		3	0.1
		こいくちしょうゆ	3	小1/2	2	0.2
		みりん	2	小1/3	5	0.0
		酒	2	小1/2弱	2	0.0
	粉ふきいも	じゃがいも	60		46	1.0
		食塩	0.2		0	0.0
		こしょう	0.01		0	0.0
	ゆでブロッコリー	ブロッコリー	50		17	2.2
		マヨネーズ（低カロリータイプ）	8		23	0.2
	納豆	納豆	30		60	5.0
		にら	20		4	0.3
		こいくちしょうゆ	2	小1/3	1	0.2
		練りからし	3		9	0.2
	白菜の甘酢和え	はくさい	70		10	0.6
		にんじん	10		4	0.1
		砂糖	3	小1/2	12	0.0
		米酢	6	小1強	3	0.0
		食塩	0.2		0	0.0
		とうがらし	0.05		0	0.0

昼食はコンビニで調達できるもの.

エネルギー	1,797 kcal	
たんぱく質	80.1 g	17.8 %
脂 質	43.1 g	21.6 %
炭水化物	269.8 g	60.0 %
食 塩	6.0 g	

医師からは，アルコールをやめること，8 kg 程度の減量を指示されている．

食事摂取・生活状況

　朝食は，家で果物やヨーグルト，インスタントの汁物をとるか，モーニングサービスを利用．昼・夕は外食で，昼は定食か麺類，夜は和食が多い．若いころから酒類は好きだったが，結婚後はあまり飲むことがなかった．実家の仕事を手伝うようになって酒席が増え，また飲むようになった．日本酒を 2 〜 3 合程度は飲む．汁物が好きで毎食とる．インスタントのものを利用することもある．夕食は 20 時を回ることが多い．たいてい和食で，刺身や野菜の煮物をよく食べる．菓子は勧められれば食べるが，自分では買わない．コーヒーはブラックで 1 日に 4 〜 5 杯飲む．現在のエネルギー摂取量は約 2,100 kcal で，うちアルコール約 500 kcal，食塩摂取量は 15 g である．

3. 糖尿病

症例

患者データ

　72 歳，女性，主婦．家族構成：（同居）夫 75 歳，息子 40 歳．

　主訴：なし．主病名：2 型糖尿病，糖尿病腎症第 2 期，高血圧症．

　家族歴：母親と兄も糖尿病・高血圧症．既往歴：なし．

　服薬：リナグリプチン（DPP-4 阻害薬），ミチグリニドカルシウム水和物（即効型インスリン分泌促進薬），カンデサルタン シレキセチル（アンジオテンシンⅡ受容体拮抗薬：ARB），ニフェジピン（カルシウム拮抗薬）．

臨床所見

　身長：151 cm，体重：56 kg．腹囲：88 cm．血圧：135/77 mmHg.

　Hb：12.5 g/dL，RBC：404 万 /μL，TP：7.5 g/dL，Alb：4.4 g/dL，

　TG：140 mg/dL，LDL-C：119 mg/dL，HDL-C：45 mg/dL，FBS：177 mg/dL，

　HbA1c：7.8 %，AST：20 IU/L，ALT：14 IU/L，γ-GT：21 IU/L，

　BUN：21 mg/dL，Cr：1.1 mg/dL，尿中 Alb：63 mg/gCr

経緯

　約 20 年前に，検診で糖尿病と高血圧症を指摘された．糖尿病教育入院を 2 回経験し，食事療法と内服による治療を継続している．学生時代から卓球を続けており体力には自信がある．現在も週に 1 回，公民館で活動している．地区の役員や習い事をするなど外交的で外出も多い．

　現在，夫と息子の 3 人暮らし．米と野菜を作っており，果樹もある．医師は，受診のたびに菓子や果物を減らすよう指導しており，血糖コントロールが改善しなければインスリン投与も視野に入れている．医師による指示エネルギーは，1,500 kcal/ 日である．

食事摂取・生活状況

　自家栽培の野菜を使った料理が多いが，特にいもやかぼちゃの煮物を好む．果物は消費しきれず，干したりジャムにして保存している．ご飯は一膳にして甘い菓子を控えているが，おかきやかき餅は甘くないので食べている．夫は漬物が好きで，食事のときには数種類の漬物を食卓に置いており，自身もつい食べてしまう．体を動かすことは好きで，若いころから"しっかり動いてしっかり食べる"を実践してきた．甘い物を控えているのに血糖値がよくならず，インスリン注射への不安感もある．

1）NCP

　SOAP に沿って栄養管理を検討する．

❶ 栄養評価

a) 主観的情報（S）

・ご飯は一膳にしている．

・家で野菜を作っているので，野菜をたくさん食べる．煮物（いも・かぼちゃ）が好き．

・夫が好きな漬物はいつも食卓に置いており，自身もつい食べてしまう．

・甘い菓子を控えており，おかきやかき餅は甘くないので食べている．

・果物も食べるが，食べ切れないので干したり，ジャムにしている．

・卓球や畑仕事をしており，しっかり動いてしっかり食べる．

・甘い物を控えているのに血糖値がよくならず，インスリン注射への不安感もある．

b) 客観的情報（O）

・2型糖尿病，糖尿病腎症第2期，高血圧症，72歳女性．

・主婦，3人暮らし（夫75歳，息子40歳）．

・身長：151 cm，体重：56 kg（BMI：24.6 kg/m^2），腹囲：88 cm．

・約20年前に糖尿病，高血圧症と診断され，内服治療中．

・FBS：177 mg/dL，HbA1c：7.8 %，BUN：21 mg/dL，Cr：1.1 mg/dL，尿中Alb：63 mg/gCr，血圧：135/77 mmHg．

・食事摂取量：約1,700 kcal/日，炭水化物比率：約67 %，推定食塩摂取量：11 g/日．

c) アセスメントデータの抽出（A）

FH（食物・栄養に関連した履歴）

・ご飯は一膳にしている．

・野菜を栽培しており，野菜料理，特にいもやかぼちゃの煮物が多い．

・自家製の漬物を食べる．

・果物とその加工品を食べる．

・甘い菓子は控えているが，米菓は食べる．

・食事摂取量：約1,700 kcal/日，炭水化物比率：約67 %，推定食塩摂取量：11 g/日．

・卓球を1回/週，畑仕事をしている．

AD（身体計測）

・身長：151 cm，体重：56 kg（BMI：24.6 kg/m^2），腹囲：88 cm．

BD（生化学データ）

・FBS：177 mg/dL，HbA1c：7.8 %，BUN：21 mg/dL，Cr：1.1 mg/dL，尿中Alb：63 mg/gCr．

PD（栄養に焦点を当てた身体所見）

・血圧：135/77 mmHg．

CH（病歴）

・母親：糖尿病，高血圧症，兄：糖尿病，高血圧症．

d) 栄養評価の実施

・母親と兄も糖尿病，高血圧症である．

・体重56 kg，BMI 24.6 kg/m^2，腹囲88 cmと正常範囲内であるが，やや高値である．

・FBS 177 mg/dL，HbA1c 7.8 %と血糖コントロールは不良である．

・BUN 21 mg/dL，Cr 1.1 mg/dL，尿中Alb 63 mg/gCr，糖尿病腎症第2期である．

・血圧は降圧剤でコントロールしているが，糖尿病合併高血圧の降圧目標には達していない．

・現在の食事摂取量は，エネルギー量約1,700 kcal/日，炭水化物比率約67 %，推定食塩摂取量11 g/日．たんぱく質量はほぼ適量であると推測される．

・医師からの指示栄養量：1,500 kcal．

・目標栄養量

標準体重：1.51 m × 1.51 m × 22 ～ 25 kg/m^2 = 50.2 ～ 57.0 kg

エネルギー：50.2 ～ 57.0 kg × 25 ～ 30 kcal/kg = 1,506 ～ 1,710 kcal

→「糖尿病診療ガイドライン2019」では，65歳から74歳の目標体重の目安となるBMIは22から25である．身体活動レベルと病態によるエネルギー係数を「①軽い労作」と考えると，現在の摂取量は適正範囲内ではあるが，BMI，腹囲とも正常高値であり，現在の食事を見直すきっかけとしてもらうために，医師の指示でもある1,500 kcalをエネルギー量とする．

糖尿病における
血圧のコントロール目標
糖尿病合併高血圧症の降圧目標は130/80 mmHg未満である．高血圧は糖尿病の細小血管合併症（腎症・神経障害・網膜症）進展の危険因子である（日本高血圧学会高血圧治療ガイドライン作成委員会編：高血圧治療ガイドライン2019．p124，ライフサイエンス出版，2019）

たんぱく質：50.2 ～ 57.0 kg × 1.0 ～ 1.2 g/kg ＝ 50.2 ～ 68.4 g → 60 g

　　→腎症第 2 期を加味しつつ，炭水化物比率が高い現状を考え，範囲上限の 60 g とする.

・現在の食事摂取エネルギー量 1,700 kcal は，目標栄養量 1,500 kcal に対し 113 ％である.
たんぱく質摂取量は適量であると考えられる.

・炭水化物比率が約 67 ％と高い.

・漬物や煮物の摂取頻度が高いことから，食塩摂取量が多い（推定 11 g/日）.

・菓子や果物が多い.

❷ 栄養診断（栄養状態の判定）

a）該当する栄養診断コードのリストアップ

　各コードの定義，徴候／症状（特徴の特定），病因（原因／危険因子）の 3 つのポイントを参考にし，リストアップする.

　NI-1.3　エネルギー摂取量過剰

　NI-5.8.2　炭水化物摂取量過剰

　NI-5.8.3　炭水化物の不適切な摂取

　NI-5.10.2（7）　ナトリウム（食塩）摂取量過剰

　NC-2.2　栄養関連の臨床検査値異常

　NB-1.1　食物・栄養関連の知識不足

　NB-1.2　食物・栄養関連の話題に対する誤った信念（主義）や態度（使用上の注意）

b）もっとも大切なコード（2 個まで）の決定

　＊NI-5.8.3　炭水化物の不適切な摂取

　＊NB-1.1　食物・栄養関連の知識不足

c）原因や要因の（E）の推察

　摂取エネルギーはさほど多くないが，炭水化物の比率が高く，糖質を多く含む野菜や果物，菓子類の過剰摂取がある. いもやかぼちゃを通常の野菜と同様に考えており，菓子も甘くなければ食べてもよいという誤認がある. また，日常の活動度は比較的高いが，それゆえ食べてもよいとの考えが根強い.

d）PES 報告

＊NI-5.8.3　炭水化物の不適切な摂取

　FBS，HbA1c 高値で血糖コントロール不良，BUN，Cr，尿中 Alb が基準値を超え糖尿病腎症第 2 期，炭水化物比率約 67 ％であることから（S），糖質の多い野菜や菓子，果物の過剰摂取を原因とする（E），炭水化物の不適切な摂取（P）がある.

＊NB-1.1　食物・栄養関連の知識不足

　FBS，HbA1c 高値で血糖コントロール不良，BUN，Cr，尿中 Alb が基準値を超え糖尿病腎症第 2 期，炭水化物比率約 67 ％であることから（S），野菜であるいもやかぼちゃ，甘くない米菓は食べてもよいとの誤った考えを原因とする（E），食物・栄養関連の知識不足（P）である.

❸ 栄養介入（目標設定と計画立案）（P）

a）モニタリング計画（MX）

　毎日の体重，血圧測定と記録，栄養摂取量調査（3 日間の食事記録），毎月の外来受診時の検査（TG，FBS，HbA1c，BUN，Cr，尿中 Alb）と腹囲測定. BMI が高めであり，食事と運動とのバランスをみるためにも測定と記録を習慣づける. 受診時の採血では，血糖コントロールと腎症の状態をモニタリングする.

b）栄養治療計画（RX）

・目標栄養量：エネルギー 1,500 kcal，たんぱく質 60 g，食塩 6 g 未満.

・糖質の多い野菜と主食の交換を行い，菓子や果物の摂取を減らす.

c）栄養教育計画（EX）
食生活と糖尿病との関連

炭水化物と血糖値との関連を理解してもらう．総エネルギーだけでなく，炭水化物の過剰が血糖コントロールの悪化の原因となっていること，それが合併症の発症や進展につながることを説明する．嗜好や食への思いを聴きながら，適切かつ満足感のある食事を考えていく．

❹ 栄養介入（実施）

具体的な食事内容（栄養食事指導内容）を検討する．

炭水化物の摂取量を適正化する．果物の適量を守り，加工品は控えること，間食の中止もしくは減量を促し，必要に応じて代替品を紹介する．炭水化物の多い野菜は主食として扱い，主食との交換について糖尿病食事療法のための食品交換表を用いて説明する．

a）栄養摂取量の目安
・目標体重：1.51 m × 1.51 m × 22 〜 25 kg/m^2 = 50.2 〜 57.0 kg
・エネルギー：50.2 〜 57.0 kg × 25 〜 30 kcal/kg = 1,506 〜 1,710 kcal
  → 1,500 kcal．
・たんぱく質：50.2 〜 57.0 kg × 1.0 〜 1.2 g = 50.2 〜 68.4 g → 60 g
・食塩：6 g 未満

b）食事計画の例
炭水化物の減量

いもやかぼちゃと白飯との交換例を具体的に提示する．果物の適切な摂取量を示し，2回に分けて食事のときに摂取するよう促す．

菓子との付き合い方

米菓に含まれる炭水化物量を提示し，摂取するときも「運動の前におかき 1 〜 2 枚」など，量と時間帯を決めて過剰にならないよう心がける．

c）食事計画表（食品構成）の例（表3-4）

色の部分は，目標としたい食事計画表として患者に示す．菓子類を摂取する場合は食後すぐの時間帯とし，必要に応じて主食を減量する．

2）他職種との連携

看護師に，腹囲測定と体重や血圧の記録の確認をしてもらう．インスリン注射の実際や効果を伝えるとともに，血糖コントロールが改善するよう食事療法継続への励ましをしてもらう．

3）食事管理

症例をもとにしたエネルギー調整食の例を**表3-5**に示す．

> **炭水化物と糖質**
> 炭水化物は糖質と食物繊維からなる．食物繊維はほとんど吸収されないため，血糖値に関係するのは糖質であるといえる．

COLUMN
血糖コントロールで注意を要する食品

良好な血糖コントロールを得るために注意を要する食品には，性別により違いがあるといわれ，男性ではアルコール，女性では菓子や果物があげられる．果物はショ糖のほか果糖を多く含み，過剰摂取は中性脂肪の増加をもたらす．果物は食後に少量を添えたり，和え物などの料理に使うことで，一日の決められた量を守り満足感が得られるよう指導したい．

表 3-4 ● 本症例における食事計画表の例

食品項目（食材の例）	摂取量 （g）	エネルギー （kcal）	たんぱく質 （g）	脂質 （g）	炭水化物 （g）
穀類【朝】ご飯	125	210	3.1	0.4	46.0
【昼】ご飯	150	252	3.8	0.5	56.0
【夕】ご飯	125	210	3.1	0.4	46.0
いも類（じゃがいも）	70	53	1.1	0.1	12.3
果物類（りんご）	100	57	0.1	0.2	15.5
魚介類（あじ）	80	76	11.8	2.7	0.1
肉類（鶏もも皮なし）	80	102	15.2	4.0	0.0
卵類（鶏卵）	50	76	6.2	5.2	0.2
大豆類（木綿豆腐）	100	72	6.6	4.2	1.6
乳類（普通牛乳）	180	121	5.9	6.8	8.6
油脂類（調合油）	15	138	0.0	15	0.0
野菜類（ほうれんそう）	150	30	3.3	0.6	4.7
（はくさい）	200	28	1.6	0.2	6.4
海藻・きのこ等	適量	0	0.0	0.0	0.0
調味料（砂糖）	6	23	0.0	0.0	6.0
（みそ）	12	23	1.5	0.7	2.6
合　計		1,471	63.3	41.0	206.0
エネルギー比（%）			17.2	25.1	56.0

栄養管理報告書	
NI-5.8.3　炭水化物の不適切な摂取 NB-1.1　食物・栄養関連の知識不足	
S	・ご飯は一膳，甘い物は控えている．米菓は食べる． ・野菜料理，特にいもやかぼちゃの煮物が好き． ・自家製の漬物や，果物とその加工品を食べる． ・卓球は 1 回 / 週．畑仕事があり，しっかり動いてしっかり食べる．
O	・身長：151 cm，体重：56 kg（BMI：24.6 kg/m²），腹囲：88 cm，血圧：135/77 mmHg. ・FBS：177 mg/dL，HbA1c：7.8 %，BUN：21 mg/dL，Cr：1.1 mg/dL，尿中 Alb：63 mg/gCr. ・食事摂取量：約 1,700 kcal/ 日，炭水化物比率：約 67 %，推定食塩摂取量：11 g/ 日.
A	摂取エネルギーはやや過剰，特に炭水化物の摂取が多い．いもやかぼちゃ，甘くない菓子にも炭水化物が多いとの認識を欠いており，過剰に摂取している．卓球や畑仕事をし，外出も多いことから日常活動度は高めだが，それを過食の理由としている．インスリンへの不安があり糖尿病腎症第 2 期と合併症も出はじめている． 　食事療法の重要性を伝え，食品の種類やとり方など具体的に指導していく． 【PES 報告】 　FBS，HbA1c 高値で血糖コントロール不良，BUN，Cr，尿中 Alb が基準値を超え糖尿病腎症第 2 期，炭水化物比率約 67 %であることから，糖質の多い野菜や菓子，果物の過剰摂取を原因とする，炭水化物の不適切な摂取がある． 　FBS，HbA1c 高値で血糖コントロール不良，BUN，Cr，尿中 Alb が基準値を超え糖尿病腎症第 2 期，炭水化物比率約 67 %であり，野菜であるいもやかぼちゃ，甘くない米菓は食べてもよいとの誤った考えを原因とする，食物・栄養関連の知識不足である．
P	Mx）毎日の体重・血圧測定と記録，栄養摂取量調査（3 日間の食事記録），外来受診時の検査（TG，FBS，HbA1c，BUN，Cr，尿中 Alb）と腹囲測定. Rx）1,500 kcal，炭水化物比率 60 %，食塩 6 g 未満．炭水化物の多い野菜と果物を適量にする．間食はやめるかルールを決めて少量摂取とする. Ex）炭水化物と血糖値との関連を理解する．規定範囲内で好みに応じて選択できるよう，食品構成や献立のアドバイスを行う.

表 3-5 ● 糖尿病のエネルギー調整食（例）

献立名		食品名	分量(g)	目安量等	エネルギー(kcal)	たんぱく質(g)
朝	ご飯	めし	125		210	3.1
	炒り豆腐	木綿豆腐	50		36	3.3
		鶏卵	30		45	3.7
		たまねぎ	20		7	0.2
		にんじん	5		2	0.0
		小ねぎ	3		1	0.1
		うすくちしょうゆ	3	小1/2	2	0.2
		みりん	2	小1/3	5	0.0
	味付けのり	味付けのり	2		7	0.8
	みそ汁	キャベツ	20		5	0.3
		にら	5		1	0.1
		焼きふ	3		11	0.8
		減塩みそ	8		15	0.9
		かつお・昆布だし	120		2	0.4
	果物	りんご	50		29	0.1
	牛乳	普通牛乳	180		121	5.9
昼	カレー風味チャーハン	めし	150		252	3.8
		鶏もも（皮なし）	60		76	11.4
		たまねぎ	30		11	0.3
		にんじん	10		4	0.1
		小ねぎ	5		2	0.1
		こいくちしょうゆ	3	小1/2	2	0.2
		食塩	0.5		0	0.0
		カレー粉	0.5		2	0.1
		調合油	8	小2	74	0.0
	カボチャのきんぴら風	かぼちゃ	30		27	0.6
		こんにゃく	20		1	0.0
		にんじん	10		4	0.1
		さやいんげん	5		1	0.1
		こいくちしょうゆ	3	小1/2	2	0.2
		みりん	2	小1/3	5	0.0
		とうがらし	0.05		0	0.0
	キノコののり和え	しめじ	15		3	0.4
		生しいたけ	15		3	0.5
		えのきたけ	15		3	0.4
		味付けのり	1		4	0.4
		ごま油	1		9	0.0
	ほうれん草のスープ	ほうれんそう	30		6	0.7
		干しいたけ	0.5	1/2枚	1	0.1
		しょうが汁	3	小1/2	1	0.0
		食塩	0.2		0	0.0
		鳥がらだし	120		8	1.3
	果物	みかん	70	1個	32	0.5
夕	ご飯	めし	125		210	3.1
	タラのチーズ風味ムニエル	たら	70		54	12.3
		粉チーズ	2		10	0.9
		食塩	0.3		0	0.0
		薄力粉	3	小1	11	0.2
		調合油	5	小1強	46	0.0
	タルタルソース	たまねぎ	10	みじん切り	3	0.1
		スイートピクルス	10	みじん切り	7	0.0
		マヨネーズ（低カロリータイプ）	8	小2	23	0.2
		こしょう	0.01		0	0.0
		レモン汁	3		1	0.0
	ゆでブロッコリー	ブロッコリー	30		10	1.3
		食塩	0.1		0	0.0
		ミニトマト	25	2個	7	0.3
	しぎ煮	なす	70		15	0.8
		ピーマン	30		7	0.3
		赤みそ	4		7	0.5
		みりん	3	小1/2	7	0.0
		調合油	3	小1弱	28	0.0
		ごま	3	小1/2	12	0.4
	変わり酢の物	きゅうり	50		7	0.5
		食塩	0.2		0	0.0
		しらす干し	5		10	2.0
		かぼす果汁	3	小1/2	1	0.0
		米酢	2	小1/2弱	1	0.0
		砂糖	2	小2/3	8	0.0

かぼちゃ料理，漬物を取り入れる．

エネルギー	1,515 kcal	
たんぱく質	63.9 g	16.9 %
脂　質	39.8 g	23.7 %
炭水化物	222.2 g	58.7 %
食　塩	5.9 g	

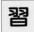

【演習 3-3　糖尿病の栄養管理】

症例

患者データ

68 歳，男性，無職．家族構成：独居

主訴：なし．主病名：2 型糖尿病．既往歴：腰部脊柱管狭窄症．

服薬：超即効型インスリン　朝昼夕各 3 単位，持効型溶解インスリン　夕食前 8 単位．

臨床所見

身長：158 cm，体重：47 kg．血圧：125/71 mmHg．

Hb：13.8 g/dL，RBC：404 万/μL，TP：6.9 g/dL，Alb：3.8 g/dL，TG：87 mg/dL，

LDL-C：71 mg/dL，HDL-C：43 mg/dL，FBS：329 mg/dL，HbA1c：9.1 ％，

AST：19 IU/L，ALT：15 IU/L，γ-GT：17 IU/L，BUN：17 mg/dL，Cr：1.05 mg/dL．

経緯

63 歳の時に腰痛で整形外科を受診．腰部脊柱管狭窄症にて治療時に糖尿病が判明した．食事療法と内服薬で治療を続けていたが，血糖コントロール悪化に伴い，3 年前からインスリン療法開始となり，HbA1c 8.0 ％前後で推移していた．

一昨年に妻を亡くし，現在は独居である．近くに息子家族が住んでいる．以前はよく公民館で囲碁や将棋をしていたが，この 1 年ほどは外出もおっくうになってきた．買い物は近くのコンビニエンスストアで済ませているが，息子が買い物をしてくることもある．

食事摂取・生活状況

ご飯は自分で炊いている．2 合の米を 2 日で食べている．以前は焼き魚やみそ汁などを自分で作っていたが，最近は面倒になり，買い置きのインスタントのみそ汁や缶詰をおかずにしている．果物は好きで，日に 2 ～ 3 個食べる．食事量が少ないのではないかと思い，健康ドリンクを飲むようにしている（2 本程度／日）．現在のエネルギー摂取量は約 1,200 kcal，たんぱく質摂取量は約 30 g，炭水化物比率は約 70 ％である．

4. 脂質異常症

症例

患者データ

51 歳，女性，パート勤務（事務）．家族構成：（同居）夫 53 歳，長女 23 歳，長男 18 歳．

主訴：なし．主病名：脂質異常症．既往歴：なし．服薬：なし，アルコール歴：なし．

臨床所見

身長：158 cm，体重：60 kg．血圧：134/76 mmHg．

WBC：5,700/μL，RBC：420 万/μL，Hb：13.4 g/dL，Ht：40 ％，TP：7.2 g/dL，

Alb：4.2 g/dL，TG：157 mg/dL，LDL-C：186 mg/dL，HDL-C：50 mg/dL，

FBS：98 mg/dL，AST：26 IU/L，ALT：28 IU/L，γ-GT：47 IU/L，BUN：16 mg/dL，

Cr：0.7 mg/dL，UA：6.1 mg/dL．

経緯

20 歳ごろの体重は 52 ～ 53 kg であったが，出産を機に体重が増えはじめた．56 kg を超えないように食事にも注意していたが，5 年前からパートで働くようになってから，また体重が増えはじめた．

今回，市の健康診断を受診したところ，中性脂肪値，LDL コレステロール値が高いと指摘され，指定病院で再検査を行うことになった．脂質異常症と診断されたため，医師から 1,400 ～ 1,600 kcal の食事を続けるよう指示があり，栄養食事指導を受けることになった．

食事摂取・生活状況

　朝は 6 時に起床し，家族の朝食を用意．メニューはトースト，サラダ，コーヒーだが，骨粗鬆症予防のために自分だけコーヒーではなく，牛乳を飲むようにしている．9 時から 15 時までは事務員としてパート勤務している．昼食はお弁当で，長男のお弁当を作るため，自分の分も一緒に作っている．休憩時間にはパート仲間がクッキーなどの菓子を持ち寄るため，一緒に 2 〜 3 枚食べる．帰宅時，お腹が空いているので，ヨーグルト（加糖）を食べる．夕食は家族が肉を好むので，魚料理よりも肉料理が多い．野菜をとるため，必ずサラダを食べるようにしているが，マヨネーズをかける．夕食後は長女と一緒にプリンかショートケーキを食べるのが楽しみ．運動習慣はなく，近くのスーパーに歩いていく程度．喫煙・飲酒歴はない．

1）NCP

　SOAP に沿って栄養管理を検討する．

❶ 栄養評価

a）主観的情報（S）
・56 kg を超えないように食事にも注意していたが，5 年前からまた体重が増えはじめた．
・朝食では，骨粗鬆症予防のために牛乳を飲む．
・9 時から 15 時までは事務員としてパート勤務している．
・昼食はお弁当である．
・パートの休憩時間には仲間が菓子を持ち寄るため，一緒に 2 〜 3 枚食べることが多い．
・帰宅時，お腹が空いているので，ヨーグルト（加糖）を食べる．
・夕食は家族が肉を好むので，魚料理よりも肉料理が多い．
・野菜をとるため，必ずサラダを食べるようにしているが，マヨネーズをかける．
・夕食後は長女と一緒にプリンかショートケーキを食べるのが楽しみ．
・運動習慣はなく，近くのスーパーに歩いていく程度．

b）客観的情報（O）
・脂質異常症，51 歳，女性．
・パート勤務（事務），4 人家族（夫 53 歳，長女 23 歳，長男 18 歳）．
・身長：158 cm，体重：60.0 kg（BMI：24.0 kg/m²）．
・体重は 20 歳のころは 52 〜 53 kg であったが，出産を機に 56 kg に増加．5 年前よりふたたび体重増加し，現在は 60 kg．
・TG：157 mg/dL，LDL-C：186 mg/dL．
・食事摂取量：約 2,200 kcal/ 日（うち，菓子類：約 400 kcal/ 日）．
・喫煙・飲酒歴なし．

c）栄養アセスメント（A）
FH（食物・栄養に関連した履歴）
・朝食では，骨粗鬆症予防のために牛乳を飲む．
・パートの休憩時間には仲間が菓子を持ち寄るため，一緒に 2 〜 3 枚食べることが多い．
・帰宅時，お腹が空いているので，ヨーグルト（加糖）を食べる．
・夕食は家族が肉を好むので，魚料理よりも肉料理が多い．
・野菜をとるため，必ずサラダを食べるようにしているが，マヨネーズをかける．
・夕食後は長女と一緒にプリンかショートケーキを食べるのが楽しみ．
・運動習慣はなく，近くのスーパーに歩いていく程度．

AD（身体計測）
・身長：158 cm，体重：60.0 kg（BMI：24.0 kg/m²）．
・体重は 20 歳のころは 52 〜 53 kg であったが，出産を機に 56 kg に増加．5 年前よりふたたび体重増加し，現在は 60 kg

BD（生化学データ）
・TG：157 mg/dL，LDL-C：186 mg/dL．

PD（栄養に焦点を当てた身体所見）

・なし

CH（病歴）

・なし

d）栄養評価の実施

・TG 値と LDL-C 値は基準範囲を超えており，脂質異常症である．これは飽和脂肪酸を多く含む肉類や乳製品，卵黄やトランス脂肪酸を多く含む洋菓子類の摂取過剰が原因と考える．

・現在の食事摂取量は，エネルギー量約 2,200 kcal/ 日（うち，菓子類：約 400 kcal/ 日），脂肪エネルギー比 40 ％以上，炭水化物量は適量と推測される．たんぱく質量は推定摂取量 74 g で少し多めである．

・医師からの指示栄養量は 1,400 〜 1,600 kcal.

・目標栄養量

標準体重：54.9 kg

エネルギー：54.9 kg × 25 〜 30 kcal/kg = 1,373 〜 1,647 kcal → 1,600 kcal

（医師の指示と同じなので，指示量変更を依頼する必要はない）

たんぱく質：54.9 kg × 1.0 〜 1.2 g = 54.9 〜 65.9 kg → 65 g

脂肪エネルギー比：20 〜 25 ％とする

・現在の食事摂取エネルギー量（2,200 kcal）は，目標栄養量 1,600 kcal に対し，138 ％である．たんぱく質摂取量も目標栄養量に対して 114 ％である．脂肪エネルギー比は 40 ％を超えている．炭水化物摂取量は適量と考えられる．

> **トランス脂肪酸**
> 天然に食品中に含まれているものと，加工・精製する工程でできるものがある．とりすぎると高 LDL コレステロール血症や心疾患のリスクを高めることが報告され，注目されている．1 人 1 日あたり 2 g 未満が目標量.

❷ 栄養診断（栄養状態の判定）

a）該当する栄養診断コードのリストアップ

各コードの定義，徴候 / 症状（特徴の特定），病因（原因 / 危険因子）の 3 つのポイントを参考にし，リストアップする．

NI-1.3　エネルギー摂取量過剰

NI-5.6.2　脂質摂取量過剰

NC-2.2　栄養関連の検査値異常

NC-3.4　意図しない体重増加

NB-1.1　食物・栄養関連の知識不足

NB-2.1　身体活動不足

b）もっとも大切なコード（2 個まで）の決定

＊ NI-1.3　エネルギー摂取量過剰

＊ NI-5.6.2　脂質摂取量過剰

c）原因や要因（E）の推察

飽和脂肪酸を多く含む肉類や乳製品，卵黄やトランス脂肪酸を多く含む洋菓子類などの頻回摂取が原因と考える．このことによってエネルギー摂取量，脂質摂取量が過剰となり，脂質異常症の原因になることについて，すでに体重が増加しているにもかかわらず認識が薄い．

d）PES 報告

＊ NI-1.3　エネルギー摂取量過剰

血清脂質の値が高く体重増加などがみられることから（S），肉類，乳製品，卵黄やトランス脂肪酸を多く含む洋菓子類等の頻回摂取を原因とする（E），エネルギー摂取量過剰（P）である．

＊ NI-5.6.2　脂質摂取量過剰

血清脂質の値が高く体重増加などがみられることから（S），食事性脂肪の適正量にかかわる知識不足を原因とする（E），脂質摂取量過剰（P）である．

❸ 栄養介入（目標設定と計画立案）（P）

a）モニタリング計画（Mx）

　毎月の外来受診時（1か月ごと）に，間食量，食事記録，体重，TG，LDL-C，HDL-C，AST，ALT，γ-GT，UA を確認する．

　エネルギー摂取量，脂質摂取量を守れば体重増加と血液検査値はよい方向に向かうはずである．しかし，介入項目が守られているのによい結果が出ない場合は，エネルギー摂取量をさらに制限し，適度な有酸素運動を取り入れる必要がある．一方，介入項目が実行できていない場合は，再度その必要性を説明し，患者と介入方法を相談する．

b）栄養治療計画（Rx）

エネルギー摂取量の適正化

　肉類や乳製品，洋菓子類などの頻回摂取が原因となっているため，摂取回数または摂取量を減らす．特に，夕食後の摂取は控える．

脂質摂取量の適正化

　肉類は，魚類や大豆製品に変更する．乳製品も朝食の牛乳かヨーグルトのどちらか1つにする．洋菓子は和菓子に変更したりして脂質の摂取を減らす．また，マヨネーズはノンオイルドレッシングの使用を検討する．

c）栄養教育計画（Ex）

食生活と脂質異常症との関連

　TG，LDL-C 高値の原因が，エネルギー摂取量過多と脂質摂取過多であることを理解してもらい，食品選択の重要性に気づいてもらう．菓子類でとるエネルギー量や食品中の脂質含有量などを説明し，目標にする目安が理解できるようにする．

❹ 栄養介入（実施）

　具体的な食事内容（栄養食事指導内容）を検討する．

　脂質異常症と摂取エネルギー量や栄養素とのかかわりを詳しく説明し，食生活改善の機会が今であることを理解させ，患者自らが行動変容を起こせるように支援する．

　摂取エネルギー量と摂取脂肪量の適正化が目標であるので，食事内容はバランスのよい食事とし，適正な摂取エネルギー量を守る．

a）栄養摂取量の目安

・標準体重：54.9 kg
・エネルギー：54.9 kg × 25 〜 30 kcal/kg = 1,373 〜 1,647 kcal → 1,600 kcal
・たんぱく質：54.9 kg × 1.0 〜 1.2 g = 54.9 〜 65.9 kg → 65 g
・脂肪エネルギー比：20 〜 25 %（飽和脂肪酸として 4.5 %以上 7 %未満）
・コレステロール：200 mg/ 日未満

b）食事計画表（食品構成）の例（表 3-6）

　青色部分は，目標にしてもらう食事計画表として患者に提示し，家庭の食事内容に合わせた具体的な食事指導を行う．

2）食事管理

　症例をもとにした脂質調整食の例を**表 3-7** に示す．

COLUMN

脂質異常症

　脂質異常症には原発性と続発性があり，続発性は生活習慣に起因するものである．食事療法では適正エネルギーを摂取して肥満を防ぐ．脂質の摂取はエネルギー比 20 〜 25 %とし，質にも注意する．コレステロールは健常人では摂取上限値はないが，脂質異常症の人は摂取量を 200 mg/ 日未満に制限するのが望ましい．

表 3-6 ● 本症例における食事計画表の例

食品項目（食材の例）	摂取量 (g)	エネルギー (kcal)	たんぱく質 (g)	脂質（g）	飽和脂肪酸 (g)	コレステロール(mg)	炭水化物 (g)
穀類【朝】食パン	90	238	8.4	4	1.71	0	42.0
【昼】ご飯	150	252	3.8	0.5	0.15	0	55.7
【夕】ご飯	150	252	3.8	0.5	0.15	0	55.7
いも類（じゃがいも）	60	46	1	0.1	0.01	0	10.6
果物類（バナナ）	100	86	1.1	0.2	0.07	0	22.5
魚介類（さば）	70	173	14.4	11.8	3.20	43	0.2
肉類（鶏むね肉）	60	73	14.6	1.1	0.24	44	0.0
卵類（鶏卵）	20	30	2.5	2.1	0.57	84	0.1
豆類（木綿豆腐）	100	72	6.6	4.2	0.68	0	1.6
乳類（低脂肪牛乳）	200	92	7.6	2	1.34	12	11.0
油脂類（調合油）	10	92	0	10	1.10	0	0.0
野菜類（にんじん）	150	59	1.1	0.3	0.03	0	14.0
（だいこん）	200	36	1	0.2	0.02	0	8.2
海藻・きのこ類	15	3	0.4	0	0	0	1.1
調味料（砂糖）	15	58	0	0	0	0	14.9
（みそ）	12	23	1.5	0.7	0.12	0	2.6
（その他）	20	16	0.6	0	0	0	3.2
合　計		1,601	68.4	37.7	9.39	183	243.4

栄養管理報告書	
NI-1.3　エネルギー摂取量過剰	
NI-5.6.2　脂質摂取量過剰	
S	・朝食では，骨粗鬆症予防のために，牛乳を飲む． ・昼食はお弁当である． ・パートの休憩時間には仲間が菓子を持ち寄るため，一緒に2～3枚食べることが多い． ・帰宅時，お腹が空いているので，ヨーグルト（加糖）を食べる． ・夕食は家族が肉を好むので，魚料理よりも肉料理が多い． ・野菜をとるため，必ずサラダを食べるようにしているが，マヨネーズをかける． ・夕食後は長女と一緒にプリンかショートケーキを食べるのが楽しみ． ・運動習慣はなく，近くのスーパーに歩いていく程度．
O	・身長：158 cm，体重：60.0 kg（BMI：24.0 kg/m²） ・体重は20歳のころは52～53 kgであったが，出産を機に56 kg（BMI：22.4 kg/m²）に増加．5年前よりふたたび体重増加し，現在は60 kg ・食事摂取量：約2,200 kcal/日（うち，菓子類：約400 kcal/日） ・脂質量：脂肪エネルギー比40%以上，たんぱく質量：摂取過剰と推測される．
A	食生活習慣の悪化を原因とした脂質異常症である．パート勤務を始めてから，間食等の摂取が増え，エネルギー摂取量過剰となっている．また，摂取している食品も高脂肪食のものが多く，脂質異常症の原因になっていることについて，すでに腹囲が増加しているにもかかわらず認識が薄い． 【PES報告】 　血清脂質の値が高く体重増加などがみられることから，肉類や乳製品，卵黄やトランス脂肪酸を多く含む洋菓子類等の頻回摂取を原因とする，エネルギー摂取量過剰である． 　血清脂質の値が高く体重増加などがみられることから，食事性脂肪の適正量にかかわる知識不足を原因とする，脂質摂取量過剰である．

P	Mx）毎月の外来受診時（1 か月ごと）に，間食量，食事記録，体重，TG，LDL-C，HDL-C，AST，ALT，γ-GT，UA を確認する.
	Rx）肉類や乳製品，洋菓子類などの頻回摂取が原因となっているため，摂取回数または摂取量を減らす．特に，夕食後の摂取は控える．肉類は，魚類や大豆製品に変更する．乳製品も朝食の牛乳かヨーグルトのどちらか 1 つにする．洋菓子は和菓子に変更するなどして脂質の摂取を減らす．また，マヨネーズはノンオイルドレッシングの使用を検討する.
	Ex）TG，LDL-C 高値の原因が，エネルギー摂取量過多と脂質摂取過多であることを理解してもらい，食品選択の重要性に気づいてもらう．菓子類からのエネルギー量や食品中の脂質含有量などを説明し，目標にする目安が理解できるようにする.

表 3-7 ● 脂質異常症の脂質調整食（例）

	献立名	食品名	重量 (g)	エネルギー (kcal)	たんぱく質 (g)	脂質 (g)	飽和脂肪酸 (g)	コレステロール (g)	炭水化物 (g)
朝	トースト	食パン	90	238	8.4	4.0	1.71	0	42.0
		いちごジャム	12	31	0.0	0.0	0.00	0	7.6
	サラダ	きゅうり	30	4	0.3	0.0	0.00	0	0.9
		たまねぎ	10	4	0.1	0.0	0.00	0	0.9
		トマト	30	6	0.2	0.0	0.01	0	1.4
		レタス	20	2	0.1	0.0	0.00	0	0.6
		わかめ	5	1	0.1	0.0	0.00	0	0.2
		ノンオイルドレッシング	10	8	0.3	0.0	0.00	0	1.6
	果物	バナナ	50	43	0.6	0.1	0.04	0	11.3
	牛乳	牛乳（低脂肪）	200	92	7.6	2.0	1.34	12	11.0
昼	ご飯	めし	150	252	3.8	0.5	0.15	0	55.7
	さばの塩焼き	さば	70	173	14.4	11.8	3.20	43	0.2
		塩	0.7	0	0.0	0.0	0.00	0	0.0
	ゆで野菜	ブロッコリー	30	10	1.3	0.2	0.02	0	1.6
	きんぴら	ごぼう	20	13	0.4	0.0	0.00	0	3.1
		にんじん	5	2	0.0	0.0	0.00	0	0.4
		油	1	9	0.0	1.0	0.11	0	0.0
		みりん	2	5	0.0	0.0	0.00	0	0.9
		こいくちしょうゆ	2	1	0.2	0.0	0.00	0	0.2
		だし汁	3	0	0.0	0.0	0.00	0	0.0
	豆腐と小松菜	木綿豆腐	50	36	3.3	2.1	0.34	0	0.8
	の炒め煮	こまつな	60	8	0.9	0.1	0.01	0	1.4
		油	1	9	0.0	1.0	0.11	0	0.0
		砂糖	1	4	0.0	0.0	0.00	0	1.0
		うすくちしょうゆ	8	4	0.5	0.0	0.00	0	0.6
		かつおぶし	1	4	0.8	0.0	0.01	2	0.0
	フルーツ	りんご	50	29	0.1	0.1	0.01	0	7.8
間食	コーヒーゼリー	コーヒー 浸出液	100	4	0.2	0.0	0.01	0	0.7
		砂糖	8	31	0.0	0.0	0.00	0	7.9
		寒天	0.5	0	0.0	0.0	0.00	0	0.0
		フレッシュ	5	12	0.2	1.2	0.29	0	0.1
夕	ご飯	めし	150	252	3.8	0.5	0.15	0	55.7
	ピカタ	鶏むね肉（皮なし）	60	73	14.6	1.1	0.24	44	0.0
		塩	0.3	0	0.0	0.0	0.00	0	0.0
		卵	20	30	2.5	2.1	0.57	84	0.1
		小麦粉	8	29	0.7	0.1	0.03	0	6.1
		油	8	74	0.0	8.0	0.88	0	0.0
	付け合わせ	キャベツ	20	5	0.3	0.0	0.00	0	1.0
		トマト	20	4	0.1	0.0	0.00	0	0.9
	粉ふきいも	じゃがいも	50	38	0.8	0.1	0.01	0	8.8
		塩	0.1	0	0.0	0.0	0.00	0	0.0
	田楽	だいこん	70	13	0.3	0.1	0.01	0	2.9
		甘みそ	8	17	0.8	0.2	0.04	0	3.0
		砂糖	8	31	0.0	0.0	0.00	0	7.9
		ごま	1	6	0.2	0.5	0.08	0	0.2
	酢の物	きゅうり	30	4	0.3	0.0	0.00	0	0.9
		えのきたけ	10	2	0.3	0.0	0.00	0	0.8
		にんじん	5	2	0.0	0.0	0.00	0	0.4
		砂糖	3	12	0.0	0.0	0.00	0	3.0
		酢	10	3	0.0	0.0	0.00	0	0.2
		塩	0.4	0	0.0	0.0	0.00	0	0.0
	合　計			1,629	68.3	37.0	9.36	185	251.5

演 習

【演習 3-4　脂質異常症の栄養管理】

症例

患者データ

42 歳，男性，会社員．家族構成：（単身赴任中）妻 40 歳，長男 11 歳，長女 8 歳．
主訴：なし．主病名：脂質異常症．既往歴：19 歳，虫垂炎．服薬：なし．

臨床所見

身長：170 cm，体重：82 kg．腹囲：92 cm．血圧：128/98 mmHg．
WBC：7,600/μL，RBC：510 万 /μL，Hb：16.2 g/dL，Ht：45 %，TP：7.8 g/dL，
Alb：4.8 g/dL，TG：384 mg/dL，LDL-C：135 mg/dL，HDL-C：43 mg/dL，
FBS：96 mg/dL，HbA1c：5.8 %，AST：28 IU/L，ALT：39 IU/L，γ-GT：58 IU/L，
BUN：17 mg/dL，Cr：0.9 mg/dL，UA：6.8 mg/dL．

経緯

家族と暮らしていた時の体重は 68 kg であったが，2 年前に単身赴任となり体重増加しはじめ，現在は 82 kg になった．お腹まわりの脂肪も増えたように思う．帰宅時間も遅く，料理は得意でないため，食事を自分で作ることはほとんどない．

会社の健康診断で血清中性脂肪値の高値を指摘され，当院外来を受診した．再検査の結果，脂質異常症と診断され，医師より食生活の改善を指示されたが，どうしてよいかが分からないため，後日，栄養食事指導を受けることになった．

食事摂取・生活状況

朝食はコーヒーのみ．昼食はコンビニ弁当だが，濃い味付けや揚げ物を好むので，とんかつ弁当や焼き肉弁当を食べることが多い．仕事中に缶コーヒー（微糖）を 3 本飲む．夕食は 21 ～ 22 時ごろで，ほとんど外食である．野菜はあまり好きではないが，中華料理なら野菜を食べられると思い，近所の中華料理店によく行く．風呂あがりには，ピーナッツをつまみながら 350 mL の缶ビール 2 本を飲む．夜食にカップラーメンを食べることも週に 3 日ほどある．食べる速さは，まわりの人に比べ非常に速い．現在のエネルギー摂取量は約 2,600 kcal（うちアルコール：約 300 kcal，間食：約 400 kcal）で，脂質エネルギー比は 35 ％以上である．

運動習慣は特になく，たまに付き合いで休日にゴルフに出かける程度．喫煙は 20 本 / 日．

内臓脂肪

腹腔内に存在する脂肪で，主に腸間膜につく．ホルモンの関係で男性のほうが内臓脂肪がつきやすい傾向にある．

---

5. 高尿酸血症・痛風

症例

患者データ

43 歳，男性，会社員．家族構成：（同居）妻 40 歳，長男 14 歳，次男 12 歳．
主訴：右足第 1 中足趾節関節の痛み．主病名：高尿酸血症（痛風）．
既往歴：なし．服薬：ナプロキセン（非ステロイド抗炎症薬：NSAIDs）．

臨床所見

身長：172 cm，体重：80.0 kg．血圧：135/85 mmHg．
WBC：6,500/μL，RBC：480 万 /μL，Hb：15.2 g/dL，Ht：43 %，TP：7.6 g/dL，
Alb：4.6 g/dL，AST：24 IU/L，ALT：29 IU/L，γ-GT：65 IU/L，TG：138 mg/dL，
LDL-C：127 mg/dL，HDL-C：48 mg/dL，UA：8.0 mg/dL，FBS：98 mg/dL．
尿糖：（－），尿たんぱく：（－），尿潜血：（－），尿 pH：6.0．

経緯

40 歳から会社の健康診断で高尿酸血症を指摘されていたが，放置していた．10 日前に，急に右足第 1 中足趾節関節の痛みを生じ，歩行が困難となったため受診．痛風と診断され，非ステロイド抗炎症薬（NSAIDs）にて治療を受けた．投薬により関節痛は消失したが，食生活習慣の改

善が必要とのことで，後日，栄養食事指導を受けることになった．

　学生時代にテニス部に所属していたので，社会人になってからも週に 2 日ほど続けていた．しかし，37 歳の時に係長になり仕事が忙しくなったため，続けられなくなってしまった．そのため，体重も 20 歳代は 66 kg であったのが，徐々に増加し，40 歳ごろには 75 kg に増加．最近は残業も多くなり夕食時間も遅いため，80 kg まで増加した．

食事摂取・生活状況

　朝食は和食のことが多く，ご飯は 2 杯，おかずは干物や明太子などである．健康のため，納豆は必ず食べるようにしている．昼食は社員食堂で食べるが，かつ丼やカレーライスなどの単品料理が多い．残業が多いため夕食は遅く，ほとんど 21 〜 22 時ごろである．おかずは子どもたちが好きなため，鶏の唐揚げやハンバーグなどの肉料理が多い．晩酌の習慣があり，毎晩缶ビール（350 mL）2 本と焼酎の水割り 1 〜 2 杯を飲む．付け合わせ程度の野菜は食べるが，好んでは食べない．

　運動はテニスを再開したいが時間がなく，通勤も自家用車なので現在はまったくできていない．喫煙は 15 本 / 日．勤務中は忙しいので，水分摂取はあまりしない．

1）NCP

SOAP に沿って栄養管理を検討する．

❶ 栄養評価

a）主観的情報（S）

・10 日前に急に右足第 1 中足趾節関節の痛みを生じたが，非ステロイド抗炎症薬（NSAIDs）により関節痛は消失．
・週に 2 日ほどテニスをしていたが，37 歳の時にやめると体重が 66 kg から 75 kg まで増加．最近は 80 kg まで増加した．
・朝食は，ご飯 2 杯，おかずは干物や明太子などである．
・健康のため，納豆は必ず食べる．
・昼食はかつ丼やカレーライスなどの単品料理が多い．
・残業が多く，夕食時間が遅い．
・夕食のおかずは鶏の唐揚げやハンバーグなどの肉料理が多い．
・晩酌の習慣があり，毎晩缶ビール（350 mL）2 本と焼酎の水割り 1 〜 2 杯を飲む．
・付け合わせ程度の野菜は食べるが，好んでは食べない．
・運動（テニス）を再開したいが時間がない．
・勤務中は忙しいので，水分摂取はあまりしない．

b）客観的情報（O）

・高尿酸血症（痛風），43 歳，男性．
・会社員，4 人家族（妻 40 歳，長男 14 歳，次男 12 歳）．
・身長：172 cm，体重：80.0 kg（BMI：27.0 kg/m^2）．20 歳代 66 kg．
・UA：8.0 mg/dL，γ-GT：65 IU/L，血圧：135/85 mmHg．
・食事摂取量：約 2,500 kcal/ 日（うち，アルコール：約 500 kcal）．
・喫煙：15 本 / 日．

c）栄養アセスメント（A）

FH（食物・栄養に関連した履歴）

・朝食は，ご飯 2 杯，おかずは干物や明太子などである．
・健康のため，納豆は必ず食べる．
・夕食のおかずは鶏の唐揚げやハンバーグなどの肉料理が多い．
・夕食の時間（21 〜 22 時）が遅い．
・毎晩缶ビール（350 mL）2 本と焼酎の水割り 1 〜 2 杯を飲む．
・食事摂取量が約 2,500 kcal/ 日と多く，アルコール摂取量が多いのが問題である．
・勤務中は忙しいので，水分摂取はあまりしない．

・運動（テニス）を再開したいが時間がない.

AD（身体計測）

・身長：172 cm，体重：80.0 kg（BMI：27.0 kg/m^2）.

BD（生化学データ）

・UA：8.0 mg/dL，γ-GT：65 IU/L.

PD（栄養に焦点を当てた身体所見）

・10 日前に急に右足第 1 中足趾節関節の痛みを生じたが，非ステロイド抗炎症薬（NSAIDs）により関節痛は消失.

・血圧：135/85 mmHg.

CH（病歴）

・特になし

d）栄養評価の実施

・体重 80.0 kg（BMI：27.0 kg/m^2）と肥満（1 度）であり，体重過多である.

・UA は 8.0 mg/dL と高尿酸血症の範囲にあり，アルコール摂取過多や干物や明太子，納豆などの摂取によるプリン体摂取過多が原因と考えられる.

・現在の食事摂取量はエネルギー量約 2,500 kcal/ 日（うち，アルコール約 500 kcal/ 日），たんぱく質は適量と推測される. プリン体摂取量は 400 mg/ 日以上.

・目標栄養量

標準体重：65.1 kg

エネルギー：65.1 kg × 25 〜 30 kcal/kg = 1,628 〜 1,953 kcal

　　→アルコール摂取のことを考えて 1,800 kcal とする

たんぱく質：65.1 kg × 1.0 〜 1.2 g = 65.1 〜 78.1 → 75 g

プリン体摂取量：400 mg/ 日以内

飲水量：尿量 2,000 mL/ 日を確保できる量を目標とする

・現在の食事摂取エネルギー量（2,500 kcal）は，目標栄養量 1,800 kcal に対し，139 ％である. たんぱく質摂取量は適量と考えられる. プリン体摂取量は過剰であると考えられる.

・毎日のアルコール摂取量約 500 kcal と過剰である.

❷ 栄養診断（栄養状態の判定）

a）該当する栄養診断コードのリストアップ

各コードの定義，徴候 / 症状（特徴の特定），病因（原因 / 危険因子）の 3 つのポイントを参考にし，リストアップする.

NI-1.3　エネルギー摂取量過剰

NI-2.2　経口摂取量過剰

NI-4.3　アルコール摂取量過剰

NC-2.2　栄養関連の検査値異常

NC-3.3　過体重・肥満

NB-1.1　食物・栄養関連の知識不足

NB-1.5　不規則な食事パターン（摂食障害：過食・拒食）

NB-2.1　身体活動不足

b）もっとも大切なコード（2 個まで）の決定

＊ NI-1.3　エネルギー摂取量過剰

c）原因や要因（E）の推察

エネルギー摂取量過剰による体重過多が高尿酸血症と関連が高いことについて，すでに体重が増加しているにもかかわらず認識が低い. 特にアルコール摂取量が多いことは，エネルギー摂取量過剰だけでなく高尿酸血症の原因になっている.

また，干物や明太子，納豆，アルコールのたび重なる摂取により，プリン体の摂取量が過剰となっている. このことは食品のプリン体含有量についての知識不足によるものと考

えられる．

d）PES 報告

＊NI-1.3　エネルギー摂取量過剰

　血清尿酸値が高く体重過多などがみられることから（S），3食の食事量と夕食時のアルコール摂取量が多いことを原因とする（E），エネルギー量摂取過剰（P）である．

❸ 栄養介入（目標設定と計画立案）（P）

a）モニタリング計画（Mx）

　毎月の外来受診時（1か月ごと）に，アルコール摂取量，食事記録，体重，体脂肪率，UA，TG，LDL-C，HDL-C，γ-GT，FBS，血圧，尿 pH を確認する．

　エネルギー摂取量，プリン体の摂取量を守れば体重過多と血液検査値はよい方向に向かうはずである．しかし，介入項目が守られているのによい結果が出ない場合は，エネルギー摂取量をさらに制限し，適度な有酸素運動を取り入れる必要がある．一方，介入項目が実行できていない場合は，再度その必要性を説明し，患者と介入方法を相談する．

b）栄養治療計画（Rx）

エネルギー摂取量の適正化

　BMI や体脂肪が高くなるとそれに伴って血清尿酸値が高いことが報告されている．アルコール摂取量過多によってエネルギー摂取量も過多になっているため禁酒し，エネルギー摂取量の適正化を図る．

プリン体の減量

　厳格な低プリン食を毎日摂取することは困難なので，プリン体含有量の多い食品を控え，400 mg/日以内とする．朝食時の干物や明太子を避けたり，納豆は豆腐に変更するなどしてプリン体の摂取を減らす．また，アルコールは代謝される際に内因性プリン分解を亢進することにより，血清尿酸値を上昇させるため禁酒が望ましい．

c）栄養教育計画（Ex）

食生活と高尿酸血症との関連

　血清尿酸値上昇の原因が，飲酒量が多いことによるエネルギー摂取量過多とプリン体の摂取過多であることを理解してもらい，節酒や食品選択の重要性に気づいてもらう．アルコールでとるエネルギー摂取量や食品中のプリン体含有量などを説明し，目標にする目安が理解できるようにする．

❹ 栄養介入（実施）

　具体的な食事内容（栄養食事指導内容）を検討する．

　高尿酸血症とエネルギー摂取量やアルコール，プリン体とのかかわりを詳しく説明し，食生活改善の機会が今であることを理解させ，患者自らが行動変容を起こさせるよう仕向ける．

　エネルギー摂取量の適正化とプリン体の減量が目的であるので，食事内容はバランスのよい食事とし，適切なエネルギー摂取量を守る．

a）栄養摂取量の目安

・標準体重：65.1 kg
・エネルギー：65.1 kg × 25 ～ 30 kcal/kg = 1,628 ～ 1,953 kcal →アルコール摂取のことを考えて 1,800 kcal とする
・たんぱく質：65.1 kg × 1.0 ～ 1.2 g = 65.1 ～ 78.1 → 75 g
・プリン体摂取量：400 mg/日以内

b）食事計画表（食品構成）の例（表 3-8）

　青色部分は，目標にしてもらう食事計画表として患者に提示し，家庭の食事内容に合わせた具体的な食事指導を行う．

表 3-8 ● 本症例における食事計画表の例

食品項目（食材の例）		摂取量 (g)	エネルギー (kcal)	たんぱく質 (g)	脂質 (g)	炭水化物 (g)	プリン体 (mg)
穀類	【朝】ご飯	180	302	4.5	0.5	66.8	19.4
	【昼】ご飯	180	302	4.5	0.5	66.8	19.4
	【夕】ご飯	180	302	4.5	0.5	66.8	19.4
いも類（じゃがいも）		80	61	1.3	0.1	14.1	0.0
果物類（バナナ）		100	86	1.1	0.2	22.5	0.0
魚介類（たい）		90	159	18.8	8.5	0.1	116.0
肉類（豚ロース赤肉）		70	105	15.9	3.9	0.2	63.6
卵類（鶏卵）		50	76	6.2	5.2	0.2	0
豆類（木綿豆腐）		100	72	6.6	4.2	1.6	31.1
乳類（普通牛乳）		200	134	6.6	7.6	9.6	0
油脂類（調合油）		15	138	0.0	15.0	0.0	0
野菜類（ほうれんそう）		100	20	2.2	0.4	3.1	51.4
（はくさい）		200	28	1.6	0.2	6.4	0
海藻・きのこ類		適量					
調味料（砂糖）		10	38	0.0	0.0	9.9	0
（みそ）		12	23	1.5	0.7	2.6	5.9
合　計			1,846	75.3	47.5	270.7	326.2

栄養管理報告書	
NI-1.3　エネルギー摂取量過剰	
S	・毎晩缶ビール（350 mL）2 本と焼酎の水割り 1 ～ 2 杯を飲む. ・朝食は，ご飯 2 杯，おかずは干物や明太子などである. 健康によいと思い，納豆は必ず食べる. ・週に 2 日ほどテニスをしていたが，37 歳の時にやめると体重が 66 kg から 75 kg まで増加. 最近は 80 kg まで増加した.
O	・身長：172 cm，体重：80.0 kg（BMI：27.0 kg/m^2）. ・37 歳ごろより体重増加し，40 歳ごろは 75 kg まで増加（BMI：25.4 kg/m^2） ・UA：8.0 mg/dL，γ-GT：65 IU/L，血圧：135/85 mmHg. ・食事摂取量：約 2,500 kcal/日（うち，アルコール：約 500 kcal/日）.
A	エネルギー摂取量とプリン体摂取過多による高尿酸血症である. 　アルコール摂取量過多によりエネルギー摂取量も過多となっており，すでに体重過多であるにもかかわらず認識が薄い. また，高プリン体含有食品の度重なる摂取により，プリン体摂取量が過剰となっている. このことは食品のプリン体含有量についての知識不足によるものと考えられる. 【PES 報告】 　血清尿酸値が高く体重過多などがみられることから，3 食の食事量と夕食時のアルコール摂取量が多いことを原因とする. エネルギー摂取量過剰である.
P	Mx）毎月の外来受診時（1 か月ごと）に，アルコール摂取量，食事記録，体重，UA，γ-GT，血圧を確認する. Rx）アルコールは禁酒とする. プリン体は含有量の多い食品を控え，400 mg/日以内とする. Ex）血清尿酸値上昇の原因が，飲酒量過多によるエネルギー摂取量過多と，プリン体の摂取過多であることを理解してもらう. アルコールで摂るエネルギー量や食品中のプリン体含有量などを説明する.

【 演習 3-5 】 高尿酸血症・痛風の栄養管理

症例

患者データ

48歳，男性，税理士．家族構成：（同居）妻46歳．

主訴：なし．主病名：高尿酸血症．既往歴：36歳　胆石症（手術）．

服薬：なし．

臨床所見

身長：175 cm，体重：80 kg（BMI：26.1 kg/m²），腹囲：90 cm，血圧：126/78 mmHg．
WBC：5,200/μL，RBC：450万/μL，Hb：15.6 g/dL，Ht：45 %，TP：7.8 g/dL，
Alb：4.7 g/dL，AST：33 IU/L，ALT：28 IU/L，γ-GT：38 IU/L，TG：145 mg/dL，
LDL-C：119 mg/dL，HDL-C：52 mg/dL，UA：8.6 mg/dL，FBS：102 mg/dL．
尿糖：（－），尿たんぱく：（－），尿潜血：（－），尿pH：6.5．

経緯

45歳の時に個人事務所を立ち上げ，独立．仕事は順調で，忙しい毎日を送っている．

最近，健康診断を受けていないことを思い出し，人間ドックを受診した．その結果，血清尿酸値がかなり高くなっており，指定病院での治療を勧められた．薬物療法を行う前に食生活習慣の改善をめざして栄養食事指導を受けることになった．

独立するまでは税理士事務所の社員だったので，規則正しい生活を送っており，体重も68 kgを維持していたが，現在は個人事務所のため，生活時間が不規則であり，体重も増加した．

食事摂取・生活状況

朝食はトースト，目玉焼き，コーヒー（砂糖・ミルク入り），昼食は短時間で食べられるチャーハンやうどんなど単品が多い．しかし，仕事の都合により食事時間は不規則で，間食にスナック菓子や菓子パンと清涼飲料水あるいはコーヒーをとる．付き合いも多く，夕食は週に3〜4日は外食で，その時には焼酎の水割り2〜3杯は飲む．外食をしない日も家で焼き鳥やいわしの缶詰をつまみに焼酎の水割りを飲んでいる．フルーツも好きで，毎日寝る前に食べる．たばこは42歳の時にやめた．

30歳前半から30分程度のウォーキングを週に3日続けているが，水分補給のためにスポーツドリンク500 mLを1本飲むようにしている．現在のエネルギー摂取量は約2,600 kcal（うちアルコール：約400 kcal，間食：約600 kcal）である．

6. 消化器手術（胃全摘）

症例

患者データ

64歳，男性，会社員（管理職）．家族構成：（同居）妻62歳，息子34歳，息子の妻33歳．

主訴：倦怠感，食欲不振．主病名：胃癌による胃摘出（全摘）後．既往歴：高血圧症．

臨床所見

身長：165 cm，体重：49.0 kg，血圧：142/90 mmHg．
WBC：6,200/μL，RBC：420万/μL，Hb：14.0 g/dL，Ht：40.1 %，Plt：21.5万/μL，
TP：6.4 g/dL，Alb：3.4 g/dL，T-Bil：0.4 mg/dL，BUN：15.0 mg/dL，AST：19 IU/L，
ALT：23 IU/L，ChE：210 U/L，FBS：98 mg/dL，CEA：1.2 ng/mL，CA19-9：15 U/mL．

経緯

入院3か月前から心窩部痛，倦怠感，食欲不振の症状があり，消化器内科に受診し，進行胃癌が発見された．入院6か月前の体重は55 kgであり，入院時までに5 kgの体重減少があった．その後，胃全摘手術＋D2リンパ節郭清，ルーワイ吻合が行われた．また術後の化学療法は行っ

ていない.

　術後 6 日間は絶食で，中心静脈栄養による高カロリー輸液が施行された．絶食後，吻合不全がないことや吻合部の通過障害が起こっていないことなどが確認され，経口摂取が開始となった．経口摂取は流動食，3 分粥食，5 分粥食，7 分粥食，全粥食とステップアップしていき，ご飯も摂取できるようになっていったが，回数は少量頻回食で 1 日 6 回食であった．また時間をかけてゆっくり食事摂取していた．経過良好で，手術後 2 週間で退院する際に管理栄養士による栄養食事指導を行うこととなった．術後の体重は 1 kg 減少し 49 kg となっていた．現在のエネルギー摂取量は 1,800 kcal 程度である.

食事摂取・生活状況

　調理はほぼすべて料理が得意な妻が担当しているが，夫婦ともに昔から濃い味つけを好み，和食が多かった．40 代ごろから高血圧を指摘されるようになり，近所のクリニックに通院していた．そのころより食塩摂取量を気にするようになり，なるべく薄い味つけにするなど工夫はしていた.

　平日は朝 6 時半ごろに起床，7 時半ごろに朝食で，ご飯，みそ汁，焼き魚，卵焼き，漬物，お茶．昼は会社内にある食堂で，焼き魚定食や，豚のしょうが焼き定食など，定食を摂取する．19 時ごろに会社が終わり，20 時くらいに帰宅，そこから夕食で，ご飯，みそ汁，日によって替わる肉や魚料理，野菜の煮物，漬物，日本酒 1 合が基本である．間食習慣はない.

　管理職であることから，週 1 回は接待があり，その際には酒を通常より多く（日本酒 3 合ほど）摂取する．また，責任ある仕事で，ストレスはかかっている.

　仕事自体での身体活動量は少ないが，平日は家から駅まで 15 分の徒歩，駅から会社まで 10 分ほど歩いている．週末は夫婦で散歩に出かけ，1 時間ほど歩いていた．月に 1 回は仕事関連でゴルフに出かける.

　20 歳から 40 歳くらいまで喫煙していたが，40 歳を機に禁煙し，現在は喫煙していない.

　夫婦ともに几帳面な性格であり，病気をきっかけにきちんとした栄養管理をしていこうと考えている.

　医師からの指示栄養量は 2,000 kcal/ 日である.

1）NCP

　SOAP に沿って栄養管理を検討する.

❶ 栄養評価

a）主観的情報（S）

・入院 3 か月前から心窩部痛，倦怠感，食欲不振の症状があり，消化器内科に受診し，進行胃癌が発見された.
・昔から濃い味つけを好み，和食が多い.
・40 代ごろから高血圧を指摘されるようになり食塩摂取量を気にしはじめ，なるべく薄い味つけにするなど工夫はしていた.
・規則正しい生活をしている.
・毎日家で飲酒する.
・週 1 回の接待ではお酒を通常より多く摂取する.
・仕事でのストレスは大きい.
・平日は家から駅まで 15 分，駅から会社まで 10 分ほど歩いている．週末は夫婦で散歩に出かけ，1 時間ほど歩く．月に 1 回は仕事関連でゴルフに出かける.
・夫婦ともに几帳面な性格であり，病気をきっかけにきちんとした栄養管理をしていこうと考えている.

b）客観的情報（O）

・胃癌による胃摘出手術（全摘）後.
・64 歳男性，会社員（管理職），妻，息子夫妻の 4 人暮らし.
・身長：165 cm，体重：49.0 kg（入院 6 か月前：55.0 kg，入院時：50.0 kg），BMI：18.0 kg/m^2.

- 入院 6 か月前の体重は 55.0 kg であり，入院時までに 5 kg の体重減少があった．
- 胃全摘手術＋D2 リンパ節郭清，ルーワイ吻合が行われ，術後の化学療法は行っていない．
- 術後 6 日間は絶食で，中心静脈栄養による高カロリー輸液が施行された．
- 絶食後，経口摂取が開始となった．経口摂取は流動食，3 分粥食，5 分粥食，7 分粥食，全粥食とステップアップしていき，ご飯も摂取できるようになっていったが，1 日 6 回の少量頻回食であった．また時間をかけてゆっくり食事摂取していた．
- 経過良好で，手術後 2 週間で退院することになった．
- 術後の体重は 1 kg 減少し 49 kg となっていた．
- 血圧：142/90 mmHg
- WBC：6,200/μL，RBC：420 万 /μL，Hb：14.0 g/dL，Ht：40.1 %，Plt：21.5 万 /μL，TP：6.4 g/dL，Alb：3.4 g/dL，T-Bil：0.4 mg/dL，BUN：15.0 mg/dL，AST：19 IU/L，ALT：23 IU/L，FBS：98 mg/dL，CEA：1.2 ng/mL，CA19-9：15 U/mL．
- 食事摂取量（入院前）は，エネルギー約 1,900 kcal/ 日，食塩摂取量約 11 g．

c) アセスメントデータの抽出（A）

FH（食物・栄養に関連した履歴）
- 調理はほぼすべて料理が得意な妻が担当している．
- 濃い味つけを好む．
- 40 代ごろから高血圧を指摘されるようになり食塩摂取量を気にしはじめ，なるべく薄い味つけにするなど工夫はしていた．
- 規則正しい食生活をしている．
- 毎日家で飲酒する．
- 週 1 回の接待ではお酒を通常より多く摂取する．
- 夫婦ともに几帳面な性格であり，病気をきっかけにきちんとした栄養管理をしていこうと考えている．
- 食事摂取量（入院前）はエネルギー約 1,900 kcal/ 日，食塩摂取量約 11 g．

AD（身体計測）
- 身長：165 cm，体重：49.0 kg（BMI：18.0 kg/m²）．
- 入院 6 か月前の体重：55.0 kg（BMI：20.2 kg/m²）．
- 入院時の体重：50.0 kg（BMI：18.4 kg/m²）．

BD（生化学データ）
- 血圧：142/90 mmHg．
- WBC：6,200/μL，RBC：420 万 /μL，Hb：14.0 g/dL，Ht：40.1 %，Plt：21.5 万 /μL，TP：6.4 g/dL，Alb：3.4 g/dL，T-Bil：0.4 mg/dL，BUN：15.0 mg/dL，AST：19 IU/L，ALT：23 IU/L，FBS：98 mg/dL，CEA：1.2 ng/mL，CA19-9：15 U/mL．

PD（栄養に焦点を当てた身体所見）
- 特になし

CH（病歴）
- 高血圧症

d) 栄養評価の実施

- 身長：165 cm，体重：49.0 kg（BMI：18.0 kg/m²）であり，低体重である．6 か月前の体重 55.0 kg（BMI：20.2 kg/m²）より体重が減少しはじめ，入院時体重は 50.0 kg（BMI：18.4 kg/m²）で，入院中に体重はやや減少しており，6 か月前の体重に比して 6 kg，10.9 %減少している．
- 血清総たんぱくは 6.4 g/dL，アルブミンが 3.4 g/dL と低値を示しており，低栄養状態の可能性が高い．摂取エネルギーや摂取栄養素の不足，栄養素の吸収障害，エネルギー代謝亢進，炎症反応や組織修復などで消費されるエネルギー，たんぱく質代謝の亢進等で栄養障害が生じている可能性が高い．
- 肝機能は正常，血糖値，コレステロールは基準値内である．
- Hb や Ht は基準値内にあるため貧血ではないが，今後注意して観察する．

・食事摂取量は，入院前がエネルギー約 1,900 kcal/ 日，食塩摂取量約 11.0 g．入院中は少量頻回食を摂取していた．現在のエネルギー摂取量は 1,800 kcal 程度である．医師からの指示栄養量は 2,000 kcal/ 日．

・目標栄養量

標準体重：59.9 kg（身長：165 cm）

推定エネルギー必要量（Harris-Benedict の式を用いた場合）

基礎代謝量（kcal/day）×活動係数×侵襲係数（ストレス係数）

= 1,133 × 1.3 ～ 1.5 × 1.0 = 1,473 ～ 1,700

※侵襲係数は合併症がないため 1.0 とする．

※基礎代謝量（Harris-Benedict の式）

男性：66.5 ＋体重（kg）× 13.8 ＋身長（cm）× 5.0 －年齢× 6.8

= 66.5 + 49.0 × 13.8 + 165 × 5.0 － 64 × 6.8 = 1,132.5

推定エネルギー必要量（まとめ）

→入院前の食事摂取エネルギー（1,900 kcal）は標準体重を維持しており，適正であったと考えられる．医師の指示量は満たされていないが，体重は維持されているので少しずつ増やし，体重を確認しながら調整していくこととする．

❷ 栄養診断（栄養状態の判定）

a）該当する栄養診断コードのリストアップ

各コードの定義，徴候 / 症状（特徴の特定），病因（原因 / 危険因子）の３つのポイントを参考にし，リストアップする．

NI-1.1　エネルギー消費の亢進

NI-5.1　栄養素必要量の増大

NI-5.2　栄養失調

NC-1.4　消化機能異常

NC-2.1　栄養素代謝異常

NC-2.2　栄養関連の検査値異常

NC-3.1　低体重

NC-3.2　意図しない体重減少

NB-1.1　食物・栄養関連の知識不足

NB-2.1　身体活動不足

b）もっとも大切なコード（2 個まで）の決定

＊NC-1.4　消化機能異常

c）原因や要因の（E）の推察

胃癌による症状で経口摂取が不足したうえにエネルギー代謝亢進なども加わり，摂取エネルギーや他の栄養素に関しても不足している可能性が高いと考えられる．手術による侵襲も加わり，胃の全摘出であることから食事内容や容量に制限が加わって体重が減少し，血清たんぱくやアルブミン低下となり低栄養状態となっている．また，胃を摘出したことにより消化能力の低下や代謝異常が起きている可能性が高い．

d）PES 報告

＊NC-1.4　消化機能異常

手術後の経過は順調ではあるが，体重はまだ低体重であり，血清総たんぱくやアルブミンも低値を示すことから（S），胃全摘を原因とする（E），消化機能異常（P）である．

❸ 栄養介入（目標設定と計画立案）（P）

a）モニタリング計画（Mx）

毎月の外来時（1 か月ごと）に，エネルギー摂取量と食事内容，体重，血清総たんぱく，アルブミン，ヘモグロビン，ヘマトクリット，MCV，MCH，MCHC を確認する．

適正なエネルギーと栄養素摂取量，さらに消化管機能異常を考慮した食事を継続するこ

とで，体重や栄養状態を改善し，貧血も予防できるはずである．しかし，介入項目が守られているにもかかわらず改善された結果が出ない場合は，エネルギー摂取量をさらに増量，あるいは栄養素の内訳を再検討する必要がある．

一方，介入項目が実行できていない場合は，再度，その必要性を説明し，患者と介入内容を相談する．

b) 栄養治療計画（Rx）

胃腸機能異常への対応

胃を全摘出しているため，消化能力が低下していること，またさまざまなメカニズムによる合併症が起こる可能性があることから，おのおのに対応した食事や注意点を提示し，実践する．

少量頻回食あるいは1日3食を摂取することでエネルギー摂取量を確保する．食品の選択方法，調理方法などを指導し，消化管機能障害を考慮しつつ，エネルギー摂取量や必要な栄養素を増加させる．

c) 栄養教育計画（Ex）

食生活と胃全摘との関連

低栄養状態や起こりうる合併症の原因が，エネルギー摂取量の不足や代謝亢進，病態によることであることを理解してもらい，適正なエネルギーや栄養素摂取と胃全摘に対応する重要性に気づいてもらう．エネルギー摂取や適正な栄養素摂取などについて説明し，目標にする目安が理解できるようにする．

❹ 栄養介入（実施）

具体的な食事内容（栄養食事指導内容）を検討する．

・手術後1か月ほどは少量頻回食で，1日5〜6回食とする：小胃症状により，1回に摂取できる食事量が低下し，また摂取速度も低下する．早期飽満感，腹痛，下痢，嘔吐等が合併症として考えられるため，1日3食を基本的な食事とし，残り2〜3食を間食の形として少量頻回食で摂取する．

・1か月経過後，漸次食事の回数を減らし，手術後2か月くらいで1日3食とする．

・消化能力が低下しているため，消化のよい食品や低残渣の食品を選択する．消化のよい調理法なども工夫し，ゆっくりと時間をかけて摂取する．

・刺激物（アルコール飲料，香辛料，カフェイン，炭酸飲料など）：消化管への負担や吻合部の刺激を避けるために避けるのが望ましい．

・**早期ダンピング症候群**への対応：炭水化物を制限し，高たんぱく質，適度な脂質の摂取を基本とする．食事はゆっくり摂取，少量頻回食にするなど1回の量も多くなりすぎないように工夫する．

・**後期ダンピング症候群**への対応：血糖値が急速に上昇する二糖類や単糖類の摂取（甘いものなど）の過剰摂取を控え，反応性の低血糖を予防するよう，少量頻回食でゆっくりと食事をするようにする．発症時にはジュースや砂糖，キャンディなどの単糖類や少糖類中心の糖質補給を行い，低血糖へ対応する．

・逆流性食道炎への対応：胃切除により下部食道括約筋（lower esophageal sphincter; LES）の低下，噴門部圧の低下により起こりやすい．就寝前2時間ほどは食事をしないなどの工夫をし，逆流を防ぐ．

・食事のみでの摂取が困難な場合は，栄養剤やサプリメントなどを活用する．

a) 栄養摂取量の目安

・エネルギー：2,000 kcal（医師の指示）
　たんぱく質：59.9 kg × 1.1 〜 1.5 g/kg/ 日 = 65.9 〜 89.9 g/ 日
　炭水化物：エネルギー比：50 〜 65 %（250 〜 325 g）
　脂質エネルギー比：20 〜 30 %（44.4 〜 66.7 g）
　　→胆汁分泌の亢進，逆流性食道炎，消化時間延長等を避けるため，脂質は控えめにすることが望ましい．

早期ダンピング症候群
胃を摘出しているために急激に小腸に高浸透圧の食物が流入し，腸管の血流量が増大し，結果的に全身の循環血液量が低下することによって腹痛，めまい，冷汗，動悸などが起こる．症状はおおよそ食後20〜30分後で，一過性である．症状が起きた場合は安静にする．

後期ダンピング症候群
食後の急激な血糖値上昇に伴い，インスリンが過剰に分泌されることにより，食後2〜3時間に低血糖が引き起こされることにより出現する症状である．

表 3-9 ●本症例における食事計画表の例

食品項目（食材の例）	摂取量（g）	エネルギー（kcal）	たんぱく質（g）	脂質（g）	炭水化物（g）
穀類（ご飯）	400	672	10.0	1.2	148.4
（食パン）	120	312	10.8	5.0	55.9
いも類（じゃがいも）	150	114	2.4	0.2	26.4
果物類（バナナ）	100	86	1.1	0.2	22.5
魚介類（たら）	120	92	21.1	0.2	0.1
肉類（豚もも脂肪なし）	80	131	17.0	6.2	0.2
卵類（鶏卵）	50	76	6.2	5.2	0.2
大豆類（木綿豆腐）	100	72	6.6	4.2	1.6
乳類（牛乳）	200	134	6.6	7.6	9.6
油脂類（調合油）	20	184	0.0	20.0	0.0
野菜類（ほうれんそう）	100	20	2.2	0.4	3.1
（だいこん）	200	30	0.8	0.2	8.2
海藻・きのこ類	適量	0	0	0	0
調味料（砂糖）	15	57	0.0	0.0	14.9
（みそ）	12	23	1.5	0.7	2.6
合　計		2,003	86.3	51.3	293.7

この食材量を6分割して献立を作成する．栄養量だけでなく，量（g 数）も同程度になるようにする．

食塩摂取量：6 g 未満
→高血圧であること，また濃い味は消化管への刺激となるため少なくする．
ビタミン，ミネラル
→胃全摘によりさまざまな栄養素の消化吸収障害が生じる．鉄欠乏性貧血や巨赤芽球性貧血や骨粗鬆症のリスク上昇，脂溶性ビタミン不足に注意する．

b）食事計画表（食品構成）の例（表 3-9）
色の部分は，目標としたい食事計画表として患者に示す．

胃全摘による影響
胃切除による胃酸分泌低下によって，3価鉄イオンが2価鉄イオンへの還元が低下し，鉄の吸収不良が起こり，鉄欠乏性貧血につながる．鉄の摂取とともに，鉄の吸収能を上昇させるようなビタミンCなどと一緒に摂取するとよい．
ビタミン B12 は胃から出る内因子と結合し，回腸末端で吸収されるが，胃切除（特に胃の上部切除）により内因子が欠乏するとビタミン B12 の吸収障害が起こり，巨赤芽球性貧血につながる．
胃切除後はカルシウムやビタミン D の吸収も低下し，骨粗鬆症のリスクが高まる．「骨粗鬆症の予防と治療ガイドライン 2015 年版」によると，骨粗鬆症の治療には，カルシウム 700 ～ 800 mg/ 日，ビタミン D 600 ～ 800 IU（15 ～ 20 µg），ビタミン K 250 ～ 300 µg が推奨されている．
また脂質の消化吸収能が低下していることで脂溶性ビタミン不足にも注意する．

栄養管理報告書
NC-1.4　消化機能異常
S・入院3か月前から心窩部痛，倦怠感，食欲不振の症状があり，消化器内科に受診し，進行胃癌が発見された． ・昔から濃い味つけを好み，和食が多い． ・40 代ごろから高血圧を指摘されるようになり食塩摂取量を気にしはじめ，なるべく薄い味つけにするなど工夫はしていた． ・規則正しい生活をしている． ・毎日家で飲酒する． ・週1回の接待ではお酒を通常より多く摂取する． ・仕事でのストレスは大きい． ・平日は家から駅まで 15 分，駅から会社まで 10 分ほど歩いている．週末は夫婦でお散歩に出かけ，1 時間ほど歩く．月に 1 回は仕事関連でゴルフに出かける． ・夫婦ともに几帳面な性格であり，病気をきっかけにきちんとした栄養管理をしていこうと考えている．

O	・64 歳，男性 ・胃癌による胃摘出（全摘）後 ・既往歴：高血圧症 ・身長：165 cm，体重：49.0 kg（入院前：6 か月 55.0 kg，入院時：48.0 kg），BMI：18.0 kg/m²． ・胃全摘手術＋D2 リンパ節郭清，ルーワイ吻合が行われ，術後の化学療法は行っていない． ・術後 6 日間は絶食で，中心静脈栄養による高カロリー輸液が施行された． ・絶食後，経口摂取が開始となった．経口摂取は流動食，3 分粥食，5 分粥食，7 分粥食，全粥食とステップアップしていき，ご飯も摂取できるようになっていったが，1 日 6 回の少量頻回食であった．また時間をかけてゆっくり食事摂取していた． ・経過良好で，手術後 2 週間で退院することになった． ・血圧：142/90 mmHg ・WBC：6,200/μL，RBC：420 万/μL，Hb：14.0 g/dL，Ht：40.1 ％，Plt：21.5 万/μL，TP：6.4 g/dL，Alb：3.4 g/dL，T-Bil：0.4 mg/dL，BUN：15.0 mg/dL，AST：19 IU/L，ALT：23 IU/L，FBS：98 mg/dL，CEA：1.2 ng/mL，CA19-9：15 U/mL． ・食事摂取量（入院前） 　エネルギー：約 1,900 kcal/日 　食塩摂取量：約 11 g
A	胃癌による胃摘出（全摘）後の患者である．胃癌による症状で経口摂取が不足したうえにエネルギー代謝亢進なども加わり，摂取エネルギーや他の栄養素に関しても不足している可能性が高いと考えられる．手術による侵襲も加わり，胃の全摘出であることから食事内容や容量に制限が加わって体重が減少し，血清たんぱくやアルブミン低下となり低栄養状態となっている．また，胃を摘出したことにより消化能力の低下や代謝異常が起きている可能性が高い． 【PES 報告】 　手術後の経過は順調ではあるが，体重はいまだ低体重であり，血清総たんぱくやアルブミンも低値を示すことから，胃全摘を原因とする，消化機能異常と栄養診断する．
P	Mx）毎月の外来時（1 か月ごと）に，エネルギー摂取量と食事内容，体重，血清総たんぱく，アルブミン，ヘモグロビン，ヘマトクリット，MCV，MCH，MCHC を確認する． Rx）胃を全摘出しているため，消化能力が低下していること，またさまざまなメカニズムによる合併症が起こる可能性があることから，おのおのに対応した食事や注意点を提示し，実践する． 　少量頻回食あるいは 1 日 3 食を摂取することでエネルギー摂取量を確保する．食品の選択方法，調理方法などを指導し，消化管機能障害を考慮しつつ，エネルギー摂取量や必要な栄養素を増加させる． Ex）低栄養状態や起こりうる合併症の原因が，エネルギー摂取量の不足や代謝亢進，病態によることであることを理解してもらい，適正なエネルギーや栄養素摂取と胃全摘に対応する重要性に気づいてもらう．エネルギー摂取や適正な栄養素摂取などについて説明し，目標にする目安が理解できるようにする．

【 演習 3-6　胃摘出（全摘）の栄養管理】

症例

患者データ

66 歳，女性，茶道教室主宰．家族構成：（同居）夫 68 歳．

主訴：倦怠感，食欲不振．主病名：胃癌による胃摘出（全摘）後．既往歴：子宮筋腫．

臨床所見

身長：155 cm，体重：43.0 kg，血圧：132/85 mmHg．

WBC：6,500/μL，RBC：395 万/μL，Hb：12.5 g/dL，Ht：39.1 ％，Plt 21.0 万/μL，

TP：6.3 g/dL，Alb：3.4 g/dL，T-Bil：0.5 mg/dL，BUN：13.0 mg/dL，AST：21 IU/L，

ALT：23 IU/L，ChE：195 U/L，TC：162 mg/dL，FBS：101 mg/dL，CEA：1.1 ng/mL，

CA19-9：13 U/mL．

経緯

　入院3か月前から心窩部痛，倦怠感，食欲不振の症状があり，消化器内科を受診し，進行胃癌が発見された．入院前6か月の体重は50.5 kgであり，入院時までに7.5 kgの体重減少をしていた．その後，胃全摘手術＋D2リンパ節郭清，ルーワイ吻合が行われた．また術後の化学療法は行っていない．

　術後6日間は絶食で，中心静脈栄養による高カロリー輸液が施行された．絶食後，吻合不全がないことや吻合部の通過障害が起こっていない事等が確認され，経口摂取が開始となった．経口摂取は流動食，三分粥食，五分粥食，七分粥食，全粥食とステップアップしていったが，1日6回の少量頻回食であった．また時間をかけてゆっくり食事摂取していた．しかし，全粥食になると食後にめまい，動悸が起こることが3回続き，食事に対する不安がではじめているため，退院する際に管理栄養士による食事指導を行うこととなった．術後に体重が増加し，退院前の体重は43 kgとなっていた．

食事摂取・生活状況

　週に4回，10年ほど前から自宅で茶道教室を開催している．

　調理はほぼすべて自身が担当しており，和食が多い．血圧が高めであると指摘されたことがあり，食塩摂取量は気にしており，なるべく薄い味つけにするなど工夫はしていた．また野菜を取り入れるなど健康に気をつかった食事をしてきたつもりである．

　平日は朝6時ごろに起床，朝食準備をして7時半ごろに夫と一緒に朝食を摂取する．朝食はご飯，みそ汁（減塩みそを使用），焼き魚，漬物（以前より量を半分にした），煎茶といったものである．

　茶道の稽古の日はその後すぐに稽古準備をし，10時から1回目の稽古でこの際に和菓子を1つ摂取する．昼食は生徒と摂取することが多く，12時から13時の間から，患者が多めに作ったお料理と，生徒が持ち寄ったおかずを摂取する．たとえばカレーやシチュー，炊き込みご飯，ちらし寿司などと，スープあるいはみそ汁など，人数に変動があっても調整できるようなものを作っておき，生徒がサラダや野菜の煮物，菓子などを持参し，皆で摂取する．昼食後，午後は14時から2回目の稽古で生菓子を1つと，場合によって干菓子も摂取する．稽古がない日は，チョコレートやクッキーを間食に摂取する．

　稽古がない日は，朝食後，家事や買い物などをし，昼食は前日の稽古用に作った昼食や夕食の残りなどで適当にすませる．

　夕食は，夫が帰宅するタイミングと一緒に19時半くらいから摂取する．夕食の内容は，ご飯，みそ汁，日によって替わる肉（鶏肉や豚もも肉）や魚（白身魚）料理，サラダ（生野菜とノンオイルドレッシング），煎茶が基本であるが，間食を摂取していることを気にしてご飯はお茶碗の3分の1杯ほどしか摂取していない．

　運動習慣は，週3回ほど1回30分のウォーキングをしている．

　茶道教室での教育に関して，また運営などに関しては悩みも多く，ストレスは大きい．

　お酒は2〜3か月に1回の行事で飲酒する程度で，普段は摂取しない．喫煙習慣はない．入院前のエネルギー摂取量は約1,600 kcal，食塩摂取量は約10 gであった．

　几帳面な性格であり，病気をきっかけにきちんとした栄養管理をしていこうと考えている．

　医師からの指示栄養量は1,600 kcal/日である．

7. 炎症性腸疾患（クローン病）

症例

患者データ

　21歳，男性，大学生．家族構成：ひとり暮らし．

　主訴：腹痛，下痢．主病名：クローン病（小腸大腸型）．既往歴：なし．

　服薬：免疫調節薬（6-MP），5-ASA製剤（5-アミノサリチル酸製剤）．

臨床所見

身長：170 cm，体重：56.0 kg，腹囲：75.5 cm，血圧：122/75 mmHg，
WBC：8,200/μL，RBC：505 万 /μL，Hb：12.2 g/dL，Ht：39.6 %，MCV：78 fL，
MCH：24.2 pg，MCHC：30.8 %，Plt：20.6 万 /μL，TP：7.4 g/dL，Alb：3.5 g/dL，
T-Bil：0.6 mg/dL，BUN：8.0 mg/dL，Cr：0.7 mg/dL，AST：20 IU/L，ALT：34 IU/L，
CRP：1.64 mg/dL，**CDAI**：120.4．

経緯

3 か月前に腹痛，下痢，血便，発熱，体重減少（入院時体重：54 kg）を認めたため，クリニックより大学病院へ紹介となり受診，CRP 高値のため入院した．

大腸内視鏡検査と生検，血液検査，便の細菌検査を実施，クローン病の小腸大腸型と診断された．CDAI 高値で活動（再燃）期であったが，経口ステロイドと経腸栄養で治療を開始，寛解導入となり，退院した．

現在は外来療法で 6-MP と 5-ASA 製剤を併用している．

成分栄養剤による栄養療法はコンプライアンス不良のため中止し，薬物治療と食事療法でコントロールを希望している．

食事摂取・生活状況

週に 5 日大学に通うが，起床時間は授業の開始時間に合わせて 8 時から 12 時の間と日によって異なり，朝食は摂取していない．ひとり暮らしで，昼食は 12 時から 14 時の間で大学構内の定食店やコンビニエンスストアでカレーライスや丼もの，夕食は 20 時から 21 時くらいに，定食店，コンビニエンスストア，牛丼店での食事が多く，量は 1 人前である．週末はご飯だけ自分で炊いて，スーパーマーケットで中華料理や和食の惣菜を購入し摂取している．野菜は嫌いではないが意識的には摂取していない．間食習慣はない．夜は 23 時から午前 2 時くらいに就寝をしている．

就職活動で心理的ストレスを強く感じ，1 日 10 本ほど喫煙している．就職活動とともに飲酒量も増え，以前は週に 1 回だった飲酒が，現在は週に 4 回ほどの飲酒となった．コンビニエンスストアで購入した揚げものやえだまめなどのつまみを摂取しながら飲酒し，穀類は摂取しない．1 回の飲酒量は缶ビール 3 本（350 mL/ 本）ほどである．

高校時代は弓道部に所属していたが，けがでやめてから運動習慣はない．

几帳面な性格ではあるが，これまで食事や生活習慣には気をつけることがなかった．これからはできるだけ規則正しく生活をしていき，自分でも調理をしていきたいと考えている．

以前より体重減少していること，またクローン病に適した栄養管理をするため，外来での栄養食事指導を受けることになった．医師からの指示栄養量は 1,900 〜 2,200 kcal/ 日である．

1）NCP

SOAP に沿って栄養管理を検討する．

❶ 栄養評価

a）主観的情報（S）

・成分栄養剤による栄養療法は希望しないため，食事と薬物療法で治療したい．
・大学生活に加えて就職活動でストレスを強く感じ，喫煙量や飲酒量が増加した．
・起床時間が日によって異なるなど，生活が不規則になりがちである．
・朝食は摂取していない．
・ひとり暮らしで，外食や中食が多い．
・運動習慣はない．
・几帳面な性格である．
・これまで食事や生活習慣には気をつけることがなかったが，これからはできるだけ規則正しく生活をしていき，自分でも調理をしていきたいと考えている．

b）客観的情報（O）

・クローン病（小腸大腸型）

クローン病活動指数（Crohn's disease activity index; CDAI）

クローン病の活動度評価の一つ．水様または泥状便の月数，腹痛の有無などの項目がある．クローン病の重症度分類は，①CDAI（150-200：軽症，220-450：中等症，450＜：重症，としている），②腸閉塞などの合併症の有無，③炎症，④治療反応，の 4 項目を参考に判断する〔日本消化器病学会編：炎症性腸疾患（IBD）治療ガイドライン 2016〕．

- 21 歳男性，大学生（就職活動中），ひと暮らし．
- 身長：170 cm，体重：56.0 kg（6 か月前は 63 kg），BMI：19.4 kg/m².
- 3 か月前に腹痛，下痢，血便，発熱，体重減少（入院時体重 54.0 kg）で入院，ステロイドと成分栄養剤で寛解導入した．
- 現在は 6-MP と 5-ASA 製剤の服用中であるが，腹痛と下痢の症状はある．
- WBC：8,200/μL，RBC：505 万 /μL，Hb：12.2 g/dL，Ht：39.6 %，MCV：78 fL，MCH：24.2 pg，MCHC：30.8 %，Plt：20.6 万 /μL，TP：7.4 g/dL，Alb：3.5 g/dL，T-Bil：0.6 mg/dL，BUN：8.0 mg/dL，Cr：0.7 mg/dL，AST：20 IU/L，ALT：34 IU/L，CRP：1.64 mg/dL，CDAI：120.4．
- 食事摂取量は，飲酒しない日（週 3 回）が約 1,500 kcal/ 日，飲酒日（週 4 回）が約 1,700 kcal/ 日（うち，アルコール約 400 kcal）．

c）栄養アセスメント（A）

FH（食物・栄養に関連した履歴）

- 成分栄養剤による栄養療法は希望しない．
- 大学生活に加えて就職活動でストレスを強く感じ，喫煙量や飲酒量が増加した．
- 起床時間が日によって異なるなど，生活が不規則になりがちである．
- 朝食は摂取していない．
- ひとり暮らしで，外食や中食が多い．
- 食事摂取量は飲酒しない日（週 3 回）で約 1,500 kcal/ 日，飲酒する日（週 4 回）で約 1,700 kcal/ 日（うちアルコール約 400 kcal）となり，クローン病患者としてはエネルギー摂取が少ない．

AD（身体計測）

- 身長：170 cm，体重：56.0 kg（BMI：19.4 kg/m²）．
- 6 か月前は体重 63.0 kg（BMI：21.8 kg/m²）．
- 6 か月前より体重が減少しはじめ，3 か月前の入院時体重は 54.0 kg（BMI：18.7 kg/m²）．

BD（生化学データ）

- WBC：8,200/μL，RBC：505 万 /μL，Hb：12.2 g/dL，Ht：39.6 %，MCV：78 fL，MCH：24.2 pg，MCHC：30.8 %，TP：7.4 g/dL，Alb：3.5 g/dL，CRP：1.64 mg/dL，CDAI：120.4．

PD（栄養に焦点を当てた身体所見）

- 特になし

CH（病歴）

- 特になし

d）栄養評価の実施

- 身長 170 cm，体重 56.0 kg（BMI：19.4 kg/m²）で基準値内ではあるが，6 か月前の体重 63.0 kg（BMI：21.8 kg/m²）より体重が減少しはじめ，3 か月前の入院時体重は 54.0 kg（BMI：18.7 kg/m²）であり，入院時よりやや体重は増加しているが，6 か月前の体重に比して減少している．
- 血清総たんぱくは 7.4 g/dL であり基準値内ではあるが，アルブミンが 3.5 g/dL と低値を示しており，低栄養状態の可能性が高い．摂取エネルギーや摂取栄養素の不足，栄養素の吸収障害，炎症によるエネルギー消費亢進，炎症やステロイド治療によるたんぱく異化亢進，出血による喪失，炎症部からのたんぱく漏出，発熱や組織修復などが原因で栄養障害が生じている可能性が高い．
- Hb：12.2 g/dL，Ht：39.6 %，MCV：78 fL，MCH：24.2 pg，MCHC：30.8 % といずれも低値を示し，クローン病に起こることが多い鉄欠乏性貧血である可能性が高い．鉄の摂取量不足，小腸病変による鉄の吸収障害，出血による喪失，炎症による利用障害等に起因し，鉄欠乏性貧血が生じた可能性がある．
- CRP は 1.64 mg/dL であり，炎症が起きている．
- CDAI は 120.4 であり，現在はクローン病の寛解期に相当する．

・現在の食事摂取量として，エネルギー量は飲酒しない日（週3回）で約1,500 kcal/日，飲酒する日（週4回）で約1,700 kcal/日（うち，アルコール約400 kcal）となり，クローン病患者としてはエネルギー摂取が少ない．たんぱく質量は少ないと推測される．医師からの指示栄養量は1,900～2,200 kcal/日である．

・目標栄養量

　標準体重：63.6 kg（身長：170 cm）

　エネルギー：63.6 kg × 30～35 kcal/kg/日 ＝ 1,908～2,226 kcal/日

・現在の食事摂取エネルギー（1,500 kcal あるいは1,700 kcal）は，目標栄養量に比して少ないと考えられる．

❷ 栄養診断（栄養状態の判定）

a）該当する栄養診断コードのリストアップ

　各コードの定義，徴候／症状（特徴の特定），病因（原因／危険因子）の3つのポイントを参考にし，リストアップする．

　NI-1.2　エネルギー摂取量不足

　NI-2.1　経口摂取量不足

　NI-4.3　アルコール摂取量過剰

　NI-5.1　栄養素必要量の増大

　NI-5.2　栄養失調

　NI-5.3　たんぱく質・エネルギー摂取量不足

　NI-5.9.1　ビタミン摂取量不足

　NI-5.10.1（3）　鉄摂取量不足

　NC-1.4　消化機能異常

　NC-2.1　栄養素代謝異常

　NC-2.2　栄養関連の検査値異常

　NC-3.2　意図しない体重減少

　NB-1.1　食物・栄養関連の知識不足

　NB-1.5　不規則な食事パターン

　NB-2.1　身体活動不足

b）もっとも大切なコード（2個まで）の決定

　＊NI-5.2　栄養失調（NI-1.2　エネルギー摂取量不足も可能）

c）原因や要因の（E）の推察

　腹痛や下痢といった消化器症状により経口摂取量が不足しただけでなく，不規則な生活とひとり暮らしであり調理機会や食事療法に対する意識が希薄だったため，摂取エネルギー不足，他の栄養素に関しても不足している可能性が高い．就職活動のストレスで喫煙や飲酒量が増加している．また，小腸および大腸に炎症が起きているため，消化吸収障害などが起きている可能性が高い．結果的に体重減少し，血清アルブミンも低値を示し，低栄養状態となっている．

d）PES報告

　＊NI-5.2　栄養失調（NI-1.2　エネルギー摂取量不足も可能）

　寛解期ではあるが，CRP高値，腹痛や下痢といった消化器症状を有し，血清アルブミンが低値，ヘモグロビン，ヘマトクリット，MCV，MCH，MCHC低値などがみられることから（S），クローン病による消化器症状と不規則な食生活によって食事摂取量が少ないことを原因とする（E），栄養失調（P）であると栄養診断する．

❸ 栄養介入（目標設定と計画立案）（P）

a）モニタリング計画（Mx）

　毎月の外来時（1か月ごと）に，エネルギー摂取量と食事内容，体重，CDAI，CRP，血清総たんぱく，アルブミン，ヘモグロビン，ヘマトクリット，MCV，MCH，MCHC

を確認する.

適正なエネルギーと栄養素摂取量,さらに消化管機能異常を考慮した食事を継続することと,適切な薬物治療で炎症をコントロールすることで,体重や栄養状態,貧血などは改善していくはずである.しかし,介入項目が守られているにもかかわらず改善された結果が出ない場合は,エネルギー摂取量をさらに増量,あるいは栄養素の内訳を再検討する必要がある.

一方,介入項目が実行できていない場合は,再度,その必要性を説明し,患者と介入内容を相談する.

b) 栄養治療計画（Rx）

栄養失調の改善

1日3食を摂取し,また飲酒時も食事をすることでエネルギー摂取量を増加する.食品の選択方法,調理方法などを指導し,消化管機能障害を考慮しつつ,エネルギー摂取量や必要な摂取栄養素を増加させ,栄養状態の改善を図る.

c) 栄養教育計画（Ex）

食生活とクローン病との関連

栄養障害の原因が,エネルギーや栄養素摂取量の不足や病態によることであることを理解してもらい,適正なエネルギー摂取と炎症コントロールをする重要性に気づいてもらう.エネルギー摂取や適正な栄養素摂取などについて説明し,目標にする目安が理解できるようにする.

❹ 栄養介入（実施）

具体的な食事内容（栄養食事指導内容）を検討する.

クローン病と食生活とのかかわりを詳しく説明し,食生活改善の機会がまさに今であることを理解させ,患者自らが行動変容を起こさせるように仕向ける.

消化管機能障害を考慮しながら栄養状態を改善するため,摂取エネルギーの増加やクローン病に適した食事療法を行う.

a) 栄養摂取量の目安

・標準体重：63.6 kg（身長：170 cm）
・エネルギー：63.6 kg × 30 ～ 35 kcal/kg/ 日 = 1,908 ～ 2,226 kcal/ 日
  →体重減少している場合は40 kcal/kg/ 日とされることが多いが,入院時より体重が増加していること,体重減少はしているがBMIは基準値内にあることから,30 ～ 35 kcal/kg/ 日とする.
・炭水化物：エネルギー比60 ％以上
  → 30 kcal/kg/ 日の場合286.2 g以上,35 kcal/kg/ 日の場合333.9 g以上.炭水化物は食事抗原性が低く消化管への負担も少なく,消化吸収もよい.
  ※小麦粉,パン酵母などの *Saccharomyces cerevisiae* 属に対して抗原を示す場合があるため,パンの過剰摂取は避ける.
  ※精製糖は腸内発酵しやすく細菌叢を増悪させる可能性があるため過剰な摂取を避ける.
・たんぱく質：63.6 kg × 1.2 ～ 1.8 g/kg/ 日 = 76.3 ～ 114.5 g/ 日
  →たんぱく質摂取量に関しては諸説あるが,たんぱく質は抗原性を呈する可能性があり,過剰に摂取しすぎないようにする.魚類,大豆製品,脂質の少ない鶏肉などから摂取するとよい.
・脂質：30 g/ 日以下（できれば20 g以下）
  →脂質は胆管の蠕動運動を亢進し,消化時間延長させ,胆汁酸再吸収障害による胆汁酸プールの減少とミセル形成が不十分となり,脂質の消化吸収不良と下痢を引き起こすこともある.炎症抑制効果,腸管を安静に保ち,寛解維持効果があるといわれる低脂質とする.
・n-6 系脂肪酸および動物性脂肪酸は制限する.
  →綿実油,紅花油,大豆油,コーン油,グレープシードオイル,ひまわり油などに多く

---

n-3 系脂肪酸

魚油（EPA, DHA）やえごま油,しそ油,あまに油に多く含まれるn-3系脂肪酸の摂取は炎症反応抑制効果があるという報告もあるが結論は一定ではない.脂質ではあるので,摂取過剰には注意する.
n-3系脂肪酸：n-6系脂肪酸は健常人では1：4を目安とするが,IBD患者の場合はn-3系脂肪酸から30 ％以上摂取することが好ましいという考えもある.

表 3-10 ●本症例における食事計画表の例

食品項目（食材の例）	摂取量 （g）	エネルギー （kcal）	たんぱく質 （g）	脂質 （g）	炭水化物 （g）
穀類（ご飯）	650	1,092	16.3	2.0	241.2
いも類（じゃがいも）	100	76	1.6	0.1	17.6
果物類（バナナ）	100	86	1.1	0.2	22.5
（りんごジュース）	200	88	0.4	0.2	23.6
魚介類（たら）	120	92	21.1	0.2	0.1
肉類（鶏もも皮なし）	80	102	15.2	4.0	0.0
卵類（鶏卵）	50	76	6.2	5.2	0.2
大豆類（木綿豆腐）	100	72	6.6	4.2	1.9
乳・乳製品（ヨーグルト）	100	62	3.6	3.0	4.9
油脂類（調合油）	5	46	0.0	5.0	0.0
野菜類（にんじん）	100	39	0.7	0.2	9.3
（はくさい）	200	28	1.6	0.2	6.4
海藻・きのこ類	0				
調味料（砂糖）	10	38	0.0	0.0	9.9
（みそ）	12	23	1.5	0.7	2.6
合　計		1,920	75.9	25.2	340.2

含まれる n-6 系脂肪酸および動物性脂肪は炎症を惹起すると報告されているため制限する.

- 不溶性食物繊維：10 g／日（≒ 5 g/1,000 kcal）
  →狭窄の程度にもよるが基本的に低残渣の食事が好ましい. 食物繊維のうち, 制限すべきは不溶性食物繊維であり, 特に小腸の活動性病変, 狭窄や痙攣による通過障害が疑われる場合は注意を要するが, それ以外は病態に応じて形態や調理方法で腸管負担を軽減しつつ摂取していく.
- 食塩相当量：8 g 未満
  →濃い味は消化管への刺激ともなるため薄味を心がける.
- **プレバイオティクスやプロバイオティクス**の適度な摂取
  →食物繊維をはじめとするプレバイオティクスは, ビフィズス菌や乳酸菌（プロバイオティクス）を増殖させ腸内細菌叢を整え, 整腸作用やミネラル吸収促進作用もある. また腸内細菌の発酵によって産生される酪酸やプロピオン酸などの短鎖脂肪酸産生を促進し, 大腸粘膜上皮細胞のエネルギー源となり, 粘膜の機能維持や粘膜組織の維持に貢献していると報告されている.
- 刺激物（アルコール飲料, 香辛料, カフェインなど）は消化管への負担や炎症を悪化させる引き金になりやすいので避けるのが望ましい. 冷たい飲食物は, 腸粘膜を刺激して下痢の原因になるので控えたほうがよい. 夜食は胃腸にさらに負担をかけるため避ける.
- ビタミン
  →基本的には日本人の食事摂取基準を参考に摂取するようにする.
  食物繊維制限によって野菜や果物の摂取が少ない, あるいは消化のよい調理法を選択することによって, 生ではなく調理をすることでビタミンが損失している場合もあるため, 注意が必要である.
- ミネラル
  →基本的には食事摂取基準を参考に摂取するようにする.
  食事摂取量不足, 炎症による吸収不良などによって不足している場合があるので留意する.
- 骨粗鬆症への対応
  →エネルギー摂取不足やカルシウム, ビタミン D, ビタミン K 等の摂取量不足, 消化

水溶性食物繊維

水溶性食物繊維は制限外であり. これらは水溶性食物繊維と胆汁酸が結合し糞便中への胆汁酸排泄を促進するといった胆汁酸吸着能や, 食物繊維が水分を吸収し, 下痢の症状を緩和するといった水分吸収能がある.

プレバイオティクス（prebiotics）

1995 年に Gibson らによって発表された難消化物質. 腸内細菌を活性化させたり, 増殖をさせる働きがある.

プロバイオティクス（probiotics）

腸内細菌叢のバランスを整えることで宿主に有益に作用する生きた微生物. あるいは宿主に適した量を与えた際に有益な作用を与える生きた微生物と定義される.

管出血，ステロイド使用，脂肪便によるカルシウム吸収障害，炎症とそれに伴って放出される炎症性サイトカインによる破骨細胞の活性化，低栄養状態等によって骨粗鬆症のリスクが高い疾患である．

男女問わず，栄養状態の維持や必要な栄養素摂取の確保に努める．

・その他

→食事時間を規則正しくコントロールし，十分な睡眠を確保し，上手にストレスを軽減できる方法を工夫する事も大切である．

b) 食事計画表（食品構成の例）（表3-10）

色の部分は，目標としたい食事計画表として患者に示す．

栄養管理報告書
NI-5.2　栄養失調
S	・成分栄養剤による栄養療法は希望しないため，食事と薬物療法で治療したい． ・大学生活に加えて就職活動でストレスを強く感じ，喫煙量や飲酒量が増加した． ・起床時間が日によって異なるなど，生活が不規則になりがちである． ・朝食は摂取していない． ・ひとり暮らしで，外食や中食が多い． ・運動習慣はない． ・几帳面な性格である． ・これまで食事や生活習慣には気をつけることがなかったが，これからはできるだけ規則正しく生活をしていき，自分でも調理をしていきたいと考えている．
O	・クローン病（小腸大腸型）． ・21歳，男性． ・大学生（就職活動中），ひとり暮らし． ・身長：170 cm，体重：56.0 kg（6か月前は63 kg），BMI：19.4 kg/m². ・3か月前に腹痛，下痢，血便，発熱，体重減少（入院時体重：54.0 kg）で入院，ステロイドと成分栄養剤で寛解導入した． ・現在は6-MPと5-ASA製剤の服用で寛解期であるが，腹痛と下痢の症状はある． ・WBC：8,200/μL，RBC：505万/μL，Hb：12.2 g/dL，Ht：39.6 %，MCV：78 fL，MCH：24.2 pg，MCHC：30.8 %，Plt：20.6万/μL，TP：7.4 g/dL，Alb：3.5 g/dL，T-Bil：0.6 mg/dL，BUN：8.0 mg/dL，Cr：0.7 mg/dL，AST：20 IU/L，ALT 34 IU/L，CRP：1.64 mg/dL，CDAI：120.4． ・食事摂取量 飲酒しない日，週3回：約1,500 kcal/日 飲酒日，週4回：約1,700 kcal/日（うち，アルコール：約400 kcal）
A	腹痛や下痢といった消化器症状により経口摂取量が不足しただけでなく，不規則な生活がありひとり暮らしで，調理機会や食事療法に対する意識が希薄だったため，摂取エネルギー不足，他の栄養素に関しても不足している可能性が高い．就職活動のストレスで喫煙や飲酒量が増加している．また，小腸および大腸に炎症が起きているため，消化吸収障害などが起きている可能性が高い．結果的に体重減少し，血清アルブミンも低値を示し，低栄養状態となっている． 【PES報告】 　寛解期ではあるが，CRP高値，腹痛や下痢といった消化器症状を有し，血清アルブミンが低値，ヘモグロビン，ヘマトクリット，MCV，MCH，MCHC低値などがみられることから，クローン病による消化器症状と不規則な食生活によって食事摂取量が少ないことを原因とする，栄養失調である．

P	Mx）毎月の外来時（1 か月ごと）に，エネルギー摂取量と食事内容，体重，CDAI，CRP，血清総たんぱく，アルブミン，ヘモグロビン，ヘマトクリット，MCV，MCH，MCHC を確認する.
	Rx）1 日 3 食摂取し，また飲酒時も食事をすることでエネルギー摂取量を増加する. 食品の選択方法，調理方法などを指導し，消化管機能障害を考慮しつつ，エネルギー摂取量や必要な摂取栄養素を増加させ，栄養状態の改善を図る. また脂質摂取量や脂肪酸の種類，たんぱく質摂取量，不溶性食物繊維，プレバイオティクス，プロバイオティクスなど，クローン病における消化管機能異常に適した食品選択，調理方法，食事内容を提案し，実践する.
	Ex）栄養障害の原因が，エネルギーや栄養素摂取量の不足や病態によることであることを理解してもらい，適正なエネルギー摂取と炎症コントロールをする重要性に気づいてもらう. エネルギー摂取や適正な栄養素摂取などについて説明し，目標にする目安が理解できるようにする.

2）食事管理

症例をもとにした炎症性腸疾患の食事の例を**表 3-11** に示す.

表 3-11 ● 炎症性腸疾患の食事（例）

献立名		食品名	重量(g)	エネルギー(kcal)	たんぱく質(g)	脂質(g)	炭水化物(g)	食物繊維			食塩相当量(g)
								水溶性食物繊維(g)	不溶性食物繊維(g)	食物繊維総量(g)	
朝	ご飯	めし	200	336	5.0	0.6	74.2	0.0	0.6	0.6	0.0
	小松菜と卵の炒め物	こまつな	70	10	1.1	0.1	1.7	0.3	1.1	1.3	0.0
		鶏卵	50	76	6.2	5.2	0.2	(0.0)	(0.0)	(0.0)	0.2
		こいくちしょうゆ	5	4	0.4	0.0	0.5	(0.0)	(0.0)	(0.0)	0.7
		オリーブ油	3	28	0.0	3.0	0.0	0.0	0.0	0.0	0.0
	じゃがいものみそ汁	じゃがいも	50	38	0.8	0.1	8.8	0.3	0.4	0.7	0.0
		はくさい	30	4	0.2	0.0	1.0	0.1	0.3	0.4	0.0
		かつお・昆布だし	150	3	0.5	Tr	0.5	-	-	-	0.2
		米みそ	12	23	1.5	0.7	2.6	0.1	0.5	0.6	1.5
		小ねぎ	3	1	0.1	0.0	0.2	0.1	0.1	0.1	0.0
	バナナヨーグルト	バナナ	50	43	0.6	0.1	11.3	0.1	0.5	0.6	0.0
		ヨーグルト　全脂無糖	100	62	3.6	3.0	4.9	(0.0)	(0.0)	(0.0)	0.1
		はちみつ	5	15	0.0	0.0	4.0	(0.0)	(0.0)	(0.0)	0.0
昼	ご飯	めし	200	336	5.0	0.6	74.2	0.0	0.6	0.6	0.0
	豚肉のしそ巻	豚もも皮下脂肪なし	50	74	10.8	3.0	0.1	(0.0)	(0.0)	(0.0)	0.1
		食塩	0.5	0	0.0	0.0	0.0	(0.0)	(0.0)	(0.0)	0.5
		しそ	2	1	0.1	0.0	0.0	0.0	0.1	0.1	0.0
		米みそ	8	17	0.8	0.2	3.0	0.0	0.4	0.4	0.5
		ごま油	2	18	0.0	2.0	0.0	0.0	0.0	0.0	0.0
	付け合わせ	ブロッコリー	30	10	1.3	0.2	1.6	0.2	1.1	1.3	0.0
		にんじん	20	8	0.1	0.0	1.9	0.1	0.4	0.6	0.0
		食塩	0.3	0	0.0	0.0	0.0	(0.0)	(0.0)	(0.0)	0.3
	ほうれん草と長芋のあえ物	ほうれんそう	60	12	1.3	0.2	1.9	0.4	1.3	1.7	0.0
		ながいも	30	20	0.7	0.1	4.2	0.1	0.2	0.3	0.0
		こいくちしょうゆ	5	4	0.4	0.0	0.5	(0.0)	(0.0)	(0.0)	0.7
		かつお節	0.5	2	0.4	0.0	0.0	(0.0)	(0.0)	(0.0)	0.0
	りんごジュース	りんご30%果汁入り飲料	200	92	Tr	Tr	22.8	0.0	0.0	0.0	0.0
夕	ご飯	めし	250	420	6.3	0.8	92.8	0.0	0.8	0.8	0.0
	鱈と白菜のレンジ蒸し	まだら	120	92	21.1	0.2	0.1	(0.0)	(0.0)	(0.0)	0.4
		食塩	0.3	0	0.0	0.0	0.0	(0.0)	(0.0)	(0.0)	0.3
		はくさい	30	4	0.2	0.0	1.0	0.1	0.3	0.4	0.0
		すだち	5	1	0.0	0.0	0.3	0.0	Tr	0.0	0.0
		こいくちしょうゆ	5	4	0.4	0.0	0.5	(0.0)	(0.0)	(0.0)	0.7
	胡瓜とささみの酢物	きゅうり	40	6	0.4	0.0	1.2	0.1	0.4	0.4	0.0
		鶏肉ささ身	30	32	6.9	0.2	0.0	(0.0)	(0.0)	(0.0)	0.0
		マカロニ・スパゲッティ	5	19	0.6	0.1	3.7	0.0	0.1	0.1	0.0
		穀物酢	8	2	0.0	0.0	0.2	(0.0)	(0.0)	(0.0)	0.0
		食塩	0.6	0	0.0	0.0	0.0	(0.0)	(0.0)	(0.0)	0.6
		砂糖	4	15	(0.0)	(0.0)	4.0	(0.0)	(0.0)	(0.0)	0.0
	湯豆腐ぎんあんかけ	木綿豆腐	100	72	6.6	4.2	1.6	0.1	0.3	0.4	0.1
		にんじん	20	8	0.1	0.0	1.9	0.1	0.4	0.6	0.0
		昆布だし	50	2	0.1	Tr	0.5	-	-	-	0.1
		清酒	3	3	0.0	Tr	0.1	-	-	0.0	0.0
		本みりん	3	7	0.0	Tr	1.3	-	-	-	0.0
		うすくちしょうゆ	8	4	0.5	0.0	0.6	(0.0)	(0.0)	(0.0)	1.3
		片栗粉	3	10	0.0	0.0	2.4	(0.0)	(0.0)	(0.0)	0.0
		しょうがおろし汁	2	0	0.0	0.0	0.1	0.0	0.0	0.0	0.0
合　計				1,936	83.8	24.8	332.1	2.1	9.8	11.9	8.3

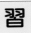

【 演習 3-7 】　炎症性腸疾患（クローン病）の栄養管理

症例

患者データ

21 歳，女性，大学生．家族構成：（同居）父 49 歳，母 47 歳，弟 17 歳．

主訴：腹痛，下痢．主病名：クローン病（小腸大腸型）．

既往歴：なし．服薬：抗 TNF 製剤．

臨床所見

身長：158.0 cm，体重：46.5 kg．血圧：120/72 mmHg．

WBC：6,500/μL，RBC：424 万 /μL，Hb：10.1 g/dL，Ht：33.6 %，MCV：79 fL，

MCH：23.8 pg，MCHC：30.1 %，Plt：31.2 万 /μL，TP：6.4 g/dL，Alb：3.4 g/dL，

T-Bil：0.4 mg/dL，BUN：8.0 mg/dL，Cr：0.8 mg/dL，AST：18 IU/L，

ALT：11 IU/L，CRP：0.95 mg/dL，CDAI：110.5．

経緯

　3 か月前に腹痛，下痢，血便，発熱，体重減少（3 か月で 51.5 kg から 45 kg に減少），肛門病変を認めたため，クリニックより大学病院へ紹介となり炎症性腸疾患専門外来を受診した．

　大腸内視鏡検査と生検，血液検査，便の細菌検査を実施，クローン病の小腸大腸型と診断された．CRP 高値，CDAI 高値で活動（再燃）期であり，経口ステロイドと SASP（サラゾスルファピリジン）で治療を開始するが，ステロイド抵抗性がありステロイド中止，抗 TNFα療法を導入し，寛解となる．現在は抗 TNFα療法を継続している．3 か月間の治療で体重は 1.5 kg 増加し，現在は 46.5 kg である．成分栄養剤による栄養療法はこれまでは施行していなかったが，今回は一部分で導入をして，薬物治療と食事療法でのコントロールを希望している．

食事摂取・生活状況

　実家で両親と弟と一緒に生活しており，食事は母親が主に作っているが，母親は仕事をしているため朝は自分で用意している．週に 5 日大学に通い，平日は朝 7 時頃起床し，朝食はトーストにバターを塗ったものとコーヒーである．最近は，クローン病の食事は洋食より和食がよいとインターネットに書いてあったことから，理由などをあまり理解してはいないが，時々和食にしており，その際にはご飯と納豆のみにしている．昼食は 12 時から 13 時の間に大学構内のカフェテリアでパスタやサンドウィッチセットなどをとることが多いが，甘いものが好きで，週に 2 ～ 3 回は昼食を抜いてケーキやスコーン，チョコレートなどを摂取し，食事の代わりにしている．夕食は 19 時から 20 時くらいで，弟も好むようなメニューが多く，ご飯，みそ汁，唐揚げやハンバーグ，サラダなどが多い．15 時ごろと夕食後に間食で，クッキーやチョコレートなどを摂取する習慣がある．夜は 23 時ごろに就寝している．

　飲酒は週に約 1 回の飲み会程度で，その際にはサワー 1 杯とカクテル 2 杯ほど飲む．

　几帳面な性格で，完璧にこなしたい気持ちがある一方であまりうまくいっていない就職活動で心理的ストレスを強く感じており，気持ちが落ち着かない日が多くなった．

　中学時代，高校時代とも華道部に所属し，運動習慣はない．

　これからはできるだけ食生活に気をつけて規則正しく生活をしていき，自分でも調理をしていきたいと考えている．成分栄養剤の検討も考慮している．

　以前より体重減少していること，またクローン病に適した栄養管理や具体的な食事療法を学ぶため，外来での栄養食事指導を受けることになった．現在のエネルギー摂取量は約 1,500 kcal である．

　医師からの指示栄養量は 1,650 ～ 1,900 kcal/ 日である．

8. 脂肪肝（NASH）

症例

患者データ

46 歳，女性，青果卸売り手伝い

家族構成：（同居）母 70 歳

主訴：全身倦怠感

服薬：なし

臨床所見

身長：168 cm，体重：85 kg

AST：107 IU/L，ALT：174 IU/L，LDH：251 IU/L，ChE：372 IU/L，ALP：265 IU/L，

γ-GT：59 IU/L，TC：265 mg/dL，TG：286 mg/dL，HDL-C：37 mg/dL，

LDL-C：175 mg/dL，T-Bil：0.7 mg/dL，HbA1c：6.2 %

経緯

感冒症状で近医受診後，全身倦怠感が続いたため近医より紹介され来院した．外来時の血液検査にて，肝機能障害が認められ精査にて NASH と診断され，医師より 1,800 kcal の食事にするように指示があった．

食事摂取，生活状況

昔から食べることが好きで，おなか一杯食べることが習慣となっていた．20 歳の頃の体重は 73 kg で，その後体重が徐々に増加したが，太っていることは特に気にしていない．母と二人暮らしのため，食事の残りは全部自分が片付けていた．食事摂取のバランスはよいが主食はおかわりをし，副食の摂取量も多かった．間食は，15 時頃に饅頭や団子などを食べる．フライ，揚げ物は好きで，残っていれば全部食べてしまう．嫌いなものはない．食事は規則正しく，朝 9 時，昼 12 時，夕 18 時に摂取している．外食はほとんどしていない．

朝食は，ご飯 2 杯，みそ汁，目玉焼，ふりかけなど，昼食は菓子パン 2 個，炭酸飲料 500 mL，間食は大福 2 個，夕食はご飯 2 杯，揚げ物中心の主菜，野菜サラダ（ドレッシングをたっぷりかける）という内容である．日常の栄養摂取量は，エネルギー 3,200 ～ 3,400 kcal である．

1）NCP

❶ 栄養評価

a）主観的情報（S）

・昔から食べることが好きで，おなか一杯食べることが習慣となっていた．

・20 歳の頃の体重は 73 kg，太っていることは特に気にしていない．

・母と二人暮らしで，食事の残りは全部自分が片付けていた．

・昼食は，菓子パン 2 個，炭酸飲料 500 mL を摂取していた．

・間食は，饅頭や団子など，和菓子なのでカロリーが低いと思い，毎日 2 個ずつ食べていた．

・食事摂取のバランスはよいが主食はおかわりをし，副食の摂取量が多かった．

b）客観的情報（O）

・46 歳，女性

・青果卸売り手伝い，2 人家族（母 70 歳）

・身長：168 cm，体重：85 kg（BMI：30.1 kg/m²）肥満（2 度）

・20 歳の頃の体重は 73 kg（BMI：25.9 kg/m²）

・AST：107 IU/L，ALT：174 IU/L，γ-GT：59 IU/L，TC：265 mg/dL，TG：286 mg/dL，HDL-C：37 mg/dL，LDL-C：175 mg/dL，T-Bil：0.7 mg/dL，HbA1c：6.2 %

・食事摂取量：3,200 ～ 3,400 kcal/ 日（うち白飯約 1,000 kcal，間食約 400 ～ 500 kcal，

脂肪肝

肝臓に中性脂肪が過剰に蓄積した状態．過栄養性脂肪肝と低栄養性脂肪肝がある．過栄養による脂肪肝は，アルコール性と非アルコール性に大別される．非アルコール性脂肪肝は肥満，糖尿病，脂質異常症が原因で飲酒歴のない肝障害を認める症例について，非アルコール性脂肪性肝疾患（NAFLD）という．同じく，飲酒歴はないが脂肪沈着が進行し，肝細胞壊死，炎症，線維化を認める症例は，非アルコール性脂肪肝炎（NASH）という．

NASH の診断基準

血液検査，画像診断に加え，組織学的診断（肝生検）をおこなう．特徴は，肝細胞への脂肪沈着，小葉内炎症，肝細胞の風船様変性，肝線維化の進展である．

菓子パン約 800 kcal，炭酸飲料約 200 kcal）

c) アセスメントデータの抽出（A）

FH（食物・栄養に関連した履歴）

・太っていることは特に気にしておらず，おなか一杯食べることが習慣となっている．
・主食は 2 杯食べ，おかずは母の残したものまで全部食べる．
・菓子パン，炭酸飲料をほぼ毎日摂取している．
・間食は毎日行い，少なくても 2 個は食べる．

AD（身体計測）

・身長：168 cm，体重：85 kg（BMI：30.1 kg/m^2）肥満（2 度）

BD（生化学データ）

・AST：107 IU/L，ALT：174 IU/L，γ-GT：59 IU/L，TC：265 mg/dL，TG：286 mg/dL，HDL-C：37 mg/dL，LDL-C：175 mg/dL，T-Bil：0.7 mg/dL，HbA1c：6.2 ％

PD（栄養に焦点を当てた身体所見）

・全身倦怠感

CH（病歴）

・なし

d) 栄養評価の実施

・体重：85 kg（BMI：30.1 kg/m^2）で肥満（2 度）である．
・肝機能異常を認め，脂肪肝（NASH）である可能性が高い．
・TG，LDL-C が高値であり，脂質異常症である．
・現在の食事摂取エネルギー量は 3,200 〜 3,400 kcal/ 日（うち白飯：約 1,000 kcal，間食：約 400 〜 500 kcal，菓子パン：約 800 kcal，炭酸飲料：約 200 kcal）とかなり多く摂取しており，たんぱく質も多く摂取している．
・医師からの指示栄養量：1,800 kcal
・主食，菓子パン，炭酸飲料，間食の摂取量が多く，炭水化物エネルギー比率が高いと考えられる．
・ほぼ毎日揚げ物を摂取しており，脂質摂取量が多いと考えられる．

❷ 栄養診断（栄養状態の判定）

a) 該当する栄養診断コードのリストアップ

各コードの定義，徴候 / 症状（特徴の特定），病因（原因 / 危険因子）の 3 つのポイントを参考にし，リストアップする．

NI-1.5　エネルギー摂取量過剰
NI-2.2　経口摂取量過剰
NI-5.6.2　脂質過剰摂取
NI-5.8.2　炭水化物過剰摂取
NC-2.2　栄養関連の臨床検査値異常
NB-1.1　食物・栄養に関連した知識不足
NB-1.7　不適切な食物選択

b) もっとも大切なコード（2 個まで）の決定

NI-5.8.2　炭水化物過剰摂取

d) 原因や要因の（E）推察

食生活は比較的規則正しいが，間食の習慣があり，主食摂取量が多く，揚げ物を毎日摂取している．過体重や過剰摂取に対する認識は薄い．

d) PES 報告

NI-5.8.2　炭水化物過剰摂取

過体重，BMI 高値，肝機能異常，TG，LDL-C の高値がみられることから（S），主食と間食の摂取量が多いことを原因とする（E），炭水化物過剰摂取（P）である．

❸ 栄養介入（目標設定と計画立案）（P）

a）モニタリング計画（Mx）

毎日の体重測定と記録，食事摂取量，BMI，AST，ALT，γ-GT，TG，LDL-C.

b）栄養治療計画（Rx）

目標栄養量の設定：（エネルギー 1,800 kcal，たんぱく質 70 g，炭水化物エネルギー比 50 ～ 60 ％とする．

体重減量：2 ～ 3 kg/ 月

c）栄養教育計画（Ex）

摂取量が過剰であることから肥満，内臓脂肪の蓄積が起こり，肝細胞へのトリグリセリド沈着が起こり，肝細胞障害や遺伝的要因などが加わり NASH を発症する．肥満，糖尿病，脂質異常症などを併発していることが多く，重症化すると酸化ストレス，炎症性サイトカインなどにより，病状が進行する．そのため，体重減量を目標に食事療法，運動療法を行うことが原則であることを理解し，実行してもらう．

❹ 栄養介入（実施）

具体的な食事内容をもとに栄養食事指導を実施する．

現在の食事摂取量が過剰摂取であることを伝え，病状改善のためには体重減量が必要不可欠であることを理解してもらう．減量のために生活習慣，食習慣で改善できることを自ら考えるよう促し，本人の意思を確認しながら目標設定を行い，改善プランについてサポートする．

a）栄養摂取量の目安

急激な体重減少は病態を悪化させることがあるため，体重減量の目標は 2 ～ 3 kg/ 月程度とする．標準体重は 62.1 kg である．

- エネルギー：30 kcal/kg 標準体重
  30 kcal × 62.1 kg = 1,863 kcal ≒ 1,800 kcal
- たんぱく質：1.0 ～ 1.5 g/kg 標準体重
  1.0 ～ 1.5 g × 62.1 kg = 62.1 ～ 93.2 g ≒ 70 g
- 脂質エネルギー比：20 ～ 25 ％
- 炭水化物エネルギー比：50 ～ 60 ％
- 飽和脂肪酸，トランス脂肪酸を控える．
- アルコール：禁止することが望ましい．
- 糖尿病合併がある場合は，糖尿病の食事療法に準ずる．
- 血清フェリチンや血清鉄が高値の場合は，鉄制限（6 mg/ 日）を行う．

b）食事計画表（食品構成）の例

目標とする食事計画表（食品構成）を**表 3-12** に示す．この表は患者に示し，家庭での食事内容に合わせて具体的に献立を提示し食事指導を行う．

2）他職種との連携

医師には継続的な食事療法が重要であることについて患者に教育してもらい，外来受診時には栄養指導を必ず受けるよう患者を誘導してもらう．看護師には，体重測定を依頼する．

3）食事管理

症例をもとにしたエネルギー調整食の例を**表 3-13** に示す．

表 3-12 ● 本症例における食品構成の例

食品項目（食材の例）	摂取量 (g)	エネルギー (kcal)	たんぱく質 (g)	脂質 (g)	炭水化物 (g)
穀類【朝】食パン	90	238	8.4	4.0	42.0
【昼】ご飯	200	336	5.0	0.6	74.2
【夕】ご飯	200	336	5.0	0.6	74.2
いも類（じゃがいも）	70	53	1.1	0.1	12.3
果物類（りんご）	100	57	0.1	0.2	15.5
魚介類（あじ）	80	101	15.8	3.6	0.1
肉類（鶏もも皮なし）	60	135	11.7	9.1	0.1
卵類（鶏卵）	50	76	6.2	5.2	0.2
大豆類（木綿豆腐）	100	72	6.6	4.2	1.6
乳類（普通牛乳）	180	121	5.9	6.8	8.6
油脂類（調合油）	15	138	0	15.0	0
野菜類（ほうれんそう）	150	30	3.3	0.6	4.7
（はくさい）	200	46	2.6	0.4	10.4
海藻・きのこ等	適量				
調味料（砂糖）	6	23	0	0	6.0
（みそ）	12	23	1.5	0.7	2.6
合計		1,785	73.2	51.1	252.5

栄養管理計画書
NI-5.8.2　炭水化物過剰摂取
S ・昔から食べることが好きで，おなか一杯食べることが習慣となっていた． ・20 歳の頃の体重は 73 kg，太っていることは特に気にしていない． ・母と二人暮らしで，食事の残りは全部自分が片付けていた． ・昼食は，菓子パン 2 個，炭酸飲料 500 mL を摂取していた． ・間食は，饅頭や団子など，和菓子なのでカロリーが低いと思い，毎日 2 個ずつ食べていた． ・食事摂取のバランスはよいが主食はおかわりをし，副食の摂取量が多かった．
O ・身長：168 cm，体重：85 kg（BMI：30.1 kg/m²）肥満（2 度） ・AST：107 IU/L，ALT：174 IU/L，γ-GT：59 IU/L，TC：265 mg/dL，TG：286 mg/dL，HDL-C：37 mg/dL，LDL-C：175 mg/dL，T-Bil：0.7 mg/dL，HbA1c：6.2 ％ ・現在の食事摂取エネルギー量 3,200 ～ 3,400 kcal/日 （うち白飯約 1,000 kcal，間食約 400 ～ 500 kcal，菓子パン約 800 kcal，炭酸飲料約 200 kcal）
A 食生活は比較的規則正しいが，間食の習慣がある．主食，菓子パン，炭酸飲料，間食の摂取量が多く，炭水化物エネルギー比率が高いと考えられる．また，ほぼ毎日揚げ物を摂取しており，脂質摂取量が多いと考えられる．過体重や過剰摂取に対する認識は薄い． 【PES 報告】 　炭水化物摂取が多く，過体重，BMI 高値，肝機能異常，TG，LDL-C の高値がみられることから，主食と間食の摂取量が多いことを原因とする，炭水化物過剰摂取である．
P Mx）毎日の体重測定と記録し，外来受診時に食事摂取量，BMI，AST，ALT，γ-GT，TG，LDL-C を確認する． Rx）目標栄養量の設定（エネルギー 1,800 kcal，たんぱく質 70 g，炭水化物エネルギー比：50 ～ 60 ％とする），体重減量（2 ～ 3 kg/ 月）を目標とする． Ex）摂取量が過剰であることから肥満，内臓脂肪の蓄積が起こり，肝細胞へのトリグリセリド沈着が起こり，肝細胞障害や遺伝的要因などが加わり NASH を発症する．肥満，糖尿病，脂質異常症などを併発していることが多く，重症化すると酸化ストレス，炎症性サイトカインなどにより，病状が進行する．そのため，体重減量を目標に食事療法，運動療法を行うことが原則であることを理解し，実行してもらう．

表 3-13 ● 脂肪肝（NASH）のエネルギー調整食（例）

	献立名	食品名	分量（g）	エネルギー（kcal）	たんぱく質（g）	脂質（g）
朝	パン	食パン	90	238	8.4	4.0
		ジャム（いちご）	20	51	0.1	0.0
	スクランブルエッグ	鶏卵	40	60	4.9	4.1
		普通牛乳	10	7	0.3	0.4
		人参	5	2	0.0	0.0
		玉葱	20	7	0.2	0.0
		パセリ	0.05	0	0.0	0.0
		砂糖	2	8	0.0	0.0
		食塩	0.5	0	0.0	0.0
		無塩バター	3	23	0.0	2.5
	サラダ	大根	35	6	0.1	0.0
		かいわれ大根	4	1	0.1	0.0
		はつか大根	4	1	0.0	0.0
		ノンオイルドレッシング	10	4	0.1	0.0
	果物	りんご	50	29	0.1	0.1
	牛乳	普通牛乳	180	121	5.9	6.8
昼	ご飯	めし	200	336	5.0	0.6
	若鶏パン粉焼	鶏むね肉（皮つき）	60	115	11.7	7.0
		食塩	0.6	0	0.0	0.0
		薄力粉	8	29	0.6	0.1
		鶏卵	8	12	1.0	0.8
		パン粉	8	30	1.2	0.5
		パルメザンチーズ	2	10	0.9	0.6
		パセリ	0.5	0	0.0	0.0
		オリーブ油	3	28	0.0	3.0
		大豆油	2	18	0.0	2.0
		キャベツ	40	9	0.5	0.1
		食塩	0.2	0	0.0	0.0
		大豆油	2	18	0.0	2.0
		トマトケチャップ	8	10	0.1	0.0
		レモン	9	5	0.1	0.1
	クリーム煮	じゃがいも	40	30	0.6	0.0
		ブロッコリー	30	10	1.3	0.2
		人参	15	6	0.1	0.0
		玉葱	15	6	0.2	0.0
		マッシュルーム（缶詰）	10	1	0.3	0.0
		普通牛乳	20	13	0.7	0.8
		ホワイトルー	8	35	0.4	1.5
		無塩バター	4	31	0.0	3.3
		コンソメ	0.5	1	0.0	0.0
	サラダ	レタス	20	3	0.2	0.0
		きゅうり	10	1	0.1	0.0
		トマト	20	4	0.1	0.0
		ノンオイルドレッシング	10	4	0.1	0.0
夕	ご飯	めし	200	336	5.0	0.6
	魚の煮付	かれい	60	57	11.8	0.8
		小松菜	30	4	0.5	0.1
		みりん風調味料	1	2	0.0	0.0
		こいくちしょうゆ	7.2	5	0.6	0.0
		酒	1	1	0.0	0.0
	煮物	牛肉かた（脂身つき）	30	54	5.7	3.2
		かぼちゃ	40	36	0.8	0.1
		玉葱	20	7	0.2	0.0
		アスパラガス	10	2	0.3	0.0
		ウスターソース	3	4	0.0	0.0
		砂糖	2	8	0.0	0.0
		こいくちしょうゆ	1.8	1	0.1	0.0
	千枚漬	大根	45	8	0.2	0.0
		人参	5	2	0.0	0.0
		砂糖	2	8	0.0	0.0
		食塩	0.4	0	0.0	0.0
		穀物酢	4	1	0.0	0.0
	果物	バナナ	50	43	0.6	0.1
	合計			1,903	71.3	45.7

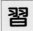

演　　　　習

【演習 3-8】　脂肪肝（NASH）の栄養管理】

症例

患者データ

55 歳，女性，主婦（スーパーでパート勤務）

家族構成：（同居）夫 57 歳，長女 28 歳，次女 23 歳

主訴：全身倦怠感

服薬：なし

臨床所見

身長：151 cm，体重：76.4 kg（BMI：33.5 kg/m²）

AST：59 IU/L，ALT：80 IU/L，LDH：231 IU/L，ChE：352 IU/L，ALP：216 IU/L，

γ-GT：45 IU/L，TC：244 mg/dL，TG：163 mg/dL，HDL-C：51 mg/dL，

LDL-C：161 mg/dL，PG：144 mg/dL，HbA1c：6.4 %

経緯

脂質異常症で近医を定期受診していたが，服薬治療は行われていなかった．この度，全身倦怠感，肝機能異常を認め近医より紹介受診した．外来受診時の血液検査にて，肝機能障害が認められた．精査にて NASH と診断され，脂質異常症，耐糖能異常も認められ，減量も必要なことから，医師より栄養食事指導を受けるようにいわれた．

食事摂取，生活状況

4 人家族で，夫，娘 2 人と同居している．週のうち 3 日間は，午後からスーパーで 4 時間レジ打ちのパートをしている．間食をする習慣があり，間食として，毎日夕食を作る前に，菓子パン，クッキー，スナック菓子など（約 300 〜 400 kcal 程度）を食べていた．夕食は 19 時頃主人と一緒に一人前食べている．娘たちの帰宅する 21 時頃に食卓でテーブルにつき話をしている時に，つい口さみしくなり，軽く食事をする．また，料理は残しておくことができず，残り物はすべて自分が食べきるようにしている．自宅でよく作るメニューは，簡単で素早くできるようにと，揚げ物や炒め物など油を使った料理がほとんどである．揚げ物は週 4 回程度で，夕食の主菜は肉類が多い．

9. 肝硬変（非代償性肝硬変）

症例

患者データ

69 歳，男性，無職

家族構成：妻 67 歳

主訴：意識障害，全身倦怠感

服薬：アミノレバン EN 配合散（50 g × 2 包），ウルソ（100 mg）6 錠，

フロセミド錠 20 mg，スピロノラクトン錠 25 mg（1 錠×朝食後），ラクツロース（6 g）3 包，

ラキソベロン液（便秘時）

既往歴：糖尿病，C 型慢性肝炎，肝細胞癌，腹水貯留

臨床所見

身長：173.2 cm，体重：70 kg（健常時：68.5 kg）

AST：40 IU/L，ALT：25 IU/L，LDH：533 IU/L，ChE：77 IU/L，ALP：243 IU/L，

γ-GT：25 IU/L，TC：97 mg/dL，T-Bil：7.2 mg/dL，UN：13 mg/dL，

Cr：0.66 mg/dL，eGFR：70 mL/min/ 1.73 m²，Na：140 mEq/L，K：3.9 mEq/L，

NH₃：167 μg/dL，TP：6.4 g/dL，Alb：2.7 g/dL，Hb：13.1 g/dL，

WBC：17 × 10² /μL，Ht：38.4 %，血小板：4.1 × 10⁴ /μL，PT：50.7 %，

HbA1c：6.1 %，AFP：252.8 ng/mL，PIVKA-Ⅱ：1,043 mAU/mL，CA19-9：98.5 U/mL

身体計測

AC：25.4 cm（% AC：93.1 %），TSF：5.9 mm（% TSF：55.4 %），

AMC：22.9 cm（% AMC：95.7 %），腹囲：85.5 cm

身体所見

体温：36.7 ℃，腹水貯留（＋），**肝性脳症**昏睡度（Ⅲ度），重症度（**Child-Pugh 分類**）grade C

経緯

60 歳時に近医にて肝機能異常を指摘され，精査目的にて当院を紹介された．検査の結果，C型慢性肝炎と診断され，通院加療していた．65 歳時に肝硬変を指摘されていたが，4 年くらい前から下肢のむくみ，腹部膨満感，食欲不振を認めるようになった．次第に低アルブミン血症，耐糖能異常，黄疸，高アンモニア血症も認めるようになった．自宅にて意識障害が認められたため救急外来を受診し，即日入院となった．

食事摂取・生活状況

これまでに，入院・外来栄養食事指導を妻と一緒に何度も受けていたが病識は甘く，食事療法の必要性も理解できていない．医師からは 2,000 kcal/ 日を目指すように指示されており，妻は食事療法に注意して 1,800 ～ 2,000 kcal，たんぱく質 60 ～ 65 g とバランスの良い食事を準備している．薄味の料理にはしょうゆや塩をかけて食べている．昔から味つけが濃いものが好きで，食欲がない時は，ご飯に漬物や佃煮などで済ませることもある．食塩摂取量は概算では 12 g/ 日以上は摂取している．

1）NCP

❶ 栄養評価

a）主観的情報（S）

・普段から食事療法に対する認識が低い．

・妻が食事内容について理解し，バランスのよい食事を心がけている．

・味つけは濃いものを好み，薄味のおかずにはしょうゆや塩などをかけて食べる．

・食欲がない時は，ご飯と漬物，佃煮などで済ませる．

b）客観的情報（O）

・69 歳，男性，非代償性肝硬変，重症度（Child-Pugh 分類）grade C

・無職，2 人家族（妻 67 歳）

・身長：173.2 cm，体重：72 kg（健常時：68.5 kg）

・AST：40 IU/L，ALT：25 IU/L，γ-GT：25 IU/L，T-Bil：7.2 mg/dL，NH_3：167 µg/dL，TP：6.4 g/dL，Alb：2.7 g/dL，血小板：4.1×10^4/µL，PT：50.7 %，HbA1c：6.1 %，AFP：252.8 ng/mL，PIVKA-Ⅱ：1,043 mAU/mL，CA19-9：98.5 U/mL

・食事摂取量：1,800 ～ 2,000 kcal，たんぱく質：60 ～ 65 g，食塩：12 g

c）アセスメントデータの抽出（A）

FH（食物・栄養に関連した履歴）

・普段から食事療法に対する認識が低い．

・味つけの濃いものを好み，しょうゆや塩をかけて食べることが多い．

・食塩摂取量が 12 g/ 日と多く，食塩摂取量過剰となっている．

AD（身体計測）

・身長：173.2 cm，体重：72 kg（健常時：68.5 kg）

・AC：25.4 cm（% AC：93.1 %），TSF：5.9 mm（% TSF：55.4 %），AMC：22.9 cm（% AMC：95.7 %），腹囲：85.5 cm

BD（生化学データ）

・AST：40 IU/L，ALT：25 IU/L，γ-GT：25 IU/L，T-Bil：7.2 mg/dL，NH_3：167 µg/dL，TP：6.4 g/dL，Alb：2.7 g/dL，血小板：4.1×10^4/µL，PT：50.7 %，HbA1c：6.1 %，AFP：252.8 ng/mL，PIVKA-Ⅱ：1,043 mAU/mL，CA19-9：98.5 U/mL

肝性脳症

意識障害を中心とする精神症状を呈する．たんぱく質の過剰摂取や便秘，利尿薬などが誘因となって生じる．

Child-Pugh 分類

肝硬変の重症度分類で，肝予備能を評価する．

	1点	2点	3点
脳症	ない	軽度	時々昏睡
腹水	ない	少量	中等量
血清ビリルビン値（mg/dL）	2.0 未満	2.0 ～ 3.0	3.0 超
血清アルブミン値（g/dL）	3.5 超	2.8 ～ 3.5	2.8 未満
プロトロンビン活性値（%）	70 超	40 ～ 70	40 未満

各項目の点数を加算し，合計点で分類する．A：5 ～ 6 点，B：7 ～ 9 点，C：10 ～ 15 点．
〔「慢性肝炎の治療ガイドライン 2008」（日本肝臓学会 / 編），文光堂，2007〕

PD（栄養に焦点を当てた身体所見）

・下肢浮腫，腹水貯留

・黄疸

・意識障害，肝性脳症昏睡度（Ⅲ度）

・全身倦怠感

CH（病歴）

・糖尿病，C 型慢性肝炎，肝細胞癌

d）栄養評価の実施

・体重 72 kg（BMI：24.0 kg/m²）で標準体重より多いが，健常時体重が 68.5 kg であることから，下肢浮腫，腹水貯留に伴う体重増加である．

・TP，Alb は基準値より低値であり，肝機能低下に伴うたんぱく質代謝異常による．低たんぱく質状態（低アルブミン血症）では，膠質浸透圧の低下から，浮腫（下肢），腹水貯留，胸水貯留などがみられる．

・TC は，肝臓でのコレステロール合成低下により，低値を示す．

・AST，ALT，γ-GT は肝細胞の炎症・壊死による肝細胞障害から高値となり，繰り返すことにより線維化がすすむ．AST ＞ ALT から肝硬変の進展がうかがえる．

・T-Bil は，肝硬変非代償期による黄疸の症状がみられ，高値となっている．直接ビリルビンが増加し，胆汁うっ滞を引き起こしていると考えられる．

・NH_3 は，意識障害がみられていることから，高値となっている．肝臓におけるアンモニア処理能力が低下し，門脈 - 大循環短絡路（シャント）の形成により，アンモニアの血中濃度が上昇し，肝性脳症を発症する．

・現在の食事摂取量：1,800 ～ 2,000 kcal，たんぱく質：60 ～ 65 g，食塩：12 g

・医師からの指示栄養量：2,000 kcal/ 日

・**肝不全用経腸栄養剤**を併用するため，食事からのエネルギー摂取量，たんぱく質摂取量を調整する．

・腹水貯留を認めることから，食塩摂取量が過剰と考えられる．

・肝性脳症を認め，便秘予防のために，食物繊維を十分に摂取する．

❷ 栄養診断（栄養状態の判定）

a）該当する栄養診断コードのリストアップ

各コードの定義，徴候 / 症状（特徴の特定），病因（原因 / 危険因子）の 3 つのポイントを参考にし，リストアップする．

NI-5.10.2（7）　ミネラル過剰摂取（ナトリウム）

NC-2.1　栄養素代謝異常

NC-2.2　栄養関連の臨床検査値異常

NB-1.1　食物・栄養に関連した知識不足

NB-1.3　食事・ライフスタイル変更への心がまえ不足

b）もっとも大切なコードの決定

NI-5.10.2（7）　ミネラル過剰摂取（ナトリウム）

NC-2.1　栄養素代謝異常

c）原因や要因の（E）推察

外来受診時，入院時にも定期的に栄養食事指導を受けていたが，病識，食事療法の必要性の認識が甘い．妻は何度か一緒に栄養食事指導に同席し，食事療法について協力的で，実行できているが，本人が妻の言うことを聞かないため，食塩摂取過剰となっている．さらに，食欲不振，食欲低下から食事摂取に偏りがみられ，食塩含有量の多い食品（漬物，佃煮など）の摂取量が多くなっている．また，肝硬変の進行により，栄養状態の低下や肝性脳症の発症を認めるため，栄養状態の改善，高アンモニア血症の予防・改善目的で，分岐鎖アミノ酸を投与し，**フィッシャー比**の改善につなげる．

肝不全用経腸栄養剤

分岐鎖アミノ酸（BCAA）を豊富に含有する消化態もしくは半消化態栄養剤である．低アルブミン血症（Alb ≦ 3.5 g/dL）を認め，肝性脳症の既往があり，食事摂取量の低下が認められる場合にのみ処方される．

分岐鎖アミノ酸（BCAA）

バリン，ロイシン，イソロイシンの総称．

フィッシャー（Fischer）比

BCAA（分岐鎖アミノ酸）と AAA（芳香族アミノ酸）のモル比．肝硬変では，AAA を肝臓で代謝できず，血中で増加し一方，エネルギー源としてあるいはアンモニア処理のために BCAA の利用が亢進するため，血中濃度が低下する．成人の基準値は，3.0 以上である．

d) PES 報告

NI-5.10.2 ミネラル過剰摂取（ナトリウム）

　肝硬変の進行により腹水貯留，浮腫がみられることから（S），病識が甘く，食事療法に対する認識不足を原因とする（E），ミネラル過剰摂取（ナトリウム）（P）である．

NC-2.1 栄養素代謝異常

　低アルブミン血症，高アンモニア血症がみられることから（S），肝機能低下を原因とする（E），栄養素代謝異常（P）である．

❸ 栄養介入（目標設定と計画立案）（P）

a) モニタリング計画（Mx）

　自宅では，毎日体重測定を行い，外来受診時に食事内容，体重，Hb，TP，Alb，TG，TC，FBS，AST，ALT，γ-GT，T-Bil，NH_3 などの臨床検査値を確認する．

　食塩摂取量が適正化し，肝不全用経腸栄養剤を併用した食事療法で，栄養量の調整を行うことができていれば，肝性脳症の予防・改善，栄養状態の維持・改善が可能である．上手く実行できていない内容があれば，適宜患者に即した食事療法の改善プランを提示し，長期的にサポートを行う．患者だけでなく，家族の理解，サポートも重要であるため，それぞれの思いを尊重しつつ栄養食事指導を行っていくことが重要である．

b) 栄養治療計画（Rx）

　食塩摂取量の制限と肝不全用経腸栄養剤を併用した食事内容とする．減塩の必要性を理解させ，しょうゆなどの調味料の使用を控える．また，食塩含有量の多い漬物，佃煮などの摂取を控える．また，肝不全用経腸栄養剤を併用した食事療法の必要性，重要性を理解させ，食事内容の記録を行うよう指導する．

c) 栄養教育計画（Ex）

　食事療法の大切さ，継続の必要性について理解させることが，もっとも重要である．食塩摂取量の適正化により，浮腫，腹水の軽減，また，肝不全用経腸栄養剤を併用した食事療法の実施・継続により，栄養状態の維持・改善，肝性脳症の予防につながることを説明し，食事療法の重要性を理解してもらう．

　患者の実行可能な内容とし，食塩含有量の多い食品を控えること，減塩食の調理上の工夫などについて具体的な食品や方法を提示しながら指導を行う．

❹ 栄養介入（実施）

　具体的な食事内容をもとに栄養食事指導を実施する．肝不全用経腸栄養剤（アミノレバン2包）を併用するため，食事摂取量の調整を行う．食欲不振の程度や食事摂取状況，食事摂取量についてモニタリングしながら，食塩摂取量の調整が必要となる．また，たんぱく質摂取量についても，摂取過剰にならないように調整する．

a) 栄養摂取量の目安

　食事と肝不全用経腸栄養剤を併用する．（**表 3-14**）

　エネルギー：30 〜 35 kcal/kg 標準体重

　　30 〜 35 kcal/kg × 66.0 kg = 1,980 〜 2,310 kcal

　　→ 2,000 kcal/ 日（食事：1,600 kcal，肝不全用経腸栄養剤：420 kcal）

　たんぱく質：0.6 〜 0.8 g/kg 標準体重

　　0.6 〜 0.8 g/kg × 66.0 kg = 39.6 〜 52.8 g

　　→ 48 g/ 日 ＋肝不全用経腸栄養剤 27 g（合計 75 g：1.0 〜 1.2 g/kg × 66.0 kg = 66.0 〜 79.2 g）

　脂質：30 〜 35 g

　食塩：5 〜 6 g/ 日

　食物繊維：15 g 以上 / 日

　アルコール：禁止することが望ましい．

表 3-14 ● 肝不全用経腸栄養剤と BCAA 製剤

	肝不全用濃厚流動食	肝不全用経腸栄養剤		BCAA 製剤
商品名	ヘパス®	アミノレバン EN®	ヘパン ED®	リーバクト®
容量	125 mL	50 g/ 包	80 g/ 包	4 g/ 包
エネルギー	200 kcal	210 kcal	310 kcal	16 kcal
たんぱく質	6.5 g	13.5 g	11.2 g	4.0 g
BCAA 含量 (Fischer 比)	3.5 g (12)	6.0 g (38)	5.5 g (61)	4.0 g

表 3-15 ● 本症例における食品構成の例

食品項目（食材の例）	摂取量 (g)	エネルギー (kcal)	たんぱく質 (g)	脂質 (g)	炭水化物 (g)
穀類【朝】ご飯	180	302	4.5	0.5	66.8
【昼】ご飯	180	302	4.5	0.5	66.8
【夕】ご飯	180	302	4.5	0.5	66.8
いも類（じゃがいも）	100	76	1.6	0.1	17.8
果物類（バナナ）	150	129	1.7	0.3	33.8
魚介類（さけ）	50	66	11.1	2.0	0
肉類（鶏もも皮なし）	30	38	5.7	1.5	0
卵類（鶏卵）	25	38	3.1	2.6	0.1
大豆類（木綿豆腐）	50	36	3.3	2.1	0.8
乳類（ヨーグルト）	50	31	1.8	1.5	2.5
油脂類（調合油）	15	138	0	15.0	0
野菜類（ほうれん草）	150	30	3.3	0.6	4.7
（大根）	200	36	1.0	0.2	8.2
海藻・きのこ類	適量				
調味料（砂糖）	10	38	0	0	9.9
（みそ）	12	23	1.5	0.7	2.6
合計		1,585	47.6	28.1	280.6

エネルギー 1,600 kcal，たんぱく質 50 g にする．これにアミノレバン EN（エネルギー 420 kcal，たんぱく質 27 g）を加える．

b) 食事計画表（食品構成）の例

　目標とする食事計画表（食品構成）を表 3-15 に示す．この表は患者に示し，家庭での食事内容に合わせて具体的に献立を提示し食事指導を行う．

　たんぱく質を調整するため，肉・魚・大豆・卵・乳製品などの摂取量に注意が必要である．また，便秘予防のため，食物繊維を十分に摂取するため，野菜・海藻類，きのこ類などを積極的に摂取するよう心がける．

・減塩食のポイント
① 食塩含有量の多い食品（漬物，佃煮，加工食品など）の摂取を控える．
② 旬の食材，新鮮な食材を利用し，素材の味を利用する．
③ 酸味，香味野菜（生姜，しそ，みょうが，ごまなど），香辛料（こしょう，唐辛子など）を利用する．
④ 天然のだしを利用する．
⑤ 味つけはメリハリをつける．

2) 他職種との連携

　医師には継続的な食事療法が重要であることについて患者に教育してもらい，外来受診時には栄養指導を必ず受けるよう患者を誘導してもらう．看護師には，体重測定を依頼す

る．

　肝硬変の治療は，病状や病期に応じて長期にわたる．患者の抱えている病態的・栄養的・精神的な問題に対して，他職種が連携して関わることで，治療の遂行が可能となる．肝臓病教室などに参加することで，病識や治療意欲の向上，不安の軽減に繋がるため，積極的に関わっていくことが重要である．

3）食事管理

　症例をもとにしたたんぱく質調整食の例を**表 3-16** に示す．

栄養管理計画書
NI-5.10.2(7)ミネラル過剰摂取（ナトリウム） NC-2.1　栄養素代謝異常
S ・普段から食事療法に対する認識が低い． ・妻が食事内容について理解し，バランスのよい食事を心がけている． ・味つけは濃いものを好み，薄味のおかずにはしょうゆや塩などをかけて食べる． ・食欲がない時は，ご飯と漬物，佃煮などで済ませる．
O ・身長：173.2 cm，体重：72 kg（健常時：68.5 kg） ・AST：40 IU/L，ALT：25 IU/L，　γ-GT：25 IU/L，T-Bil：7.2 mg/dL，NH₃： 　167 µg/dL，TP：6.4 g/dL，Alb：2.7 g/dL，血小板：4.1 × 10⁴/µ，PT：50.7 %， 　HbA1c：6.1 %，AFP：252.8 ng/mL，PIVKA-Ⅱ：1,043 mAU/mL，CA19-9： 　98.5 U/mL ・食事摂取量：1,800 ～ 2,000 kcal，たんぱく質：60 ～ 65 g，食塩：12 g
A 　外来受診時，入院時にも定期的に栄養食事指導を受けていたが，病識，食事療法の必要性の認識が甘い．妻は何度か一緒に栄養食事指導に同席し，食事療法について協力的で，実行できているが，本人が妻の言うことを聞かないため，食塩摂取過剰となっている．さらに，食欲不振，食欲低下から食事摂取に偏りがみられ，食塩含有量の多い食品（漬物，佃煮など）の摂取量が多くなっている． 【PES 報告】 NI-5.10.2(7)ミネラル過剰摂取（ナトリウム） 　肝硬変の進行により腹水貯留，浮腫がみられることから，病識が甘く，食事療法に対する認識不足を原因とする，ミネラル過剰摂取（ナトリウム）である． NC-2.1　栄養素代謝異常 　低アルブミン血症，高アンモニア血症がみられることから，肝機能低下を原因とする，栄養素代謝異常である．
P Mx）自宅では，毎日体重測定を行い，外来受診時に食事内容，体重 Hb，TP，Alb，TG， 　　TC，FBS，AST，ALT，γ-GT，T-Bil，NH₃ などの臨床検査値を確認する． Rx）食塩摂取量の制限と肝不全用経腸栄養剤を併用した食事内容．減塩の必要性を理解さ 　　せ，しょうゆなどの調味料の使用を控える．また，食塩含有量の多い漬物，佃煮などの 　　摂取を控える．また，肝不全用経腸栄養剤を併用した食事療法の必要性，重要性を理解 　　させ，食事内容の記録を行うよう指導する． Ex）食事療法の大切さ，継続の必要性について理解させることが，もっとも重要である． 　　食塩摂取量の適正化により，浮腫，腹水の軽減，また，肝不全用経腸栄養剤を併用した 　　食事療法の実施・継続により，栄養状態の維持・改善，肝性脳症の予防につながること 　　を説明し，食事療法の重要性を理解してもらう． 　　患者の実行可能な内容とし，食塩含有量の多い食品を控えること，減塩食の調理上の工 　　夫などについて具体的な食品や方法を提示しながら指導を行う．

表 3-16 ● 肝硬変のたんぱく質調整食（例）

献立名		食品名	重量 （g）	エネルギー （kcal）	たんぱく質 （g）	脂質 （g）	食物繊維 （g）	食塩 （g）
朝	米飯	めし	180	302	4.5	0.5	0.5	0.0
	焼き魚	しろさけ	40	53	8.9	1.6	0.0	0.1
	みそ汁	カットわかめ	0.8	1	0.1	0.0	0.3	0.2
		えのきたけ	15	3	0.4	0.0	0.6	0.0
		焼きふ	1.2	5	0.3	0.0	0.1	0.0
		ねぎ	4	1	0.1	0.0	0.1	0.0
		みそ	10	19	1.3	0.6	0.5	1.2
	生姜じょうゆ和え	白菜	40	6	0.3	0.0	0.5	0.0
		きゅうり	30	4	0.3	0.0	0.3	0.0
		人参	10	4	0.1	0.0	0.3	0.0
		生姜	1	0	0.0	0.0	0.0	0.0
		こいくちしょうゆ	3	2	0.2	0.0	0.0	0.4
	ヨーグルト	ヨーグルト	50	31	1.8	1.5	0.0	0.1
	果物	バナナー生	50	43	0.6	0.1	0.6	0.0
昼	カレーライス	めし	180	302	4.5	0.5	0.5	0.0
		牛かた肉（脂身つき）	30	54	5.7	3.2	0.0	0.0
		じゃがいも	40	30	0.6	0.0	0.5	0.0
		玉葱	60	22	0.6	0.1	1.0	0.0
		人参	20	7	0.1	0.0	0.5	0.0
		グリーンピース	8	8	0.4	0.1	0.5	0.0
		カレールウ	20	102	1.3	6.8	0.7	2.1
		カレー粉	0.2	1	0.0	0.0	0.1	0.0
		バナナ	5	4	0.1	0.0	0.1	0.0
		りんご	5	3	0.0	0.0	0.1	0.0
		にんにく	0.5	1	0.0	0.0	0.0	0.0
		大豆油	1.5	14	0.0	1.5	0.0	0.0
		無塩バター	1.5	11	0.0	1.2	0.0	0.0
	イタリアンサラダ	トマト	20	4	0.1	0.0	0.2	0.0
		レタス	20	3	0.3	0.0	0.4	0.0
		さやいんげん	5	1	0.1	0.0	0.1	0.0
		フレンチドレッシング	10	0	0.0	0.0	0.0	0.0
		マスタード	2	5	0.2	0.3	0.0	0.1
		こしょう	0.01	0	0.0	0.0	0.0	0.0
	フルーツポンチ	もも缶詰	30	26	0.2	0.0	0.4	0.0
		りんご	15	8	0.0	0.0	0.2	0.0
		砂糖	8	31	0.0	0.0	0.0	0.0
夕	米飯	めし	180	302	4.5	0.5	0.5	0.0
	茶碗蒸し	鶏卵	35	53	4.3	3.6	0.0	0.1
		うすくちしょうゆ	6	4	0.4	0.0	0.0	1.0
		みりん風調味料	3	7	0.0	0.0	0.0	0.0
		しいたけ	15	3	0.5	0.1	0.5	0.0
		こいくちしょうゆ	0.6	0	0.0	0.0	0.0	0.1
		みりん風調味料	0.5	1	0.0	0.0	0.0	0.0
		ほうれんそう	15	3	0.3	0.1	0.4	0.0
		人参	10	4	0.1	0.0	0.3	0.0
		ぎんなん（缶詰）	10	17	0.4	0.1	0.2	0.0
	含め煮	鶏肉もも肉（皮なし）	30	38	5.7	1.5	0.0	0.1
		さつまいも	30	40	0.4	0.1	0.7	0.0
		かぶ	40	8	0.2	0.0	0.6	0.0
		生ふ	8	13	1.0	0.1	0.0	0.0
		さやえんどう	10	4	0.3	0.0	0.3	0.0
		砂糖	4	15	0.0	0.0	0.0	0.0
		こいくちしょうゆ	3	2	0.2	0.0	0.0	0.4
	酢の物	レタス	25	4	0.3	0.1	0.5	0.0
		きゅうり	20	3	0.2	0.0	0.2	0.0
		カットわかめ	0.5	1	0.1	0.0	0.2	0.1
		砂糖	2	8	0.0	0.0	0.0	0.0
		穀物酢	5	1	0.0	0.0	0.0	0.0
	合計			1,641	52.1	24.5	13.4	6.3

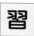

【 演習 3-9　肝硬変（非代償性肝硬変）の栄養管理】
症例
患者データ

84 歳，男性，無職

家族構成：（別居）妻 84 歳（施設入所中），長女 60 歳（東京在住）

主訴：食欲不振，全身倦怠感

服薬：アミノレバン EN 配合散（50 g × 3 包），カロリールゼリー（3 個×朝昼夕食後），
　　　フロセミド錠 20 mg，スピロノラクトン錠 25 mg（1 錠×朝食後）

既往歴：アルコール性肝硬変，肝細胞癌，HB キャリア，HCV 既往感染，腹水貯留，
　　　前頭側頭葉型認知症

臨床所見

身長：160.8 cm，体重：55 kg

AST：28 IU/L，ALT：20 IU/L，LDH：226 IU/L，ChE：84 IU/L，ALP：457 IU/L，
γ-GT：72 IU/L，TC：161 mg/dL，TG：54 mg/dL，HDL：48 mg/dL，LDL：94 mg/dL，
T-Bil：1.7 mg/dL，BUN：12.7 mg/dL，Cr：0.93 mg/dL，eGFR：59 mL/min/1.73 m^2，
Na：144 mEq/L，K：3.6 mEq/L，NH_3：21 µg/dL，CRP：0.16 mg/dL，Alb：3.3 g/dL，
Hb：11.2 g/dL，WBC：29×10^2/µL，Ht：34.2 %，血小板：4.2×10^4/µL，
PT：76.2 %，HbA1c：4.9 %，AFP：252.8 ng/mL，PIVKA-II：1,043 mAU/mL，
CA19-9：98.5 U/mL

経緯

以前よりアルコール性肝硬変として当院通院中．半年前まで飲み屋やコンビニでお酒を購入し飲酒していた．4 か月前頃から暴力行為あり，医大精神科へ医療保護入院．前頭側頭葉型認知症の診断あり．退院後はデイサービスを利用していた．次第に両下肢浮腫が認められるようになり，今月になってから両下肢浮腫が著明となり，ケアマネージャーと共に来院．両下肢浮腫，腹部膨満感あり，倦怠感はなし．腹部膨満感による苦痛は軽度あるが自制内であった．

食事摂取，生活状況

妻と 2 人で暮らしていた．妻は認知症があり，介護をしていた．食事の準備や身の回りのことは妻ができないため，自分でコンビニやスーパーなどで惣菜（刺身，天ぷら，和え物，サラダなど）を購入し，ご飯は自宅で炊いていた．肝臓内科に定期受診していたが，医師から禁酒を指導されても引き続き飲酒していた．先日，妻への暴力行為があり，医科大学病院精神科へ医療保護入院となった．退院後の生活は，自宅へ戻り，デイサービスを週 2 ～ 3 回利用し，食事や買い物などの支援を受けていた．今月になり，担当のヘルパーから食欲低下，両下肢浮腫の報告があり，ケアマネージャーとともに受診し，即日入院することとなった．入院後から肝不全用経腸栄養剤を併用した食事療法を開始し，退院後も継続することとなり，ケアマネージャー，長女とともに栄養食事指導を受けることとなった．

10. 膵疾患（慢性膵炎）

症例

患者データ

73歳，男性，無職

家族構成：妻死別，（同居）長男45歳

主訴：2日前より心窩部痛（＋）

服薬：ミヤBM，マグミット，タケキャブ

臨床所見

身長：165 cm，体重：66.0 kg（BMI：24.2 kg/m^2）

AST：105 IU/L，ALT：52 IU/L，LDH：265 IU/L，ChE：372 IU/L，ALP：575 IU/L，
γ-GT：544 IU/L，TP：6.7 g/dL，Alb：4.3 g/dL，HDL-C：21 mg/dL，
LDL-C：72 mg/dL，TG：127 mg/dL，FBS：99 mg/dL，HbA1c：5.2 %，
BUN：16.4 mg/dL，eGFR：65.1 mL/min/1.73 m^2，Cr：0.88 mg/dL，S-Amy：1,687 U/L，
エラスターゼ1：4,463 ng/dL，リパーゼ：768 IU/L，T-Bil：2.1 mg/dL，
D-Bil：0.8 mg/dL，I-Bil：1.2 mg/dL，CRP：2.09 mg/dL，WBC：135 × 10^2/μL
体温：37.8 ℃，BP：118/83 mmHg

現病歴

腹痛症，大腸ポリープ，便秘症，胆嚢結石

経緯

10年前に急性膵炎と診断され，入院加療を受けていた．医師から禁酒と指導されたが，少量なら構わないと自分勝手に判断し，毎日日本酒2合程度飲酒を続けていた．最近は3合程度に増えていた．

昼食摂取後に嘔吐，腹痛あり．近医受診し，レントゲンにてガス貯留多く，動きが悪いと指摘され，薬（痛み止め）を処方され帰宅した．その後も改善なく，その日の20時頃当院救急外来を受診した．受診時は，嘔気嘔吐なく，腹痛は全体的であり，歩くと響くとのことであった．背部痛，左側腹部に痛みあり．体温36.7 ℃と発熱も認められないため，下剤が追加処方され帰宅した．

翌朝になっても腹痛軽減なく，消化器内科を受診した．歩いたり横になったりしようとするだけで痛いとのことであった．採血にて肝機能異常，アミラーゼ値上昇が認められたため，急性膵炎の疑いで入院となった．入院中の食事は1,800〜2,000 kcalの膵臓病食であった．

食事摂取・生活状況

昼食は麺類，丼物などで済ませることが多かった．夕食の準備は本人が担当しており，3食の食事時間はほぼ決まっている．ご飯は自分で炊き，副食はスーパーで惣菜を購入していた．息子が仕事帰りに購入してくることもあり，主菜が多く，肉類が多く，また揚げ物は週に2回程度であった．夕食時に毎日晩酌をしており，主食は食べないことが多い．入院前の食事は天ぷらと刺身をよく食べており，エネルギー摂取量は2,200〜2,400 kcal/日と推測され，脂質量は60 g/日以上で，飽和脂肪酸が多い食事内容になっていた．

1）NCP

❶ 栄養評価

a）主観的情報（S）

・普段から高脂肪食を好んで食べる傾向があった．揚げ物は，週2回程度．

・アルコールは日本酒2合/日と控えるようにしていたが，最近，3合程度に増えてきた．

・昼食摂取後に嘔吐，腹痛あり，近医を受診した．レントゲン検査を行うも，特に問題はなかった．

慢性膵炎

膵臓の炎症が持続し，膵内部の線維化，膵実質の脱落が非可逆的な慢性変化が起こる．その結果，膵臓の外分泌機能，内分泌機能が低下する．

原因の多くは，アルコール性だが，胆石，特発性，遺伝性もある．

慢性膵炎の病期

代償期，移行期，非代償期の順に進行する．

代償期はアミラーゼ，リパーゼなどの血中膵消化酵素値の上昇と上腹部痛，背部痛を認める．これらの症状は，飲酒，高脂肪食の摂取後に起こる．

非代償期は腹痛は軽減されるが，消化吸収障害による脂肪便，内分泌機能障害（インスリンの合成・分泌障害）による糖尿病を呈するようになる．

b）客観的情報（O）

・73歳，男性

・無職，2人家族（長男45歳）

・身長：165 cm，体重：66.0 kg

・AST：105 IU/L，ALT：52 IU/L，LDH：265 IU/L，ChE：372 IU/L，ALP：575 IU/L，γ-GT：544 IU/L，TP：6.7 g/dL，Alb：4.3 g/dL，，FBS：99 mg/dL，HbA1c：5.2 %，S-Amy：1,687 U/L，エラスターゼ1：4,463 ng/dL，リパーゼ：768 IU/L，T-Bil：2.1 mg/dL，D-Bil：0.8 mg/dL，I-Bil：1.2 mg/dL，CRP：2.09 mg/dL，WBC：135×10^2/μL

c）アセスメントデータの抽出（A）

FH（食物・栄養に関連した履歴）

・昼食は麺類，丼ものなどですませることが多い．

・夕食は副食のみで，主食（ご飯）はほとんど食べない．

・アルコールは日本酒2合/日と控えるようにしていたが，最近は3合程度に増えてきた．

・肉類，揚げ物中心のメニューが多い．

AD（身体計測）

・身長：165 cm，体重：66 kg（BMI：24.2 kg/m²）

BD（生化学データ）

・AST：105 IU/L，ALT：52 IU/L，LDH：265 IU/L，ChE：372 IU/L，ALP：575 IU/L，γ-GT：544 IU/L，TP：6.7 g/dL，Alb：4.3 g/dL，FBS：99 mg/dL，HbA1c：5.2 %，S-Amy：1,687 U/L，エラスターゼ1：4,463 ng/dL，リパーゼ：768 IU/L，T-Bil：2.1 mg/dL，D-Bil：0.8 mg/dL，I-Bil：1.2 mg/dL，CRP：2.09 mg/dL，WBC：135×10^2/μL

PD（栄養に焦点を当てた身体所見）

・背部痛

CH（病歴）

・腹痛症，大腸ポリープ，便秘症，胆嚢結石

d）栄養評価の実施

・体重：66.0 kg（BMI：24.2 kg/m²）と普通体重，TP，Albともに栄養状態に問題はみられない．慢性膵炎は進行に伴い，膵臓の外分泌機能が低下し，栄養素の消化吸収障害が起こり，体重減少，栄養状態の低下がみられるようになる．

・胆嚢結石は既往症としてあるが，結石による膵炎発症ではない．

・FBS：99 mg/dL，HbA1c：5.2 %と糖代謝については問題はみられていないが，慢性膵炎の進行により，膵臓の内分泌機能低下によりインスリン分泌が低下するため，膵性糖尿病を発症する可能性がある．

・S-Amy，エラスターゼ，リパーゼ，CRPが高値を示しており，膵酵素の上昇にともなう炎症反応が認められる．

・現在の食事摂取量：エネルギー2,200 ～ 2,400 kcal/日（うちアルコール約500 ～ 600 kcal/日），脂質量は60 g以上/日，飽和脂肪酸が多い食事となっている．

・医師からの指示栄養量：1,800 ～ 2,000 kcal

❷ 栄養診断（栄養状態の判定）

a）該当する栄養診断コードのリストアップ

　各コードの定義，徴候/症状（特徴の特定），病因（原因/危険因子）の3つのポイントを参考にし，リストアップする．

　NI-4.3　アルコール過剰摂取

　NI-5.6.2　脂質過剰摂取

　NI-5.6.3　脂質の不適切な摂取

　NC-2.2　栄養関連の臨床検査値異常

　NB-1.3　食事・ライフスタイル変更への心がまえ不足

NB-1.4　セルフモニタリングの欠如

NB-2.3　セルフケアの管理不能や熱意の不足

セルフケアの管理不能や熱意の不足

b) もっとも大切なコード（2つ以内）の決定

NI-4.3　アルコール過剰摂取

c) 原因や要因の（E）推察

禁酒が必要であることは理解していたが，つい我慢できず，少量なら大丈夫だと自己判断し飲酒を継続し，脂質の多い食事もやめられなかったことで膵炎を繰り返し発症している.

d) PES 報告

NI-4.3　アルコール過剰摂取

膵酵素の上昇に伴い炎症反応が認められ背部痛を引き起こしたことから（S），病識が低く飲酒することによる病状の変化・悪化に対する知識不足を原因とする（E），アルコール過剰摂取（P）である.

❸ 栄養介入（目標設定と計画立案）（P）

a) モニタリング計画（Mx）

外来受診時には，毎回栄養食事指導を受け，その際に，アルコール摂取量，食事内容，体重，TP，Alb，TG，TC，FBS，HbA1c，アミラーゼ，リパーゼを確認する.

禁酒と脂質制限食の遂行が行えているか，バランスのよい食事を規則正しくできているかを確認することで，膵炎の再燃を防止することが可能である.

b) 栄養治療計画（Rx）

禁酒することは膵炎の再燃，病態の進行を防ぐことにつながることを認識させるために，患者教育を行う．セルフモニタリングするように記録表の記入をうながし，患者自身に目標・実施・継続意識が向上できるようサポートをおこなう．ストレス，不眠が理由で飲酒している場合は，飲酒以外のストレス解消法や不眠対策についての提案も必要である.

c) 栄養教育計画（Ex）

食習慣の改善，禁酒を実行することで，慢性膵炎の病態進行を遅らせることが可能なため，食事療法で，禁酒，脂質制限を実行・継続するように定期的に指導する．家族の協力も重要なため，可能な時には，息子にも栄養食事指導に同席してもらう．スーパーなどでの惣菜の選び方，脂質制限食の簡単な調理法，食品の選択法などの指導も必要である.

❹ 栄養介入（実施）

禁酒と具体的な食事内容を検討する.

禁酒，脂質制限が慢性膵炎の病態悪化を防ぐことができることを繰り返し説明し，患者，家族に理解させ，実行・継続できるようサポートする.

a) 栄養摂取量の目安

標準体重：59.9 kg

エネルギー：30 〜 35 kcal/kg 標準体重

30 〜 35 kcal/kg × 59.9 kg = 1,797 〜 2,097 kcal ≒ 1,900 kcal

たんぱく質：1.0 〜 1.2 g/kg 標準体重

1.0 〜 1.2 g/kg × 59.9 kg = 59.9 〜 71.9 g ≒ 70 g

脂質：30 g 以下

脂溶性ビタミンの欠乏に注意する.

b) 食事計画表（食品構成）の例

目標とする食事計画表（食品構成）を**表 3-17** に示す．この表は患者に示し，家庭での食事内容に合わせて具体的に献立を提示し食事指導を行う.

脂質制限食となるため，脂質量の少ない食品，調理法の工夫，**中鎖脂肪酸**（MCT）の利用について指導する.

中鎖脂肪酸
炭素数は 12 よりも短い脂肪酸で，膵リパーゼによる加水分解を受けることなく，中鎖脂肪酸に分解されて，小腸吸収上皮細胞から門脈へと移動し，肝臓で代謝され，速やかにエネルギー源となる.

表 3-17 ● 本症例における食品構成の例

食品項目（食材の例）	摂取量（g）	エネルギー（kcal）	たんぱく質（g）	脂質（g）	炭水化物（g）
穀類【朝】ご飯	200	336	5.0	0.6	74.2
【昼】ご飯	200	336	5.0	0.6	74.2
【夕】ご飯	200	336	5.0	0.6	74.2
いも類（じゃがいも）	150	114	2.4	0.2	26.4
果物類（バナナ）	150	129	1.7	0.3	33.8
魚介類（たら）	80	62	14.1	0.2	0.1
肉類（鶏もも皮なし）	50	64	9.5	2.5	0
卵類（鶏卵）	25	38	3.1	2.6	0.1
大豆類（木綿豆腐）	100	72	6.6	4.2	1.6
（納豆）	40	80	6.6	4.0	4.8
乳類（低脂肪牛乳）	180	83	6.8	1.8	9.9
油脂類（調合油）	5	46	0	5.0	0
野菜類（ほうれん草）	150	30	3.3	0.6	4.7
（キャベツ）	200	46	2.6	0.4	10.4
海藻・きのこ類	適量				
調味料（砂糖）	20	77	0	0	19.9
（みそ）	12	23	1.5	0.7	2.6
合計		1,872	73.2	24.3	336.9

栄養管理計画書

NI-4.3　アルコール過剰摂取

S	・普段から高脂肪食を好んで食べる傾向があった．揚げ物は，週2回程度． ・10年前まで，毎日ビール大瓶1本，日本酒5合程度飲んでいた．最近は日本酒1〜2合/日と控えるようにしていたが禁酒する日はなかった． ・昼食摂取後に嘔吐，腹痛あり，近医を受診した．レントゲン検査を行うも，特に問題はなかった．
O	・身長：165 cm，体重：66.0 kg ・AST：105 IU/L，ALT：52 IU/L，LDH：265 IU/L，ChE：372 IU/L，ALP：575 IU/L，γ-GT：544 IU/L，TP：6.7 g/dL，Alb：4.3 g/dL，FBS：99 mg/dL，HbA1c：5.2 %，S-Amy：1,687 U/L，エラスターゼ1：4,463 ng/dL，リパーゼ：768 IU/L，T-Bil：2.1 mg/dL，D-Bil：0.8 mg/dL，I-Bil：1.2 mg/dL，CRP：2.09 mg/dL，WBC：135 × 10²/μL ・食事摂取量：2,200 〜 2,400 kcal/日（うちアルコール：約200 〜 400 kcal/日）
A	禁酒が必要であることは理解していたが，つい我慢できず，少量なら大丈夫だと自己判断し飲酒を継続し，脂質の多い食事もやめられなかったことで膵炎を繰り返し発症している． 【PES報告】 NI-4.3　アルコール過剰摂取 　膵酵素の上昇に伴い炎症反応が認められ背部痛を引き起こしたことから，病識が低く飲酒することによる病状の変化・悪化に対する知識不足を原因とする，アルコール過剰摂取である．
P	Mx）外来受診時には，毎回栄養食事指導を受け，その際に，アルコール摂取量，食事内容，体重，TP，Alb，TG，TC，FBS，HbA1c，アミラーゼ，リパーゼを確認する． Rx）禁酒することは膵炎の再燃，病態の進行を防ぐことにつながることを認識させるために，患者教育を行う．セルフモニタリングするように記録表の記入をうながし，患者自身に目標・実施・継続意識が向上できるようサポートをおこなう．ストレス，不眠が理由で飲酒している場合は，飲酒以外のストレス解消法や不眠対策についての提案も必要である． Ex）食習慣の改善，禁酒を実行することで，慢性膵炎の病態進行を遅らせることが可能なため，食事療法で，禁酒，脂質制限を実行・継続するように定期的に指導する．家族の協力も重要なため，可能な時には，息子にも栄養食事指導に同席してもらう．スーパーなどでの惣菜の選び方，脂質制限食の簡単な調理法，食品の選択法などの指導も必要である．

表 3-18 ● 膵疾患の脂質調整食（例）

	献立名	食品名	重量（g）	エネルギー（kcal）	たんぱく質（g）	脂質（g）
朝	ご飯	めし	200	336	5.0	0.6
	みそ汁	大根	25	5	0.1	0.0
		しいたけ	8	1	0.2	0.0
		人参	8	3	0.0	0.0
		ねぎ	4	1	0.1	0.0
		みそ	16	31	2.0	1.0
	納豆	納豆	30	60	5.0	3.0
		こいくちしょうゆ	2.4	2	0.2	0.0
	塩もみ	白菜	45	6	0.4	0.0
		人参	8	3	0.0	0.0
		大根	6	3	0.1	0.0
		うすくちしょうゆ	2.5	1	0.1	0.0
	果物	バナナ	100	86	1.1	0.2
	牛乳	低脂肪牛乳	180	83	6.8	1.8
昼	ご飯	めし	200	336	5.0	0.6
	魚のマリネ	きす	60	51	11.5	0.2
		酒	1	1	0.0	0.0
		食塩	0.2	0	0.0	0.0
		きゅうり	20	3	0.2	0.0
		玉葱	30	11	0.3	0.0
		トマト	10	2	0.1	0.0
		ねぎ	5	2	0.1	0.0
		ごま	1	6	0.2	0.5
		フレンチドレッシング	10	41	0.0	4.2
		食塩	0.2	0	0.0	0.0
		穀物酢	2	1	0.0	0.0
	ポークビーンズ	豚肩・皮下脂肪なし	10	19	2.0	1.1
		いんげんまめ	5	17	1.0	0.1
		玉葱	30	11	0.3	0.0
		人参	10	4	0.1	0.0
		じゃがいも	30	23	0.5	0.0
		トマトケチャップ	12	14	0.2	0.0
		砂糖	1	4	0.0	0.0
		食塩	0.6	0	0.0	0.0
		コンソメ	1	2	0.1	0.0
	山芋の白煮	山芋	70	46	1.5	0.2
		砂糖	1.5	6	0.0	0.0
		食塩	0.6	0	0.0	0.0
夕	ご飯	めし	200	336	5.0	0.6
	ゆで豚ごまみそかけ	豚ヒレ	60	67	13.6	1.0
		生姜	2	1	0.0	0.0
		ねぎ	2	1	0.0	0.0
		食塩	0.2	0	0.0	0.0
		酒	1	1	0.0	0.0
		みそ	12	26	1.2	0.4
		ごま	1	6	0.2	0.5
		ねぎ	1	0	0.0	0.0
		砂糖	1	4	0.0	0.0
		みりん風調味料	1	2	0.0	0.0
	浸し	小松菜	30	4	0.5	0.1
		こいくちしょうゆ	3	2	0.2	0.0
		みりん風調味料	1	2	0.0	0.0
	中華風コーンスープ	鶏卵	15	23	1.8	1.5
		スイートコーン缶詰（クリームスタイル）	20	17	0.3	0.1
		玉葱	20	7	0.2	0.0
		ねぎ	3	1	0.0	0.0
		うすくちしょうゆ	7.5	4	0.4	0.0
		中華だし	1	0	0.0	0.0
		片栗粉	0.5	2	0.0	0.0
	春雨サラダ	もやし	20	3	0.4	0.0
		胡瓜	20	3	0.2	0.0
		はるさめ	8	27	0.0	0.0
		トマト	15	3	0.1	0.0
		砂糖	2	8	0.0	0.0
		食塩	0.7	0	0.0	0.0
		穀物酢	4	1	0.0	0.0
		ごま油	0.5	5	0.0	0.5
	果物	オレンジ	100	46	0.9	0.1
		合計		1,820	69.3	18.8

2）他職種との連携

　医師には継続的な食事療法が重要であることについて患者に教育してもらい，外来受診時には栄養食事指導を必ず受けるよう患者を誘導してもらう．看護師には，体重測定を依頼する．

3）食事管理

　症例をもとにした脂質調整食の例を**表 3-18** に示す．

【 演習 3-10 　膵疾患の栄養管理】

症例

患者データ

　57 歳，女性，主婦

　家族構成：（同居）夫 60 歳，長男 30 歳

　主訴：2 日前より心窩部痛（＋）

　服薬：クレストール，ファモチジン，ミヤ BM，セルベックス，酸化マグネシウム

臨床所見

　身長：152.3 cm，体重：60 kg

　AST：21 IU/L，ALT：17 IU/L，LDH：212 IU/L，ChE：372 IU/L，ALP：155 IU/L，

　γ-GT：29 IU/L，TP：7.2 g/dL，Alb：4.4 g/dL，TC：172 mg/dL，TG：73 mg/dL，

　BUN：21.6 mg/dL，eGFR：37.1 mL/min/1.73 m^2，Cr：1.09 mg/dL，

　S-Amy：2,194 U/L，T-Bil：0.8 mg/dL，CRP：0.23 mg/dL，WBC：114 × 10^2 /μL

現病歴

　脂質異常症，便秘症，胃潰瘍

経緯

　2 日前の昼頃より心窩部痛を自覚するようになり自宅にて様子を見ていたが，症状の改善を認めないため受診した．症状発症後より次第に左側腹部痛と背部痛を認め，食事摂取量は健常時と比較して半分程度に減少し，食後は，腹痛，下痢を認めるようになっていた．

食事摂取，生活状況

　大勢で会食し，楽しく食べることが大好きである．特にワイン，菓子類などは大好きなため，取り寄せたり，物産展などで大量に購入したりしていた．食事時間は規則正しい．週末には友人数名と食事会を開き，食事と飲酒（ワインなど）とともに持ち寄った菓子類（和菓子，洋菓子など）を数種類食べている．普段から高脂肪食を好んで食べる傾向があり，特に揚げ物や脂身の多い牛肉が好み．外出する用事がない時には，自宅で DVD を鑑賞しながら，ワインや菓子類などを常時つまんでいる．

　朝食は，菓子パン 1 ～ 2 個とコーヒー（砂糖多め），ヨーグルト，果物を食べる．昼食はカップ麺やうどん，冷凍食品などで簡単に済ませる．夕食は，息子中心の食事メニューのため，週 3 回は揚げ物料理が主菜となっている．肉，魚ともに食卓に並べることが多い．分量が少なく足りなくなると不安なため，いつも多めに作っている．夕食時は，ワイン 1 ～ 2 杯を飲みながら，お腹いっぱいになるまで食べる．間食は 1 日に 2 回，15 時と夕食後 21 時頃．毎回，和菓子なら 3 ～ 4 個と煎餅など 5 ～ 6 枚くらい食べている．

11. 慢性腎不全

症例

患者データ

55 歳，男性，会社員（営業職）．家族構成：（同居）妻 57 歳．

主訴：夜間尿，息切れ，倦怠感，下肢のむくみ．

主病名：慢性腎臓病（CKD）ステージ 4：GFR 区分 G4（高度低下）．

既往歴：高尿酸血症，高血圧．

服薬：アロプリノール（尿酸産生抑制剤），カルシウム拮抗薬（降圧剤）．

臨床所見

165 cm，60 kg．血圧：140/90 mmHg．

推算糸球体濾過値（eGFR）：28.8 mL/ 分 /1.73 m^2，尿たんぱく量：0.87 g/ 日，

BUN：39 mg/dL，Cr：2.0 mg/dL，K：5.0 mEq/L，TP：7.3 g/dL，Alb：5.2 g/dL，

UA：9.7 mg/dL．

経緯

仕事が忙しく毎日帰宅は 0 時を過ぎ，平均睡眠時間は 5 時間程度．毎月のノルマが精神的負担となり次第に飲酒量が増え，医師よりいつ痛風発作が起きてもおかしくないといわれた．

3 年前の健康診断でたんぱく尿や高血圧を指摘されたが「当時は身体を心配する余裕は一切なかった」ので放置していた．

3 か月前の人間ドックでたんぱく尿を指摘され，「最近夜中に何回もトイレに行くようになり，日中は息切れや倦怠感でしんどい」ことから精密検査を受けたところ，慢性腎臓病（CKD）のステージ 4 と診断され，エネルギー量 1,900 kcal，たんぱく質 40 g，食塩 6 g 未満，カリウム 1,500 mg 以下の栄養食事指導の依頼があった．

医師よりこのままだと血液透析を導入しなければならないことを告げられ「初めて病気の深刻さを自覚した，仕事に支障が出る治療は何とかして避けたい」と，食事療法に意欲を示している．

食事摂取・生活状況

朝食は，カフェに立ち寄りモーニング（コーヒー，トースト，ゆで卵，サラダ）と決めている．昼食は，営業先や社員食堂でラーメンやカレーライスなど手早く食べられるものを注文する．夕食は，残業前にコンビニエンスストアで弁当を購入するか，週 2 回は飲みに行く．弁当は丼ものか寿司が多く，ハンバーガーとポテトの時もある．

週末は月に 2 回ゴルフに出かけていたが「最近足がむくんできた」ので休んでいる．寝つきが悪く，寝酒のビールやワインが習慣化していた．

最近，スマートフォンのアプリケーションで栄養価計算機能を使いはじめた．ここ 1 か月間の 1 日平均摂取量はエネルギー 2,354 kcal，たんぱく質 59.3 g，食塩 9.7 g だった．栄養食事指導の際には「尿からたんぱくが漏れているのに，食事でたんぱく質を補充しなくてよいのか」と不満をこぼした．

1）NCP

SOAP に沿って栄養管理を検討する．

❶ 栄養評価

a）主観的情報（S）

・夜間尿，息切れ，倦怠感，下肢のむくみ．

・仕事の精神的負担で飲酒量が増え，医師よりいつ痛風発作が起きてもおかしくないといわれた．

・3 年前の健康診断でたんぱく尿や高血圧を指摘されたが，身体を心配する余裕はまったくなかった．

・初めて病気の深刻さを自覚した. 仕事に支障が出る治療は何とかして避けたい.

・尿からたんぱくが漏れているのに食事でたんぱく質を補充しなくてよいのか.

・1か月間の1日の平均摂取量はエネルギー2,354 kcal, たんぱく質59.3 g, 食塩9.7 g.

b) 客観的情報 (O)

・55歳, 男性, 会社員 (営業職).

・**慢性腎臓病 (CKD) ステージ4:GFR区分G4 (高度低下).**

・高尿酸血症, 高血圧.

・アロプリノール (尿酸産生抑制剤), カルシウム拮抗薬 (降圧剤).

・身長:165 cm, 体重:60 kg (BMI:22 kg/m²), 標準体重:60 kg.

・血圧:140/90 mmHg.

・eGFR:28.8 mL/分/1.73 m², 尿たんぱく量:0.87 g/日.

・BUN:39 mg/dL, Cr:2.0 mg/dL.

・K:5.0 mEq/L, UA:9.7 mg/dL.

c) アセスメントデータの抽出 (A)

FH (食物・栄養に関連した履歴)

・朝食は, カフェのモーニングセット (コーヒー, トースト, ゆで卵, サラダ) をとる.

・昼食は, 営業先や社員食堂でラーメンやカレーライスなど手早く食べられるものを注文する.

・夕食は, 残業前にコンビニエンスストアで弁当を購入するか週2回は飲みに行く. 弁当は丼ものか寿司が多く, ハンバーガーとポテトの時もある.

・スマートフォンのアプリケーションで栄養価計算機能を使いはじめた. ここ1か月間の1日の平均摂取量はエネルギー2,354 kcal, たんぱく質59.3 g, 食塩9.7 g.

・「尿からたんぱくが漏れているのに, 食事でたんぱく質を補充しなくてよいのか」.

・寝つきが悪く, 寝酒のビールやワインが習慣化していた.

・アロプリノール (尿酸産生抑制剤), カルシウム拮抗薬 (降圧剤).

AD (身体計測)

・身長:165 cm, 体重:60 kg (BMI:22 kg/m²), 標準体重:60 kg.

BD (生化学データ, 臨床検査と処置)

・BUN:39 mg/dL, Cr:2.0 mg/dL.

・K:5.0 mEq/L, UA:9.7 mg/dL.

・eGFR:28.8 mL/分/1.73 m², 尿たんぱく量:0.87 g/日.

PD (栄養に焦点を当てた身体所見)

・夜間尿, 息切れ, 倦怠感, 下肢のむくみ (末梢浮腫).

・血圧:140/90 mmHg.

CH (病歴)

・慢性腎臓病 (CKD) ステージ4:GFR区分G4 (高度低下), 高尿酸血症, 高血圧.

d) 栄養評価の実施

・現在の1日平均摂取栄養量 (スマートフォンの食事管理アプリケーションの結果) は, エネルギー2,354 kcal, たんぱく質59.3 g, 食塩9.7 g, カリウムは不明.

・医師の指示栄養量は, 1日エネルギー量1,900 kcal, たんぱく質40 g, 食塩6 g未満, カリウム1,500 mg以下.

・慢性腎臓病 (CKD) に対する食事療法基準のステージ4:GFR区分G4.

→25〜35 kcal/kg標準体重/日×60 kg=1,500〜2,100 kcal/日

0.6〜0.8 g kg標準体重/日×60 kg=36〜48 g/日

食塩相当量3 g以上6 g未満, カリウム1,500 mg以下

・エネルギーは充足している (+24%) と思われる. 摂取エネルギーの不足は異化亢進を招くので注意する.

・たんぱく質は過剰に摂取している (+48%) と思われるので, 食品の選び方に注意を要する.

・外食が多いため，食塩は指示栄養量をかなり超過している（＋ 62 ％）と思われるので，減塩の工夫を指導する．

・カリウムの量はたんぱく質の量と相関があり，たんぱく質の低減により低減される．

・カリウムの多い食品（野菜や豆類）は水洗いやゆでこぼすなどの調理法により低減される．

・標準体重ではあるが，浮腫による水分貯留の影響を考え体組成を測定する．

・糸球体濾過量（eGFR）28.8 mL/ 分 /1.73 m^2 は CKD の重症度分類における GFR 区分の G4（高度低下）に，尿たんぱく量 0.87 g/ 日はたんぱく尿区分の A3（高度たんぱく尿）に相当する．

・BUN 39 mg/dL，Cr 2.0 mg/dL，K 5.0 mEq/L，UA 9.9 mg/dL は基準範囲を超えており，腎機能低下が進行している．

・血圧 140/90 mmHg は，成人における血圧値の分類の I 度高血圧である．

・夜間尿（就寝後，1 回以上排尿のために起きることが毎日続く），息切れ，倦怠感，下肢のむくみ（末梢浮腫）などの自覚症状は，CKD が重症化すると出現する．

❷ 栄養診断（栄養状態の判定）

a）該当する栄養診断コードのリストアップ

各コードの定義，徴候 / 症状（特徴の特定），病因（原因 / 危険因子）の 3 つのポイントを参考にし，リストアップする．

NI-1.3　エネルギー摂取量過剰

NI-4.3　アルコール摂取量過剰

NI-5.7.2　たんぱく質摂取量過剰

NI-5.10.2（7）　ナトリウム（食塩）摂取量過剰

NC-2.2　栄養関連の検査値異常

NB-1.1　食物・栄養関連の知識不足

b）もっとも適切なコード（2 個までの）の決定

＊ NI-5.7.2　たんぱく質摂取量過剰

c）原因や要因（E）の推察

・BUN や UA の値から，たんぱく質摂取量過剰，アルコール摂取量過剰が想定される．

・「尿からたんぱくが漏れているのに，食事でたんぱく質を補充しなくてよいのか」という訴えから，食物・栄養に関連した知識不足がみられる．

・I 度高血圧や末梢浮腫があり，食塩 9.7 g は腎障害が進行するリスクとなる．

d）PES 報告

＊ NI-5.7.2　たんぱく質摂取量過剰

指示栄養量（40 g）に対してたんぱく質摂取量 148 ％（59.3 g）と多いことと，BUN，Cr，UA 上昇がみられることから（S），食物・栄養に関連した知識不足を原因とする（E），たんぱく質摂取量過剰（P）である．

❸ 栄養介入（目標設定と計画立案）（P）

a）モニタリング計画（Mx）

・スマートフォンの食事管理アプリケーションによる栄養価計算は継続する．

・24 時間蓄尿検査により推定たんぱく質摂取量，推定食塩摂取量を求めて，管理栄養士による食事調査の結果と照合する．

・BUN，Cr，UA，血圧などの臨床検査値を確認する．

b）栄養治療計画（Rx）

・エネルギー 1,900 kcal，たんぱく質 40 g，食塩 6 g 未満，カリウム 1,500 mg 以下．
腎臓病食品交換表を用いて，指示量を充足する具体的な食材を説明する．詳細は下記「④ 栄養介入（実施）」の「b）食事計画表」の項に記載．

c) 栄養教育計画（Ex）

・食事のたんぱく質量を制限すると，たんぱく質から産生される老廃物（窒素代謝物）による残存糸球体の過剰濾過という負担が軽減される．しかし，エネルギー摂取量が少ないと異化（体たんぱく質の崩壊）により老廃物が産生され，腎障害だけでなく栄養状態を悪化させてしまうことを説明する．

・寝酒に頼らず，レモンティーなどの温かい飲み物，睡眠導入剤の利用や住環境（照明，音楽，アロマテラピーなど）の工夫を提案する．アルコールは一時的に眠くなっても，体内で分解されると脈拍や血圧が高くなり，かえって眠りが浅くなることを説明する．

・カルシウム拮抗薬が処方されているので，グレープフルーツ（ジュース）を摂取すると薬物作用を増強させる危険性を理解しているかどうか，確認する．

❹ 栄養介入（実施）

・現在の朝食（カフェのモーニング），昼食（食堂の手早いメニュー）の生活習慣を許容しながら，夕食の行動変容（週1回以上を目標に自宅で食事をとる）を提案する．

・朝食は，トーストのバター，サラダのマヨネーズ（ドレッシング），昼食は，油を使用したメニュー（炒め物，揚げもの）を選んでエネルギーを増量する．間食にはエネルギー調整食品（ゼリー，粉あめ）を利用して，エネルギーを増量する．

・ソースやケチャップを利用したメニューは，塩やしょうゆを使用するよりも食塩を減量できる．自宅では食塩調整食品（調味料）を使用すると，食塩だけでなくカリウムも減量できる．

a) 栄養摂取量の目安

・エネルギー：1,900 kcal，たんぱく質：40 g，食塩：3 g 以上6 g 未満，カリウム：1,500 mg 未満．

b) 食事計画表（腎臓病食品交換表による食品構成）の例（表3-19）

① 摂取するたんぱく質とエネルギーの指示に合わせ，腎臓病食品交換表を用いて指導する．
エネルギー：1,900 kcal.

② たんぱく質の指示量（40 g）を単位に変換する．
たんぱく質3 g ＝ 1単位　→　たんぱく質40 g ＝ 13単位

③ 表1～表4へ単位配分する．
Ⅰ．たんぱく質を含む食品
表1　主食（ごはん・パン・めん）：3.0単位
表2　副食・デザート（果実・種実・いも）：0.5単位
表3　副食・付け合わせ（野菜）：1.0単位
表4　〔メインとなる副食（主菜）：魚介・肉・卵・豆・乳とその製品〕：8.5単位

④ 配分された単位についてエネルギー計算をする
表1　3.0単位×平均エネルギー150 kcal ＝ 450 kcal
表2　0.5単位×平均エネルギー150 kcal ＝ 75 kcal
表3　1.0単位×平均エネルギー50 kcal ＝ 50 kcal
表4　8.5単位×平均エネルギー30 kcal ＝ 255 kcal

⑤ 表1～4と特殊食品の合計エネルギーを指示エネルギー量と比較して不足分を求める．
表1～4と特殊食品の合計エネルギー：450 ＋ 75 ＋ 50 ＋ 255 ＝ 830 kcal
指示エネルギー（1,900 kcal）との差：1,900 － 830 ＝ 1,070 kcal

⑥ 不足分（1,070 kcal）を表5（砂糖・甘味料），表6（油脂），治療用特殊栄養食品で補う．
Ⅱ．たんぱく質を含まない食品
表5　砂糖・甘味品・ジャム・ジュース：50 kcal
表6　油脂：260 kcal
治療用特殊栄養食品（エネルギー調整食品）：760 kcal

表3-19 ● 本症例における食事計画表の例

表	食　品	単位	たんぱく質（g）*注1	エネルギー（kcal）
I　たんぱく質を含む食品				
表1	ご飯・パン・めん	3.0	9.0	450
表2	果実・種実・いも	0.5	1.5	75
表3	野菜	1.0	3.0	50
表4	魚介・肉・卵・豆・乳とその製品	8.5	25.5	255
II　たんぱく質を含まないでエネルギー源となる食品				
表5	砂糖・甘味品・ジャム・ジュース・でんぷん	−	−	50
表6	油脂	−	−	260
別表1	きのこ・海藻・こんにゃく	−	−	−
2	嗜好飲料			
3	菓子			
4	調味料			
5	調味加工食品			
特殊	エネルギー調整食品	0.5	1.5	760
	たんぱく質調整食品			
	食塩調整食品			
	リン調整食品			
合　計		13.5	40.5	1,900

＊注1　腎臓病食品交換表による1単位はたんぱく質3gに相当する.

栄養管理報告書
NI-5.7.2　たんぱく質摂取量過剰
S	・夜間尿，息切れ，倦怠感，下肢のむくみ. ・仕事の精神的負担で飲酒量が増え，いつ痛風発作が起きてもおかしくないといわれた. ・たんぱく尿や高血圧を指摘されたが，身体を心配する余裕はまったくなかった. ・初めて病気の深刻さを自覚した，仕事に支障が出る治療は何とかして避けたい. ・尿からたんぱくが漏れているのに食事でたんぱく質を補充しなくてよいのか. ・1か月間の1日の平均摂取量はエネルギー2,354 kcal，たんぱく質59.3 g，食塩9.7 g.
O	・55歳，男性，会社員（営業職）. ・慢性腎臓病（CKD）ステージ4：GFR区分G4（高度低下）. ・高尿酸血症，高血圧. ・アロプリノール（尿酸産生抑制剤），カルシウム拮抗薬（降圧剤）. ・身長：165 cm，体重：60 kg（BMI：22 kg/m²），標準体重：60 kg. ・血圧：140/90 mmHg. ・eGFR：28.8 mL/分/1.73 m²，尿たんぱく量：0.87 g/日. ・BUN：39 mg/dL，Cr：2.0 mg/dL. ・K：5.0 mEq/L，UA：9.7 mg/dL. ・医師の指示栄養量：エネルギー：1,900 kcal，たんぱく質40 g，食塩：3 g以上6 g未満， 　カリウム：1,500 mg以下.

A	・現在の摂取栄養量（スマートフォンの食事管理アプリケーションの結果）：エネルギー 2,354 kcal，たんぱく質 59.3 g，食塩 9.7 g，カリウムは不明． ・指示栄養量に対してエネルギー 124 ％，たんぱく質 148 ％，食塩 162 ％の過剰摂取． ・標準体重ではあるが，浮腫による水分貯留の影響を考え体組成を測定する． ・eGFR：28.8 mL/ 分 /1.73 m² は CKD の重症度分類における GFR 区分の G4（高度低下）に，尿たんぱく量 0.87 g/ 日はたんぱく尿区分の A3（高度たんぱく尿）に相当する． ・BUN 39 mg/dL，Cr 2.0 mg/dL，K 5.0 mEq/L，UA 9.9 mg/dL は基準範囲を超えており，腎機能低下が進行している． ・血圧 140/90 mmHg は，成人における血圧値の分類の I 度高血圧である． ・夜間尿，息切れ，倦怠感，下肢のむくみ（末梢浮腫）は，CKD が重症化すると出現する． 【PES 報告】 　指示栄養量（40 g）に対してたんぱく質摂取量 148 ％（59.3 g）と多く，BUN，Cr，UA 上昇がみられることから，食物・栄養に関連した知識不足を原因とする，たんぱく質摂取量過剰である．
P	Mx）スマートフォンの食事管理アプリケーションによる栄養価計算は継続する．24 時間蓄尿検査により推定たんぱく質摂取量，推定食塩摂取量を求め，管理栄養士による食事調査の結果と照合する． Rx）エネルギー：1,900 kcal，たんぱく質：40 g，食塩：3 g 以上 6 g 未満，カリウム：1,500 mg 未満． Ex）　食事のたんぱく質量を制限すると，たんぱく質から産生される老廃物（窒素代謝物）による残存糸球体の過剰濾過という負担が軽減される．エネルギー摂取量が少ないと異化（体たんぱく質の崩壊）により老廃物が産生され，腎障害だけでなく栄養状態を悪化させてしまうことを説明する． 　寝酒に頼らず，レモンティーなどの温かい飲み物，睡眠導入剤の利用や住環境（照明，音楽，アロマテラピーなど）の工夫を提案する．アルコールは一時的に眠くなっても，体内で分解されると脈拍や血圧が高くなり，かえって眠りが浅くなることを説明する． 　カルシウム拮抗薬が処方されているので，グレープフルーツ（ジュース）を摂取すると薬物作用を増強させる危険性を理解しているかどうかを確認する．

2）他職種との連携

禁酒が指示されているかどうか医師または看護師に確認する．

高尿酸血症の食事療法では，尿を 2,000 mL 確保できるよう，水分を補給するとされている．多量の水分摂取が必要か，腎機能に影響がないかどうか医師に確認する．

推定たんぱく質摂取量，推定食塩摂取量を求めるための 24 時間蓄尿検査の必要性を医師に相談する．

3）食事管理

症例をもとにしたたんぱく質・食塩調整食の例を**表 3-20** に示す．

 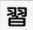

【 演習 3-11 】慢性腎不全の栄養管理】
症例
患者データ

39 歳，女性，大学講師．家族構成：ひとり暮らし．

主訴：尿蛋白（2 ＋），尿潜血（3 ＋）．

主病名：慢性腎臓病（CKD）ステージ 2：GFR 区分 G2（正常または軽度低下）．

既往歴：急性糸球体腎炎（5 歳）．服薬：なし．

臨床所見

身長：153 cm，体重：45 kg．血圧：123/73 mmHg．

eGFR：63.9 mL/ 分 /1.73 m²，尿たんぱく量：0.35 g/ 日，BUN：21.7 mg/dL，

Cr：0.8 mg/dL，K：4.3 mEq/L，TP：6.3 g/dL，Alb：3.7 g/dL．

表 3-20 ● 慢性腎不全のたんぱく質・食塩調整食

献立名		食品名	分量(g)	たんぱく質を含む食品（単位）注1				エネルギー源（kcal）			食塩(g)	カリウム(mg)
				表1	表2	表3	表4	表5	表6	別表・特殊		
朝	トースト	食パン	30	1.0							0.4	30
		バター	10						67		0.2	0
	ゆで卵	鶏卵（全卵）	50				2.0				0.2	60
	ミニサラダ	トマト	40			0.1						81
		キャベツ	20			0.1						41
		じゃがいも	40		0.2							156
		にんじん	10			*						30
		レタス	10			*						20
		マヨネーズ	12						80 (0.1)		0.2	
	コーヒー	コーヒー（レギュラー）								10 (0.3)		100
昼	焼きうどん	ゆでうどん	240	2.0							0.8	20
		豚ばら肉	40				2.0					100
		ピーマン	10			*						19
		キャベツ	60			0.3						120
		にんじん	10			*						30
		たまねぎ	20			0.1						32
		植物油	12						120			
		ソース（ウスター）	18							17	1.4	36
		紅しょうが	10								0.7	
	ヨーグルト	ヨーグルト（無糖）	85				1.0				0.2	147
		あんずジャム（高糖度）	20					50 (0.1)				15
間食		エネビットゼリー	150							200		
夕	ご飯	ゆめごはん1/35								300 (0.1)		0
	刺身	まぐろ（脂身）	45				3.0					90
		減塩げんたしょうゆ	6							10 (0.2)	0.4	
		しそ	1									5
	ごま和え	ほうれんそう（ゆで）	60			0.4						228
		油揚げ	7.5				0.5					5
		すりごま	5		0.3							24
		減塩げんたしょうゆ	9							15 (0.2)	0.6	
		砂糖	3							12		
		かつおだし	5									2
間食	ラスク	越後のラスク（ガーリック）								140 (0.2)		10
	レモンティー	紅茶										10
		レモン果汁				*						5
		粉あめ	13							50		
合計				3.0	0.5	1.0	8.5	50 (0.1)	267 (0.1)	754 (1.0)	5.1	1,416

注1：エネルギー源となる食品に含まれるたんぱく質量（g）を（ ）内に示した.
＊：0.1 未満

経緯

5歳時に急性糸球体腎炎の既往がある．今年の健康診断で尿たんぱく（2+），尿潜血（3+）を指摘され，3か月後に腎生検を行った結果，慢性腎臓病（CKD）のステージ2と診断された．医師からエネルギー1,600 kcal，たんぱく質50 g，食塩6 g未満が指示され，「しばらく食事療法で経過観察するので薬は出さないと聞いてほっとした」．

仕事は常に時間に追われており，朝7時から22時まで勤務する．ストレス解消と健康増進のために毎日スポーツクラブに通い，筋トレやエクササイズを行っている．「腎臓病になると運動はできなくなるのか」と不安を訴えている．次回の栄養食事指導までに24時間蓄尿検査が指示された．

食事摂取・生活状況

朝食はフレンチトーストかピザトースト，昼食は学食で麺類に揚げものを添える．夕食は麻婆丼，牛丼など丼ものが多い．コーヒーと紅茶を1日2杯ずつ飲む際には，骨粗鬆症の予防のためスキムミルクを大さじ2杯入れる．便秘予防のため加糖ヨーグルトと果物1個を食べる．運動後は筋たんぱく質を補強するために牛乳を200 mL飲む．24時間蓄尿検査による推定たんぱく質摂取量は75.7 g/日，推定食塩摂取量は7.3 g/日だった．

12. 糖尿病腎症

症例

患者データ

70歳，男性，自営業（カフェ経営）．家族構成：（同居）長女43歳．

主訴：低血糖，視力低下，立ちくらみ，便秘．

主病名：糖尿病腎症　第4期（腎不全期）．

既往歴：糖尿病．服薬：α-グルコシダーゼ阻害薬とインスリン注射．

臨床所見

身長：170 cm．体重：67 kg．血圧：135/85 mmHg．

推算糸球体濾過値（eGFR）：28.4 mL/分/1.73 m²，尿たんぱく量：1.0 g/日，HbA1c：7.5 %，

FBS：140 mg/dL，BUN：37.3 mg/dL，Cr：1.9 mg/dL，TP：6.3 g/dL，Alb：4.0 g/dL．

経緯

60歳で退職する前は会社員（営業職）だった．接待が多く体重は20歳から10 kg以上増えた．50歳の健康診断で高血糖を指摘され，糖尿病教育入院を機に「糖尿病食事療養のための食品交換表」を使って食事療法を始めた．しかし，血糖コントロール不良のため5年前よりα-グルコシダーゼ阻害薬とインスリン注射が処方されたが，1年前から視力低下，立ちくらみ，便秘を自覚しはじめた．

昨日，服薬とインスリン注射の後に多忙となり，食事がとれなかった．休憩時間が終っても戻らないので長女が見にいくと，患者は呂律が回らず意味不明な呟きを繰り返し，顔面蒼白だった．慌ててジュースを飲ませたが意識が戻らないので，さらにブドウ糖を飲ませたら回復した．搬送先の病院で糖尿病腎症がかなり進行していることを宣告されて愕然とした．

医師よりあらたに1,840 kcal，たんぱく質50 g，食塩6 g未満，カリウム1,500 mgの食事が指示された．

食事摂取・生活状況

自称"スイーツ男子"で甘い物を好み，話題の店には必ず出向く．10年前の教育入院の際には1日1,600 kcal（20単位）の栄養食事指導を受け，おおよそ守っている．会社帰りに専属トレーナーのもと週4回以上の体幹トレーニング（主に腹筋，背筋，胸筋を鍛えるトレーニング）や有酸素運動を行った結果，2年間で77 kgから10 kgの減量に成功した．

退職後カフェを開業したが時間の融通がうまく行かず，運動できないストレスを食べることで解消していたために，時に摂取エネルギーがオーバーしていた．栄養食事指導では糖尿病腎症の食品交換表の説明を受けて，たんぱく質を減らしエネルギーを十分に摂取するよう説明されたが，「油をそんなにとってもよいのか，肉や魚が少なすぎる」と混乱している．

1）NCP

SOAPに沿って栄養管理を検討する

❶ 栄養評価

a）主観的情報（S）

・1年前から視力低下，立ちくらみ，便秘を自覚しはじめた．

・自称スイーツ男子で甘い物を好む．

・運動できないストレスを食べることで解消していた．

・糖尿病腎症がかなり進行していることを宣告され，愕然とした．

・「油をそんなにとってもよいのか，肉や魚が少なすぎる」．

b）客観的情報（O）

・70歳，男性，カフェ経営．

・身長：170 cm．体重：67 kg（BMI：23.2 kg/m²），目標体重：64～72 kg．

- 血圧：135/85 mmHg.
- HbA1c：7.5 %，FBS：140 mg/dL.
- BUN：37.3 mg/dL，Cr：1.9 mg/dL.
- eGFR：28.4 mL/ 分 /1.73 m²，尿たんぱく量：1.0 g/ 日.
- 医師の指示栄養量：1,840 kcal，たんぱく質 50 g，食塩 6 g 未満，カリウム 1,500 mg 未満.
- 5 年前より α-グルコシダーゼ阻害薬とインスリン注射が処方された.

c) 栄養アセスメント（A）

FH（食物・栄養に関連した履歴）

- 自称スイーツ男子で甘い物を好む.
- 運動できないストレスを食べることで解消していた.
- 5 年前より α-グルコシダーゼ阻害薬が処方された.

AD（身体計測）

- 身長：170 cm，体重：67 kg（BMI：23.2 kg/m²），目標体重：64 kg.

BD（生化学データ，臨床検査と処置）

- BUN：37.3 mg/dL，Cr：1.9 mg/dL.
- HbA1c：7.5 %，FBS：140 mg/dL.
- eGFR：28.4 mL/ 分 /1.73 m²，尿たんぱく量：1.0 g/ 日.

PD（栄養に焦点を当てた身体所見）

- 低血糖（発作），視力低下（眼底出血），立ちくらみ（起立性低血圧），便秘（自律神経障害）.
- 血圧：135/85 mmHg.

CH（病歴）

- 糖尿病腎症　第 4 期（腎不全期）.

d) 栄養評価の実施

- 1,600 kcal/ 日の糖尿病食をおおよそ守っていたが，ストレスがたまると時に摂取エネルギーが過剰だった.
- 糖尿病の食事療法からの切り替えに「油をそんなにとってもよいのか，肉や魚が少なすぎる」と混乱している.
- 前期高齢者（65 〜 74 歳）の目標体重は〔身長（m）〕² × 22 〜 25 で求めるので適正範囲である.
- HbA1c 7.5 ％は，『糖尿病治療ガイド』の「高齢者糖尿病の血糖コントロール目標」である 7.5 ％未満を上回り，血糖コントロール不良である.
- eGFR 28.4 mL/ 分 /1.73 m²，尿たんぱく量 1.0 g/ 日は糖尿病性腎症合同委員会「糖尿病性腎症病期分類（改訂）」における第 4 期（腎不全期）に相当する.
- BUN 37.3 mg/dL，Cr 1.9 mg/dL は基準範囲を上回り，腎機能低下が進行している.
- 血圧 135/85 mmHg は，糖尿病合併高血圧の降圧目標値である 130/80 mmHg（診察時血圧）を超えている.
- 視力低下，起立性低血圧，便秘により自律神経障害（糖尿病神経障害）も合併している.
- α-グルコシダーゼ阻害薬は二糖類の分解を阻害する作用により，食後血糖値の急上昇を抑制する．インスリン注射や他の経口血糖降下薬と併用する場合に低血糖を起こすことがある．その場合はあらかじめ携帯しているブドウ糖を服用する．ただし，砂糖しかない場合には躊躇せずに服用する.

❷ 栄養診断（栄養状態の判定）

a) 該当する栄養診断コードのリストアップ

　各コードの定義，徴候 / 症状（特徴の特定），病因（原因 / 危険因子）の 3 つのポイントを参考にし，リストアップする.

　NI-1.5　エネルギー摂取量過剰の発現予測

NI-5.8.4 不規則な炭水化物摂取

NC-2.2 栄養関連の検査値異常

NB-1.3 食事・ライフスタイル改善への心理的準備不足

NB-1.6 栄養関連の提言に対する遵守の限界

NB-2.1 身体活動不足

b) もっとも適切なコード（2個までの）の決定

＊NB-1.6 栄養関連の提言に対する遵守の限界

c) 原因や要因（E）の推察

・糖尿病の発症後は食事療法が遵守され積極的な運動も行われていたが，退職を機に中断してしまった．その結果，血糖や血圧コントロール不良により腎機能が低下し，糖尿病腎症（腎不全期）に進行した．

・糖尿病腎症の食事へ変更することに混乱している．

d) PES 報告

＊NB-1.6 栄養関連の提言に対する遵守の限界

eGFR 28.4 mL/ 分 /1.73 m^2，尿たんぱく量 1.0 g/ 日，HbAlc 7.5 ％および低血糖発作を呈していることから（S），服薬とインスリン注射後の欠食や糖尿病腎症の食事への変更に混乱していることを原因とする（E），栄養関連の提言に対する遵守の限界（P）である．

❸ 栄養介入（目標設定と計画立案）（P）

a) モニタリング計画（Mx）

・HbA1c や空腹時血糖値など，栄養関連の臨床検査値の推移を観察する．

・24 時間蓄尿検査を行い，推定たんぱく質摂取量や食塩摂取量を確認する．

・食事調査から指示エネルギー，たんぱく質，食塩，カリウムの量が遵守されているかを確認する．

b) 栄養治療計画（Rx）

・エネルギー 1,840 kcal，たんぱく質 50 g，食塩 6 g 未満，カリウム量 1,500 mg 未満．

・「糖尿病腎症の食品交換表」を用いて，指示量の具体的な食材料を説明する．詳細は下記「④ 栄養介入（実施）」の「b) 食事計画表」の項に記載．

c) 栄養教育計画（Ex）

・たんぱく質の量が減ると産生される老廃物（窒素代謝物）が減り，残存糸球体の過剰濾過による負担が軽減されることを説明する．

・低たんぱく質療法を行う際には，エネルギー量を十分に確保しないと，体たんぱく質の崩壊により老廃物が産生されてしまう．治療用特殊食品（エネルギー，たんぱく質調整食品）を利用するとたんぱく質やエネルギー量の調整がしやすい．

・急激な血糖上昇を抑制するために，食べ方の順番（野菜から摂取）に配慮する．

・食塩とカリウムの量を減らすためには，特殊治療用食品（食塩調整食品）を利用すると調整しやすい．

❹ 栄養介入（実施）

・「糖尿病腎症の食品交換表」では，1 単位 80 kcal あたりのたんぱく質量によって 3 つに区分されている．

表 1（A：0 ～ 1.9 g，B：2.0 ～ 3.9 g，C：4.0 g 以上）

表 3（A：0 ～ 5.9 g，B：6.0 ～ 11.9 g，C：12.0 g 以上）

表 5（A：0 ～ 1.9 g，B：2.0 g 以上）

各区分のたんぱく質量に配慮して，食品の分量を説明する．

a) 栄養摂取量の目安

・エネルギー：1,840 kcal，たんぱく質：50 g，食塩：6 g 未満，カリウム：1,500 mg 未満．

b) 食事計画表（「糖尿病腎症の食品交換表」による食事療法の例）（表 3-21）

・糖尿病腎症の生活指導基準の第 4 期（腎不全期）

表 3-21 ● 本症例における食事計画表の例〔1 日 23 単位（1,840kcal/ たんぱく質 50g）の治療用特殊食品を用いない単位配分〕

分類	食品の種類	指示単位	たんぱく質区分	指示単位
表1	穀類，いも，炭水化物の多い野菜と種実，豆（大豆を除く），治療用特殊食品（主食となるもの）	13	A	9
			B	4
			C	
表2	くだもの	1		
表3	魚介，大豆とその製品，卵，チーズ，肉	2	A	0.5
			B	1.5
			C	
表4	牛乳と乳製品（チーズを除く）	1		
表5	油脂，脂質の多い種実，多脂性食品	4	A	4
			B	
表6	野菜（炭水化物の多い一部の野菜を除く），海藻きのこ，こんにゃく	1.2		
調味料	みそ，みりん，砂糖など	0.8		

→総エネルギー量：25 ～ 35 kcal/kg 目標体重 / 日 × 64 ～ 72 kg = 1,600 ～ 2,520 kcal/日

たんぱく質量：0.6 ～ 0.8 g/kg 目標体重 / 日 × 64 ～ 72 kg = 38.4 ～ 57.6 g

食塩相当量：6 g 未満 / 日

カリウム量：1,500 mg 未満 / 日

① 指示エネルギー量を指示単位に変える．

27.5 kcal/kg 目標体重 / 日 × 67 kg ≒ 1,840 kcal

1,840 kcal ÷ 80 kcal = 23 単位

② たんぱく質量は 5 g 刻みで指示される．

0.8 g/kg 目標体重 / 日 × 67 kg ≒ 50 g

③ 指示単位を表 1 ～ 表 6，調味料へ振り分ける．

表 1，表 3，表 5 については，たんぱく質量に従った細区分の配分を決める．

栄養管理報告書
NB-1.6 　栄養関連の提言に対する遵守の限界
S ・1 年前から視力低下，立ちくらみ，便秘を自覚しはじめた． ・自称スイーツ男子で甘いものを好む． ・運動できないストレスを食べることで解消していた． ・糖尿病腎症がかなり進行していることを宣告され，愕然とした． ・「油をそんなにとってもよいのか，肉や魚が少なすぎる」．
O ・70 歳，男性，カフェ経営． ・身長：170 cm，体重：67 kg（BMI：23.2 kg/m²），目標体重：64 ～ 72 kg. ・血圧：135/85 mmHg. ・HbA1c：7.5 %，FBS：140 mg/dL. ・BUN：37.3 mg/dL，Cr：1.9 mg/dL. ・eGFR：28.4 mL/ 分 /1.73 m²，尿たんぱく量：1.0 g/ 日. ・医師の指示栄養量：1,840 kcal，たんぱく質 50 g，食塩 6 g 未満，カリウム 1,500 mg 未満. ・5 年前より α- グルコシダーゼ阻害薬とインスリン注射が処方された．

A	・糖尿病の食事療法からの切り替えに混乱している. ・HbA1c 7.5 %は，高齢者糖尿病の血糖コントロール目標である 7.5 %未満を上回り，血糖コントロール不良である. ・eGFR 28.4 mL/ 分 /1.73 m²，尿たんぱく量 1.0 g/ 日は「糖尿病性腎症病期分類（改訂）」における第 4 期（腎不全期）に相当する. ・BUN 37.3 mg/dL，Cr 1.9 mg/dL は基準範囲を上回り，腎機能低下が進行している. ・血圧 135/85 mmHg は，糖尿病合併高血圧の降圧目標値を超えている. ・視力低下，起立性低血圧，便秘により自律神経障害（糖尿病神経障害）も合併している. ・α-グルコシダーゼ阻害薬はインスリン注射や他の経口血糖降下薬と併用する場合に低血糖を起こすことがあるので注意する. 【PES 報告】 　eGFR 28.4 mL/ 分 /1.73 m²，尿たんぱく量 1.0 g/ 日，HbA1c 7.5 %および低血糖発作を呈していることから，服薬やインスリン注射後の欠食や糖尿病腎症の食事への変更に混乱していることを原因とする，栄養関連の提言に対する遵守の限界である.
P	Mx）HbA1c や空腹時血糖値など，栄養関連の臨床検査値の推移を観察する．24 時間蓄尿検査を行い，推定たんぱく質摂取量や食塩摂取量を確認する．管理栄養士による食事調査で指示エネルギー，たんぱく質，食塩，カリウムの量が遵守されているかを確認する. Rx）エネルギー 1,840 kcal，たんぱく質 50 g，食塩 6 g 未満，カリウム量 1,500 mg 未満. Ex）たんぱく質の量を減らすと，産生される老廃物（窒素代謝物）が減り，残存糸球体の過剰濾過による負担が軽減されることを説明する．低たんぱく質療法を行う際に，エネルギー量を十分に摂取しないと，体たんぱく質の崩壊により老廃物が産生されてしまうので注意する．治療用特殊食品を利用するとたんぱく質，エネルギー量，食塩，カリウムの量を調整しやすいことを説明する.

2）他職種との連携

低血糖を起こした場合の対処について，再度説明が必要であれば医師や薬剤師に依頼する.

3）食事管理

症例をもとにしたたんぱく質・食塩調整食の例を**表 3-22** に示す.

 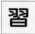

【演習 3-12　糖尿病腎症の栄養管理】

症例

患者データ

47 歳，女性，化粧品販売．家族構成：（同居）長男 17 歳.

主訴：微量アルブミン尿，高血圧．主病名：糖尿病腎症（第 2 期　早期腎症）.

既往歴：糖尿病．服薬：ACE（アンギオテンシン変換酵素）阻害薬.

臨床所見

身長：154 cm，体重：60 kg．血圧：120/80 mmHg.

eGFR：70.1 mL/ 分 /1.73 m²，尿アルブミン /Cr 比：277 mg/gCr，HbA1c：8.0 %.

FBS：120 mg/dL，BUN：27.3 mg/dL，Cr：0.7 mg/dL，K：4.9 mEq/L，

LDL-C：150 mg/dL，HDL-C：30 mg/dL，TG：150 mg/dL，TP：7.3 g/dL，

Alb：5.1 g/dL.

経緯

10 歳で 1 型糖尿病を発症し，SMBG（self-monitoring of blood glucose：血糖自己測定）とインスリン注射が必要となった．今まで，半年に 1 回は尿中アルブミンの測定を行ってきたが，今年の検査で微量アルブミン尿が検出された．顕性腎症への進展を抑制するために，エネルギー 1,440 kcal/ 日，たんぱく質量 50 g/ 日の栄養管理が指示された.

表 3-22 ● 糖尿病腎症の食品交換表によるたんぱく質・食塩調整食（1,900 kcal）

献立名		食品名	分量(g)	表1	表2	表3	表4	表5	表6	調味料	食塩相当量(g)	カリウム(mg)
朝	ご飯	めし	150	3.0 (A)							0.0	44
	餅入り巾着	油揚げ	10			0.5 (A)					0.0	6
		もち	50	1.5 (A)							0.0	33
		かつおだし	50								0.1	13
		減塩げんたしょうゆ	5								0.4	2
	なす味噌炒め	なす	80						*		0.0	176
		青ピーマン	20						*		0.0	38
		調合油	10					1.0 (A)			0.0	0
		げんた万能うまみそ	6							0.2	0.3	9
		合成清酒	5								0.0	0
	デザート	りんご	75		0.5						0.0	83
昼	フレンチトースト	食パン	120	4.0 (B)							1.6	116
		バター	15					1.5 (A)			0.3	4
		鶏卵（全卵）	50			1.0 (B)					0.2	65
		普通牛乳	120				1.0				0.1	180
		上白糖	6							0.3	0.0	0
	サラダ	はるさめ	10	0.5 (A)							0.0	1
		にんじん	20						*		0.0	54
		レタス	20						*		0.0	40
		トマト	30						*		0.0	63
		きゅうり	30						*		0.0	60
		フレンチドレッシング	15					1.5 (A)			0.5	1
		食塩	0.5								0.5	0
		こしょう	0.05								0.0	0
	ストレートティ	紅茶	150								0.0	12
夕	ご飯	めし	200	4.0 (A)							0.0	58
	土手鍋	かき	70			0.5 (B)					0.9	133
		はくさい	50						*		0.0	110
		ねぎ	50						*		0.0	90
		げんた万能うまみそ	6							0.2	0.3	9
		本みりん	5							0.1	0.0	0
		合成清酒	5								0.0	0
		かつおだし	50								0.1	13
	デザート	りんご	75		0.5						0.0	83
	合　計			13.0	1.0	2.0	1.0	4.0	1.2	0.8	5.3	1,496

たんぱく質区分	表1 A 9.0 / B 4.0	表3 A 0.5 / B 1.5	表6 A 4	*：野菜1，2単位350gが朝・昼・夕食に適宜配分されていることを示す．

食事摂取・生活状況

　職業柄，肌の状態を維持するため遅くとも23時までには就寝する．運動は苦手で幼少期に習っていたバレエなら続けたいと思っていたが，更年期を機に気力が失せてしまった．

　朝食は長男が朝の練習に出掛ける前の6時，昼食は12時にとれるが，夕食は塾が終わる22時過ぎになってしまう．スポーツ栄養士のコーチから，長男の必要エネルギーは4,000 kcal，たんぱく質100 gと指導されている．長男につられて自身の摂取量も増えてしまい，血糖値が上がり，体重が増えることに苛立っている．調理は簡単な肉や卵料理，乳製品を利用した料理が多く，そこにプロテインを加えている．疲労回復のため，スムージーを朝夕欠かさず飲んでいる．

13. 透析（血液透析）

症例

患者データ

　68歳，女性，専業主婦．家族構成：（同居）夫70歳〔長男世帯（長男40歳，嫁36歳，孫10歳・8歳）が同じ町内に暮らしている〕．

　主訴：立ちくらみ，頭痛．主病名：慢性腎不全．

　既往歴：高血圧（58歳）．

　服薬：エリスロポエチン（Epo）（注射），抗血栓薬，降圧薬，ビタミンD製剤（内服）．

臨床所見

身長：156 cm，dry weight（DW）：47.5 kg．上腕周囲長（AC）：24.3 cm，
上腕三頭筋部皮下脂肪厚（TSF）：14 mm．血圧：170/62 mmHg．
透析回数：3回／週，透析時間：4時間／回，尿量：300 mL／日，前回終了後体重：47.6 kg，
開始前体重：50.8 kg（中2日）．
Hb：10.4 g/dL，Ht：31.9 %，RBC：330万／μL，TP：6.8 g/dL，Alb：3.6 g/dL，
BUN：74.5 mg/dL，Cr：8.8 mg/dL，UA：5.4 mg/dL，K：4.9 mEq/L，
IP（無機リン）：5.7 mg/dL，Na：139 mEq/L，Ca：8.7 mg/dL，CRP：0.2 mg/dL，
TG：139 mg/dL，LDL-C：112 mg/dL，HDL-C：56 mg/dL，
心胸比：48.6 %．

経緯

10年前から高血圧で通院していたが，かぜをこじらせて約2年前に慢性腎不全と診断され入院した．低たんぱく質食の食事療法を実施し，Crが4.8 mg/dLに改善したためいったん退院となった．しかし，外来での低たんぱく食は続けられず尿毒症となり，13か月前に再入院となって透析を導入した．透析導入後も透析療法になじめなかったが退院し，体調が回復しない状態が半年くらい続いていた．最近は食欲も回復し，月・水・金の週3回通院して1回4時間の血液透析を行っている．透析への通院は送迎バスを利用している．

透析導入前は体重約50 kg，導入時は47 kgまで減少したが，半年後にDWが47.5 kgと回復した．透析のない日は近所のスーパーへの買い物も歩いていくようにしている．最近は血液透析にも慣れてきたように感じているが，透析時の体重増加が多いと指摘された．除水量が多い時は血圧低下がみられたり嘔吐することがある．そのため医師から1,600〜1,800 kcal，食塩6g未満の食事をとるように指示があり，退院時に栄養食事指導を受けたが，ふたたび栄養食事指導を受けることになった．

食事摂取・生活状況

食事には気をつけており，食事を抜くことはない．朝食は7時ごろ，ご飯1杯，干物，サラダ．昼食は12時ごろに麺類や市販のお弁当．夕食は18時ごろに夫が晩酌をするのでおつまみになる刺身や焼魚などの魚料理と野菜の煮物などをとるようにしている．非透析日は，15時くらいに和菓子や洋菓子などとコーヒーを少し飲む．また，せんべいが好きでやめられず欠かさないように購入してしまう．腎臓病と診断されてからお酒は飲んでいない．料理を作ることは好きで，以前は梅干しやらっきょう漬けなども自宅で作っていた．味つけは薄味を心がけてはいるが，「今は二人暮らしなので夫の好きな麺類，寿司，干物，根菜の煮物，練り製品，佃煮などが多い」といっている．水分は減らすようにいわれているので，お茶は少しにし，口やのどが渇くので，氷を食べるようにしている．

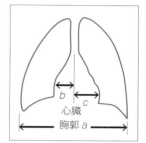

心胸比（Cardio-Thoracic Ratio; CTR）

胸部X線写真上の，胸郭（下図 *a*：肺のもっとも広い部分）に対する心臓の大きさ（下図 *b* ＋下図 *c*：心臓の幅）の割合．（*b* ＋ *c*）÷ *a* × 100（%）の式で求める．心胸比の基準は50%以下が正常となるが，撮影条件や呼吸の状態で多少の誤差が生じる．透析患者では，循環体液量を評価することが必要なため，定期的に測定する．

1) NCP

SOAPに沿って栄養管理を検討する．

❶ 栄養評価

a) 主観的情報（S）

・かぜをこじらせて約2年前に慢性腎不全と診断され，13か月前に透析を導入した．
・保存期の低たんぱく質食は続けられなかった．
・透析のない日は近所のスーパーへの買い物も歩いていく．
・最近，血液透析にも慣れてきた．
・食事には気をつけており，食事を抜くことはない．
・おやつ（和菓子や洋菓子などとコーヒーを少し）をとる．せんべいが好きでやめられず欠かさないように購入してしまう．
・料理を作ることは好きで，以前は梅干しやらっきょう漬けなども自宅で作っていた．
・味つけは薄味に心がけてはいる．夫の好きな料理（麺類，お寿司，干物，根菜の煮物，練り製品，佃煮など）が多くなっている．

・お茶は少しにし，口やのどが渇くので，氷を食べている.

b) 客観的情報（O）

・68 歳，女性，専業主婦，13 か月前に慢性腎不全から血液透析を導入.
・夫と二人暮らし，長男世帯は同じ町内に在住.
・身長：156 cm，DW：47.5 kg（標準体重：53.5 kg，BMI：19.5 kg/m^2）.
・透析導入前体重：約 50 kg，導入時：47 kg，半年後からの DW：47.5 kg.
・透析回数：3 回 / 週，透析時間 4 時間 / 回.
・尿量：300 mL/ 日.
・透析終了後体重：47.6 kg，開始前体重：50.8 kg（中 2 日），体重増加：3.2 kg（6.7 %）.
・透析時の体重増加が多く，除水量が多い時は血圧低下や嘔吐がある.
・Hb：10.4 g/dL，Ht：31.9 %，TP：6.8 g/dL，Alb：3.6 g/dL，BUN：74.5 mg/dL，Cr：8.8 mg/dL，UA：5.4 mg/dL，K：4.9 mEq/L，IP：5.7 mg/dL，Na：139 mEq/L，Ca：8.7 mg/dL，CRP：0.2 mg/dL，心胸比：48.6 %.
・食事摂取量はエネルギー約 1,880 kcal/ 日，たんぱく質約 75 g/ 日，食塩約 9.0 g/ 日.

c) アセスメントデータの抽出（A）

FH（食物・栄養に関連した履歴）

・食事は 3 食 / 日とれており，せんべいや非透析日は和菓子や洋菓子などとコーヒーのおやつをとっている.
・味つけは薄味に心がけてはいるが，麺類，寿司，干物，練り製品，佃煮など食塩含有量の多い食品の摂取が多い.
・口やのどが渇く.
・食事摂取量は，エネルギー約 1,880 kcal/ 日，たんぱく質約 75 g/ 日，食塩約 9.0 g/ 日と，特に食塩の摂取量が多い.

AD（身体計測）

・身長：156 cm，DW：47.5 kg（標準体重：53.5 kg，BMI：19.5 kg/m^2）.
・AC：24.3 cm，% AC：92.7 %，TSF：14 mm，% TSF：70 %.
・透析間体重増加（中 2 日）：3.2 kg（6.7%）.

BD（生化学データ）

・Hb：10.4 g/dL，Ht：31.9 %，TP：6.8 g/dL，Alb：3.6 g/dL，BUN：74.5 mg/dL，Cr：8.8 mg/dL，UA：5.4 mg/dL，K：4.9 mEq/L，IP：5.7 mg/dL，Na：139 mEq/L，Ca：8.7 mg/dL.

PD（栄養に焦点を当てた身体所見）

・心胸比：48.6%.
・尿量：300 mL/ 日.

CH（病歴）

・高血圧（58 歳）.

d) 栄養評価の実施

・DW は 47.5 kg（BMI：19.5 kg/m^2）であり，透析導入後の DW が 0.5 kg 増加しているので，エネルギーは不足していないと考える.
・尿量が 300 mL/ 日あるにもかかわらず透析間体重増加（中 2 日）が 6.7 %と多く，食塩摂取量が多いので飲水量が多くなっている.
・尿量がある割に BUN は 74.5 mg/dL と高く，IP が 5.7 mg/dL であるが，たんぱく質の過剰摂取があるのでさらに高くなる可能性もある.
・K が 4.9 mEq/L であるが，尿量が減少すると高くなる可能性ある.
・現在の食事摂取量：
エネルギー量：約 1,880 kcal/ 日（間食含め）
たんぱく質量：約 75 g/ 日
食塩：約 9.0 g/ 日
医師からの指示栄養量：1,600 ～ 1,800 kcal

・目標栄養量

標準体重：53.5 kg

エネルギー：IBW 53.5 kg × 35 kcal/kg ＝ 1,872 kcal ≒ 1,800 kcal

（医師の指示量と同じなので，指示量変更を依頼する必要はない）

たんぱく質：53.5 kg × 0.9 ～ 1.2 g/kg ＝ 48.2 ～ 64.2 g　→　60 g

食塩：6 g/ 日未満

・現在の食事摂取エネルギー量（1,880 kcal）は，目標栄養量（指示栄養量：1,800 kcal）に対し，104.4 ％で適量と考えられる．たんぱく質摂取量は約 75 g/ 日で，目標栄養量 60 g/ 日に対し 125 ％と多く，尿量減少ともにリン，カリウム値が高くなる可能性がある．

・食塩摂取量約 9.0 g/ 日は，目標栄養量 6 g/ 日未満に対し 150％で，過剰摂取である．

❷ 栄養診断（栄養状態の判定）

a）該当する栄養診断コードのリストアップ

各コードの定義，徴候 / 症状（特徴の特定），病因（原因 / 危険因子）の 3 つのポイントを参考にし，リストアップする．

NI-3.2　水分摂取量過剰

NI-5.7.2　たんぱく質摂取量過剰

NI-5.10.2（7）　ナトリウム（食塩）摂取量過剰

NC-2.2　栄養関連の検査値異常

NB-1.1　食物・栄養関連の知識不足

NB-1.3　食事・ライフスタイル改善への心理的準備不足

NB-1.4　セルフモニタリングの欠如

NB-1.7　不適切な食物選択

b）もっとも大切なコード（2 個まで）の決定

＊NI-5.10.2（7）　ナトリウム（食塩）摂取量過剰

＊NI-5.7.2　たんぱく質摂取量過剰

c）原因や要因の（E）の推察

二人暮らしなので夫の嗜好に合わせた塩蔵品や魚料理などが多く，食塩摂取量が多い．そのためのどが渇くので氷を摂取し，透析間の体重増加が多くなっている．除水量が多い時は血圧低下がみられたり嘔吐することがあるにもかかわらず，塩蔵品を他の食材に変えようとする意識が低い．

d）PES 報告

＊NI-5.10.2（7）　ナトリウム（食塩）摂取量過剰

尿量が 300 mL あるにもかかわらず食塩摂取量の過剰から飲水量が増え，透析間の体重増加が 6.7 ％と多く，BUN 高値などがみられることから（S），適切な透析食の 1 日量（食塩・たんぱく質・リン・カリウムなど）に関する知識不足を原因とする（E），ナトリウム（食塩）摂取量過剰（P）である．

＊NI-5.7.2　たんぱく質摂取量過剰

夫の嗜好に合わせた塩蔵品，魚料理が多く，たんぱく質の充足率 125 ％，尿量が 300 mL あるにもかかわらず，BUN 高値などがみられることから（S），適切な透析食の 1 日量（食塩・たんぱく質・リン・カリウムなど）に関する知識不足を原因とする（E），たんぱく質摂取量過剰（P）である．

❸ 栄養介入（目標設定と計画立案）（P）

a）モニタリング計画（Mx）

週 3 回の外来通院時の採血ごとに，食事摂取量，飲水量，体重増加量，尿量，BUN，IP，K，Na，Ca を確認する．

食塩摂取量を守り 6 g/ 日未満の摂取とたんぱく源の摂取量過剰を控えられれば，飲水量を減らし体重増加量は中 2 日で 5 ％の目標内に収まり，BUN や IP のさらなる上昇はな

表 3-23 ● 本症例における食事計画表の例

食品項目（食材の例）	摂取量 (g)	エネルギー (kcal)	たんぱく質 (g)	脂質 (g)	炭水化物 (g)	カリウム (mg)	リン (mg)
穀類【朝】ご飯	200	336	5.0	0.6	74.2	58	68
【昼】ご飯	200	336	5.0	0.6	74.2	58	68
【夕】ご飯	200	336	5.0	0.6	74.2	58	68
小麦粉	15	55	1.2	0.2	11.4	17	9
いも類（じゃがいも）	60	46	1.0	0.1	10.6	246	24
果物類（みかん）	100	20	0.5	0.1	11.9	130	12
魚介類（あじ）	70	88	13.8	3.2	0.1	252	161
肉類（豚ロース脂身つき）	70	204	12.8	15.8	0.1	217	119
卵類（鶏卵）	25	38	3.1	2.6	0.1	33	45
大豆類（木綿豆腐）	80	58	5.3	3.4	1.3	112	88
油脂類（調合油）	20	184	0.0	20.0	0.0	0	0
種実類（ごま）	2	12	0.4	1.1	0.4	8	11
野菜類（ほうれんそう・ゆで）	50	13	1.3	0.3	2.0	245	22
（さやいんげん・ゆで）	50	13	0.9	0.1	2.8	135	22
（はくさい・ゆで）	100	18	0.5	0.1	4.0	210	14
（だいこん・ゆで）	100	13	0.9	0.1	2.9	160	33
海藻・きのこ等	適量						
調味料（砂糖）	10	38	0.0	0.0	9.9	0	0
（みそ）	10	19	1.3	0.6	2.2	38	17
合　計		1,851	57.9	49.3	282.1	1,976	780

いはずである．しかし，介入項目が守られているのによい結果が出ない時は食塩摂取量とたんぱく質摂取量をさらに見直す必要がある．一方，介入項目が実行できていない場合は，再度，その必要性を説明し，患者と介入内容を相談する．

b) 栄養治療計画（Rx）

エネルギー 1,800 kcal，たんぱく質 60 g，カリウム 2,000 mg 以下，リン 850 mg 以下，食塩 6 g 未満．

食塩の減量

佃煮，練り製品，干物はやめる．麺類は，つけ麺か焼うどんなどにし汁麺を減らす．寿司のつけしょうゆを減らし，味つけ時の調味料の使用量を減らす．

たんぱく質の減量

魚料理が多くなっているので，1 日の魚介量を 70 g くらいまでに減らす．食品選択に偏りないように，食事記録をつける．

c) 栄養教育計画（Ex）

適切な透析食の 1 日量（食塩・たんぱく質・リン・カリウムなど）に関する知識教育

食塩摂取量が多いことが原因となり飲水量が増加し体重増加が多くなっていることを理解してもらい，減塩の重要性に気づいてもらう．たんぱく質の過剰摂取は，尿量が減少すると IP や K の上昇につながり，特に IP の高値は生命予後を低下させることなどなどを説明し，目標にする摂取量が理解できるようにする．

❹ 栄養介入（実施）

具体的な食事内容（栄養食事指導内容）を検討する．

透析時の水分出納，食塩摂取量と飲水量との関連とリン・カリウムの適切な摂取量を詳しく説明し，食生活改善の機会がまさに今であることを理解させ，患者自らが行動変容を

起こせるように支援する.

　食塩と飲水の制限と適切なたんぱく摂取量が目標であるので，食事内容は栄養バランスのよい食事とする.

a) 栄養摂取量の目安

・標準体重：53.5 kg

・エネルギー：IBW 53.5 kg × 35 ＝ 1,872 kcal ≒ 1,800 kcal

・たんぱく質：53.5 kg × 0.9 ～ 1.2 g ＝ 48.2 ～ 64.2 g　→　60 g

・食塩：6 g 未満

b) 食事計画表（食品構成）の例（表 3-23）

　色の部分は，目標にしてもらう食事計画表として患者に示し，家庭の食事内容に合わせた具体的な食事指導を行う.

栄養管理報告書
NI-5.10.2（7）　ナトリウム（食塩）摂取量過剰 NI-5.7.2　たんぱく質摂取量過剰
S ・かぜをこじらせて約 2 年前に慢性腎不全と診断され，13 か月前に透析を導入した. ・最近血液透析にも慣れてきて，透析のない日は近所のスーパーへの買い物も歩いていく. ・味つけは薄味に心がけてはいるが，麺類，寿司，干物，根菜の煮物，練り製品，佃煮などが多くなっている. ・お茶は少しにし，口やのどが渇くので，氷を食べている.
O ・身長：156 cm，DW：47.5 kg（標準体重：53.5 kg，BMI：19.5 kg/m^2），透析導入後半年で DW 0.5 kg 増加. ・透析間の体重増加中 2 日で 3.2 kg（DW の 6.7 %），尿量 300 mL/ 日. ・Hb：10.4 g/dL，Ht：31.9 %，TP：6.8 g/dL，Alb：3.6 g/dL，BUN：74.5 mg/dL，Cr：8.8 mg/dL，UA：5.4 mg/dL，K：4.9 mEq/L，IP：5.7 mg/dL，Na：139 mEq/L，Ca：8.7 mg/dL，心胸比：48.6 %. ・食事摂取量：エネルギー約 1,880 kcal/ 日，たんぱく質約 75 g/ 日，食塩約 9.0 g/ 日.
A 　透析導入後 DW が 0.5 kg 増加しているのでエネルギーは不足していないと考えられるが，尿量が 300 mL あるにもかかわらず透析間体重増加（中 2 日）が 6.7 %と多く，食塩摂取量が多いので飲水量が多くなっている. さらに，尿量ある割に BUN が 74.5 mg/dL と高く，現在は IP が 5.7 mg/dL，K が 4.9 mEq/L であるが，たんぱく質の摂取量過剰があるのでさらに高くなる可能性もある. 【PES 報告】 　尿量が 300 mL あるにもかかわらず摂取食塩量の過剰から飲水量が増え，透析間の体重増加が 6.7 %と多く，BUN 高値などがみられることから，適切な透析食の 1 日量（食塩・たんぱく質・リン・カリウムなど）に関する知識不足を原因とする，ナトリウム（食塩）摂取量過剰である. 　夫の嗜好に合わせた塩蔵品，魚料理が多く，たんぱく質の充足率 125 %，尿量が 300 mL あるにもかかわらず，BUN 高値などがみられることから，適切な透析食の 1 日量（食塩・たんぱく質・リン・カリウムなど）に関する知識不足を原因とする，たんぱく質摂取量過剰である.
P Mx）：週 3 回の外来通院時の採血ごとに，食事摂取量，飲水量，体重増加量，尿量，BUN，IP，K，Na，Ca を確認する. Rx）エネルギー 1,800 kcal，たんぱく質 60 g，カリウム 2,060 mg 以下，リン 850 mg 以下，食塩・たんぱく質の減量，佃煮，練り製品，干物はやめる. 麺類は，つけ麺か焼うどんなどにする. 寿司のつけしょうゆを減らし，味つけ時の調味料の使用量を減らす. 1 日の魚介量を 70 g くらいまでに減らし，食品選択に偏りないように，食事記録をつける. Ex）食塩摂取量が多いことにより透析間の体重増加が多くなっていることを理解させ，減塩の重要性に気づいてもらう. たんぱく質の摂取量過剰は，尿量が減少とともに IP や K の上昇につながることなどを説明する. 目標にする摂取量が理解できるようにする.

【 演習 3-13 】 血液透析の栄養管理】

症例

患者データ

　60 歳，男性，会社員．家族構成：（同居）妻 55 歳，次男 28 歳．

　主訴：倦怠感，頭痛．主病名：糖尿病腎症．

　既往歴：糖尿病（40 歳ごろ），高血圧（45 歳ごろ），透析導入（58 歳）．

　服薬：血糖降下剤，エリスロポエチン（Epo）（注射），抗血栓薬，降圧薬，ビタミン D 製剤（内服），陽イオン交換樹脂製剤（K 製剤），リン吸着剤．

臨床所見

　身長：172 cm，DW：65 kg．AC：27.6 cm，TSF：9.5 mm．血圧：148/65 mmHg．

　透析回数：3 回／週，透析時間：4 時間／回．尿量：200 mL／日．

　前回終了後体重：64.9 kg，開始前体重：68.9 kg（中 2 日）．

　Hb：12.4 g/dL，Ht：35.9 %，RBC：372 万 /μL，TP：6.9 g/dL，Alb：4.0 g/dL，

　BUN：94.5 mg/dL，Cr：12.8 mg/dL，UA：6.4 mg/dL，K：5.9 mEq/L，

　IP（無機リン）：6.7 mg/dL，Na：139 mEq/L，Ca：9.7 mg/dL，HbA1c：7.6 %，

　TG：169 mg/dL，LDL-C：172 mg/dL，HDL-C：52 mg/dL，

　心胸比：45.8 %．

経緯

　会社の健診で高血糖を指摘されたがしばらく放置した．45 歳ごろに血圧も高くなり，定期通院・薬物療法をするようになった．そのころからアルブミン尿が多く，合併症に注意するようにいわれていたが大丈夫だと思っていた．52 歳の時に教育入院をし，腎機能障害がすでにかなり進行していること，腎機能は不可逆性であることを学び愕然とした．退院後，夜の会食や接待の回数を減らしたかったが，それもできない立場だったので飲酒量はほとんど変わらなかった．腎不全状態となり 58 歳の時に透析導入となった．透析導入期は比較的安定した状態で通院透析に移行できたが，好きなお酒が飲めないことがストレスとなっている．透析療法は月・水・金（週 3 回）の夜間透析で，仕事終了後自家用車で通っている．

　透析導入前体重は約 70 kg，導入時は 65 kg まで減少し，現在もその体重を維持している．運動量が少ないので，休日の土日のどちらかはウォーキングをしている．血液透析には慣れてきているが，医師よりカリウム値，リン値が高いことを指摘され，栄養食事指導を受けることになった．医師の指示量は，エネルギー 1,800 〜 2,000 kcal，たんぱく質 65 g，カリウム 2,000 mg，リン 850 mg，食塩 6 g 未満である．

食事摂取・生活状況

　食べることが好きで肉類や甘いものを好み，食事を抜くことはない．朝食は 6 時半ごろ，ジャムトースト 1 枚，目玉焼き，ヨーグルト，コーヒー．昼食は 12 時過ぎに外食（定食か丼もの）．透析日の夕食は透析時にお弁当，帰宅後，ラーメンとフルーツなどを摂取．非透析日は 19 時ごろに日本酒 1 合，肉料理を中心に摂取する．ご飯は茶碗 1 杯にしているが，夕食後，和菓子か洋菓子とフルーツを摂取する．現在の摂取量はエネルギー約 2,300 kcal，たんぱく質 75 g，カリウム 2,400 mg，リン 950 mg，食塩 9 〜 12 g である．野菜はあまり食べないが，味つけは薄味に心がけてはいる．「好きなお酒が飲めなくなったので，甘いものやフルーツだけは食べたい」といっている．水分を減らすようにいわれているので，お酒やお茶は少しにし，口やのどが渇いた時は，氷を食べるようにしている．

14. 低栄養・褥瘡

患者データ

88歳，男性，元自営業（コンビニエンスストア経営）．

家族構成：（同居）妻87歳（要支援1）（2世帯住宅の2階に孫世帯が住んでいるが別世帯で日常の交流はほとんどない．娘が月に1～2回泊りにくる）．

主訴：倦怠感，全身の痛み．

主病名：低栄養，褥瘡（仙骨部 DESIGN-R 評価　D3-e1, s8, i1, g3, n0, p0：13点）．

既往歴：高血圧症にて内服開始（52歳），両眼白内障手術（70歳），脳梗塞（86歳）．

服薬：降圧剤，胃薬，便秘薬．

臨床所見

身長：158 cm，体重：41.5 kg，血圧：125/73 mmHg，体温：36.9 ℃．

Hb：9.7 g/dL, Ht：30.1%, TP：6.3 g/dL, Alb：3.0 g/dL, WBC：7,100/μL,

リンパ球比率：13.5%, Na：136 mEq/L, K：4.2 mEq/L, FBS：87 mg/dL,

Cr：1.1 mg/dL, BUN：18 mg/dL.

仙骨部 DESIGN-R 評価　D3-e1, s8, i1, g3, n0, p0：13点．

経緯

約2年前に脳梗塞にて急性期病院に入院．その後，リハビリテーション病院に転院し，リハビリのかいあって半年後に退院することとなった．左半身に軽度麻痺が残り，着替え，排泄，入浴には一部介助が必要となったが，本人・介護者の強い希望で在宅療養に移行した．軽度の嚥下障害がみられ水分摂取時にややむせることがあるが，食事はゆっくり食べれば問題なかった．入れ歯は合わなくなり使うことを嫌がっている．意識は明瞭である．軽度の認知症がある妻のためにも，在宅療養が本人の希望であった．退院直後は娘が週末に泊まっていた．

20代の体重は60～65 kgであったが，脳梗塞で入院する前は50 kgぐらいだった．退院時には44 kgであったが，その後43～44 kgを維持していた．2週間前に発熱し食べられなくなり，動けず寝込んでいる．週2回通っていたデイサービスも休んでおり，排泄も介助が必要となったため訪問介護が追加された．ヘルパーにより身体介護が行われ，その際に仙骨部に褥瘡が見つかった．そこで，管理栄養士による居宅療養管理指導（訪問栄養食事指導）が追加された．

主治医からは，嚥下機能に合わせた褥瘡を悪化させない栄養補給として，エネルギー1,000～1,200 kcal，たんぱく質60 gの指示があった．

食事摂取・生活状況

自宅内調理器具は揃っており，妻も使い慣れた調理器具は使える．ガスコンロは危険なので，妻が介護認定を受けた時から電磁調理器に変えている．硬い肉やごぼう，噛みきれない葉野菜などは食べない．ご飯は炊飯器で軟らかく炊いていたが，発熱後はご飯の摂取量が今までの1/3くらいにまで減っている．朝食は8時ごろにロールパン1個と牛乳1杯，昼食はうどん1/3玉，煮豆（甘煮），バナナ1本，夕食はご飯1/2杯，煮豆腐か卵豆腐，みそ汁，煮豆など．水分は，「牛乳やお茶は少しずつ慎重に飲んでいる」といっているが，1日量では足りていない．介護者の妻に摂取状況を聞いても，1日量がつかみにくい．以前はすき焼きや刺身，てんぷら，厚焼き玉子，かに風味かまぼこ，フルーツ缶などを好んで食べていた．

1）NCP

SOAPに沿って栄養管理を検討する．

❶ 栄養評価

a）主観的情報（S）

・本人・介護者の強い希望で在宅療養に移行した．

・入れ歯は合わないので使うことを嫌がる.

・水分摂取時にややむせることがあるが,食事はゆっくり食べれば問題なかった.

・意識は明瞭で,軽度の認知症がある妻のためにも在宅療養を望んだ.

・2週間前に発熱し食べられなくなり,動けず寝込んでいる.

・硬い肉やごぼう,噛みきれない葉野菜などは食べない.

・ご飯は炊飯器で軟らかく炊いていたが,発熱後はご飯の摂取量が今までの1/3くらいまで減った.

・以前はすき焼きや刺身,てんぷら,厚焼き玉子,かに風味かまぼこ,フルーツ缶などが好物だった.

・牛乳やお茶は少しずつ慎重に飲んでいる

b) 客観的情報（O）

・88歳,男性.

・主訴:倦怠感,全身の痛み.主病名:低栄養,褥瘡,脳梗塞後遺症.

・2世帯住宅の1階に要支援1の妻と住んでいる.2階は孫世帯が住んでいるが別世帯で日常の交流はほとんどない.娘が月に1～2回泊りにくる.

・身長:158 cm,体重:41.5 kg（BMI:16.6 kg/m^2）,血圧:125/73 mmHg.

・退院時（18か月前）の体重は44 kgで,その後43～44 kgを維持していたが,ここ2週間で2.5 kg減少.

・脳梗塞後遺症にて左半身に軽度麻痺が残り,着替え,排泄,入浴には一部介助が必要であったが,熱発後デイサービスにも通えなくなり,排泄も介助が必要となった.

・Hb:9.7 g/dL,Ht:30.1%,TP:6.3 g/dL,Alb:3.3 g/dL,WBC:7,100/μL,リンパ球比率:13.5 %,Na:138 mEq/L,K:4.7 mEq/L,FBS:87 mg/dL,Cr:1.1 mg/dL,BUN:25 mg/dL.

・食事摂取量約740 kcal/日,たんぱく質約25 g,水分摂取量も少ない.

c) アセスメントデータの抽出（A）

FH（食物・栄養に関連した履歴）

・水分摂取時にややむせることがあるが,食事はゆっくり食べれば問題なかった.

・硬い肉やごぼう,噛みきれない葉野菜などは食べられない.

・ご飯は炊飯器で軟らかく炊いていたが,発熱後はご飯の摂取量が今までの1/3くらいまで減った.

・以前はすき焼きや刺身,てんぷら,厚焼き玉子,かに風味かまぼこ,フルーツ缶などが好物だった.

・食事摂取量:約740 kcal/日,たんぱく質:約25 g.

・水分摂取量は牛乳やお茶は少しずつ慎重に飲んでいるが,1日量としては足りていない.

AD（身体計測）

・身長:158 cm,体重:41.5 kg（BMI:16.6 kg/m^2）,標準体重:54.9 kg.

・1年半前は44 kg,その後43～44 kgを維持していたが,ここ2週間で2.5 kg減少（－5.7 %）.

BD（生化学データ）

・Hb:9.7 g/dL,Ht:30.1%,TP:6.3 g/dL,Alb:3.3 g/dL,WBC:7,100/μL,リンパ球数:959/μL,Na:138 mEq/L,K:4.7 mEq/L,FBS:87 mg/dL,Cr:1.1 mg/dL,BUN:25 mg/dL.

PD（栄養に焦点を当てた身体所見）

・BUN/Cr比:22.7

・褥瘡（仙骨部 DESIGN-R評価 D3-e1, s8, i1, g3, n0, p0:13点）

CH（病歴）

・脳梗塞後遺症にて左半身に軽度麻痺.

d) 栄養評価の実施

・1年半前は44 kgの体重でその後維持していたが,ここ2週間で41.5 kg（BMI:16.6

kg/m^2）と 2.5 kg（− 5.7 ％）減少している．1 か月で 5% 以上の減量であるので高度栄養不良である．

・BUN/Cr 比が 22.7 と高値のため脱水傾向にあるので，TP 6.3 g/dL，Alb 3.3 g/dL は脱水状態の値であり，実際はさらに低いと思われる．

・リンパ球数は 959/μL にて，中等度の栄養不良である．

・日常生活動作（ADL）の低下がみられ，すべてに介助が必要な状態である．

・体温は 36.9 ℃であるが，褥瘡にてエネルギー必要量が増大し，たんぱく質やミネラル・ビタミンなども補充する必要がある．

・現在の食事摂取量は，エネルギー量約 740 kcal/ 日，たんぱく質約 25 g/ 日であるが，医師からの指示栄養量はエネルギー 1,000 〜 1,200 kcal，たんぱく質 60 g である．

・目標栄養量

標準体重：54.9 kg，現体重：41.5 kg

HB 式

BEE ＝［66.5+（13.75 ×体重 41.5 kg）＋（5.0 ×身長 158 cm）−（6.78 ×年齢 88 歳）］ ＝ 830.5 kcal

（BEE 831 ×活動係数 1.2 ×ストレス係数 1.2）＝ TEE 1,197 kcal

簡易式

エネルギー：54.9 kg × 20 kcal/kg ＝ 1,098 kcal

41.5 × 30 kcal/kg ＝ 1,245 kcal

→ HB 式，標準体重あたり，現体重あたりで検討し 1,100 〜 1,200 kcal とする（医師の指示量とほぼ同じなので，指示量変更を依頼する必要はない）．

たんぱく質：54.9 kg × 1.1 g ＝ 60.4 g → 60 g

・現在の食事摂取エネルギー量（740 kcal）は，目標栄養量（指示栄養量：1,200 kcal）に対し，61.7 ％である．たんぱく質摂取量は 60 g に対し 25 g で，41.7 ％でしかない．

・水分摂取量も少ない．

・軽度の嚥下障害がみられ水分摂取時にややむせることがあるが，食事はゆっくり食べれば問題ない．

・褥瘡は DESIGN-R 評価で D3-e1，s8，i1，g3，n0，p0：13 点であり，まだ大きくなっていない．1 か月後の治癒をめざす．

❷ 栄養診断（栄養状態の判定）

a）該当する栄養診断コードのリストアップ

各コードの定義，徴候／症状（特徴の特定），病因（原因／危険因子）の 3 つのポイントを参考にし，リストアップする．

NI-1.2　エネルギー摂取量不足

NI-2.1　経口摂取量不足

NI-3.1　水分摂取量不足

NI-5.1　栄養素必要量の増大

NI-5.3　たんぱく質・エネルギー摂取量不足

NI-5.9.1　ビタミン摂取量不足

NI-5.10.1　ミネラル摂取量不足

NC-1.1　嚥下障害

NC-1.2　噛み砕き・咀嚼障害

NC-2.2　栄養関連の臨床検査値異常

NC-3.1　低体重

NC-3.2　意図しない体重減少

NB-2.1　身体活動不足

NB-2.4　食物や食事を準備する能力の障害

b) もっとも大切なコード（2個まで）の決定

＊ NI-2.1　経口摂取量不足

＊ NI-3.1　水分摂取量不足

c) 原因や要因の（E）の推察

脳梗塞の後遺症で軽度の嚥下障害もあり，咀嚼・嚥下機能の改善に向けての視点が欠如していた．そこに発熱し急減に食欲が低下し，食事量・飲水量が減少した．

d) PES報告

＊ NI-2.1　経口摂取量不足

Hb，Alb が低値，体重は約2週間で5.7％減少，褥瘡がみられることから（S），咀嚼・嚥下機能の改善に向けての介入がなかったところに発熱し急減に食欲が低下したことを原因とする（E），経口摂取量不足（P）である．

＊ NI-3.1　水分摂取量不足

軽度の嚥下障害と BUN/Cr 比高値であることから（S），水分摂取量が少なかったところに発熱し急減に食欲が低下したことを原因とする（E），水分摂取量不足（P）である．

❸ 栄養介入（目標設定と計画立案）（P）

a) モニタリング計画（Mx）

訪問時に（2回／月ごと）に，食事摂取量，飲水量，排泄状況，褥瘡，体重を確認し，血液検査が行われれば Hb，Alb などで栄養状態を確認する．

咀嚼状態，口腔ケア状況，嚥下形態に合わせた食事内容かを確認し，介護者やヘルパーの調理内容，購入食品，栄養補助食品の摂取状況，飲水記録などをみていく．食欲が改善し経口摂取量が増加していけば，脱水傾向と褥瘡はよい方向に向かうはずである．しかし，介入項目が実施されているのによい結果が出ない時はエネルギー摂取量と食事量全体をさらに増やす方策を検討する．一方，介入項目が実行できていない場合は，再度，障害になる部分を調整し，患者や在宅支援スタッフと情報を共有しながら検討する．

b) 栄養治療計画（Rx）

エネルギー 1,100 ～ 1,200 kcal，たんぱく質 60 g．

経口摂取量の増量

食事はゆっくりとるようにし，朝食はパンとポタージュかココアに変える．昼食，夕食は好物の料理やマヨネーズやバターの料理を増やす．当面，高エネルギー補助栄養食品を15時と就寝前に補給してもらう．

飲水量の増量

1日の目標水分量を確認して補給方法を調整（湯のみの容量をはかり1回量と1日量を決める）し，補給回数を記録する．

c) 栄養教育計画（Ex）

咀嚼・嚥下機能の改善と食欲低下との関連

食事はゆっくりとることを指導し，水分摂取時にトロミ剤を使用する．

咀嚼状態，口腔ケア，嚥下機能改善が食事量を増加させるうえで必要であることを理解してもらい，入れ歯の調整も重要であることに気づいてもらう．効率よくエネルギー補給ができる料理方法などを説明し，目標にする食事量が確保できるようにする．

❹ 栄養介入（実施）

具体的な食事内容（栄養食事指導内容）を検討する．

咀嚼・嚥下機能の改善と食欲低下との関連を詳しく説明し，義歯の調整や食べられる口づくりも必要であることを理解させ，体力を落とさないために食べることを患者や介護者が理解できるように説明する．

まずは，エネルギーとたんぱく質，水分の補給が必要であり，これらが十分とれたのち，褥瘡改善に有用な栄養素の補給に努めていく．

表3-24 ● 本症例における食事計画表の例

食品項目（食材の例）	摂取量 (g)	エネルギー (kcal)	たんぱく質 (g)	脂質 (g)	炭水化物 (g)
穀類【朝】パン	50	132	4.7	2.2	23.4
【昼】ご飯	100	168	2.5	0.3	37.1
【夕】ご飯	100	168	2.5	0.3	37.1
いも類（じゃがいも）	80	61	1.3	0.1	14.1
果物類（バナナ）	100	86	1.1	0.2	22.5
魚介類（あじ）	60	76	11.8	2.7	0.1
肉類（鶏もも皮なし）	50	64	9.5	2.5	0.0
卵類（鶏卵）	50	76	6.2	5.2	0.2
大豆類（木綿豆腐）	80	58	5.3	3.4	1.3
乳類（普通牛乳）	200	134	6.6	7.6	9.6
油脂類（調合油）	10	92	0.0	10.0	0.0
野菜類（ほうれんそう）	150	30	3.3	0.6	4.7
（はくさい）	200	28	1.6	0.2	6.4
海藻・きのこ等	適量				
調味料（砂糖）	10	38	0.0	0.0	9.9
（みそ）	12	23	1.5	0.7	2.6
合　計		1,233	57.8	35.9	168.8

a）栄養摂取量の目安

・標準体重：54.9 kg，現体重：41.5 kg.
・エネルギー
　HB式
　BEE ＝ ［66.5＋（13.75 ×体重 41.5 kg）＋（5.0 ×身長 158 cm）－（6.78 ×年齢 88 歳）］
　＝ 830.5 kcal
　　（BEE 831 ×活動係数 1.2 ×ストレス係数 1.2）＝ TEE 1,197 kcal
　簡易式：54.9 kg × 20 kcal/kg ＝ 1,098 kcal
　　　　41.5 × 30 kcal/kg ＝ 1,245 kcal
　→ HB式，標準体重あたり，現体重あたりで検討し 1,100 〜 1,200 kcal とする.
・たんぱく質：54.9 kg × 1.1 g ＝ 60.4 g → 60 g

b）食事計画表（食品構成）の例（表3-24）

　色の部分は，目標にしてもらう食事計画表として患者に示し，家庭の食事内容に合わせた具体的な食事指導を行う.

栄養管理報告書
NI-2.1　経口摂取量不足 NI-3.1　水分摂取量不足
S ・2週間前に発熱し食べられなくなり，動けず寝込んでいる. ・入れ歯が合わないので使うのを嫌がる. ・硬い肉やごぼう，噛みきれない葉野菜などは食べない. ・発熱後，ご飯の摂取量が今までの 1/3 くらいまで減った. ・すき焼きや刺身，てんぷら，厚焼き玉子，かに風味かまぼこ，フルーツ缶などが好物だった. ・牛乳やお茶は少しずつ慎重に飲んでいる.
O ・低栄養，褥瘡，脳梗塞後遺症. ・身長：158 cm，体重：41.5 kg（BMI：16.6 kg/m²）. ・18か月前は 44 kg，約2週間で 2.5 kg減少（－ 5.7 %）. ・Hb：9.7 g/dL，Ht：30.1 %，TP：6.3 g/dL，Alb：3.3 g/dL，リンパ球数：959/μL，BUN/Cr比：22.7. ・食事摂取量：約 740 kcal/日，たんぱく質：約 25 g，水分摂取量も少ない.

A	2週間前に発熱し食べられなくなり，体重41.5 kg（BMI：16.6 kg/m²）で約2週間2.5 kg減少（－5.7 %）減少しており，体重減少率から高度栄養不良である．また，BUN/Cr比22.7と高値で脱水傾向にある．熱発後ADLの低下がみられ，すべてに介助が必要な状態で，褥瘡（ステージⅡ）を発症した． **【PES報告】** 　Hb，Albが低値，体重約2週間5.7 %減少，褥瘡がみられることから，咀嚼・嚥下機能の改善に向けての介入がなかったところに発熱し急減に食欲が低下したことを原因とする，経口摂取量不足と栄養診断する． 　軽度の嚥下障害とBUN/Cr比高値であることから，水分摂取量が少なかったところに発熱し急減に食欲が低下したことを原因とする，水分摂取量不足と栄養診断する．
P	Mx）訪問時に（2回/月ごと）に，食事摂取量，飲水量，排泄状況，褥瘡，体重を確認し，血液検査が行われれば，Hb，Albなどで栄養状態を確認する．咀嚼状態，口腔ケア状況，嚥下形態に合わせた食事内容かを確認し，介護者やヘルパーの調理内容，購入食品，栄養補助食品の摂取状況，飲水記録などをみていく． Rx）エネルギー1,100～1,200 kcal，たんぱく質60 g．朝食のパターンを変え，昼食，夕食は好物の料理やマヨネーズやバターの料理を増やす．当面，高エネルギー補助栄養食品を15時と寝る前に補給してもらう．1日の目標水分量を確認し補給方法を調整し，補給回数を記録する． Ex）食事はゆっくりとることを指導し，水分摂取時にトロミ剤を使用する．咀嚼状態，口腔ケア，嚥下機能改善が食事量を増加させるうえで必要であることを理解してもらう．効率よくエネルギー補給ができる料理方法などを説明し，目標にする食事量が確保できるようにする．

演　　　習

【 演習 3-14 】低栄養・褥瘡の栄養管理

症例

患者データ

　83歳，男性．家族構成：（同居）長女56歳，長女の夫59歳．

　主訴：痰が多い．腰が痛い．

　主病名：誤嚥性肺炎，認知症，低栄養，褥瘡（仙骨部 DESIGN-R 評価　D3-e1，s8，i1，g3，n0，p0：13点）．

　既往歴：慢性気管支炎，慢性呼吸器不全，変形性腰痛症，多発性脳梗塞．

　服薬：降圧剤，脂質異常症改善薬，胃薬，便秘薬，認知症改善薬．

臨床所見

　身長：160 cm，体重：46.6 kg．AC：19.1 cm，TSF：6 mm．

　Hb：10.7 g/dL，Ht：34.1 %，TP：6.3 g/dL，Alb：3.2 g/dL，WBC：8,300/μL，

　リンパ球比率：16.3 %，TC：118 mg/dL，TG：75 mg/dL，FBS：87 mg/dL，

　Cr：0.75 mg/dL，BUN：29 mg/dL．

経緯

　慢性呼吸器不全，変形性腰痛症はあったが，定年後は盆栽やグランドゴルフなどを楽しみ，町内会の役員をしており近所づきあいは良好だった．80歳前くらいから多発性脳梗塞にて認知症が進み，IADL（調理，買い物，服薬，掃除，金銭管理）は全介助，ADL（起き上がり，移乗，移動，着替え，入浴，食事，排泄など）は見守り・一部介助が必要となった．妻が介護をしていたが，一年前に急死し，長女が介護者となった．在宅サービスを最大限利用しながら自宅で看ることにしたが，急に介護者となった長女は戸惑い，介護負担感が強いといっている．

　20代ごろの体重は約65 kg，定年時は約60 kg，1年前は53 kgくらいであったが，妻が亡くなってからやせてきた．誤嚥性肺炎を繰り返し，食事に時間がかかること，殿部に褥瘡がみられることから食形態の見直しと栄養補給量を増やすことを目標に，主治医より管理栄養士による居宅療養管理指導（訪問栄養食事指導）の指示が追加された．現在の在宅サービスは，デイケア2回/週，訪問看護2回/週，訪問リハビリ2回/週，訪問介護4回/週，福祉用具レンタルで

ある.

　主治医の指示は嚥下機能に合わせた食事の経口摂取で，栄養量はエネルギー 1,300 kcal，たんぱく質 60 g であった.

食事摂取・生活状況

　自宅内調理器具は揃っていて，片づいている. ガスコンロは 3 口，ミキサーもある. 長女の夫が建築関係の仕事をしているので，室内バリアフリー，手すりもついている. 食事は時間がかかり，箸がうまく使えないので，スプーンで食べている. 歯に食べ物が挟まり咀嚼しにくく，咀嚼回数が多くなっている. むせ込みは少ないが，痰が多くなっている. 食事は朝はお粥，野菜の煮物，大根おろし，ヨーグルト，昼はデイケアでの摂取か配食サービス（きざみ食）を約半分摂取，夕はお粥，豆腐，ほうれんそう浸し，弁当の残りなど. 現在の摂取量はエネルギー約 1,060 kcal，たんぱく質 40 g である. 水分は，「少しずつ慎重に飲んでいる」といっているが，1 日量では足りていない. 介護者に嗜好を聞いても，正確にはわからないが，昔は魚料理が好きで寿司・刺身・焼き魚をよく食べていたといっている.

15. 摂食嚥下障害

症例

患者データ

　82 歳，女性，無職. 家族構成：（同居）夫 85 歳.
　主訴：むせ，食欲不振. 主病名：摂食嚥下障害（軽度），高血圧症，骨粗鬆症. 既往歴：脳梗塞.
　服薬：レニベース（ACE 阻害薬），アクトネル（リセドロン酸ナトリウム）.

臨床所見

　身長：148 cm，体重：42.5 kg，血圧：121/72 mmHg.
　体温：36.2 ℃，Hb：11.1 g/dL，Ht：35.2 %，RBC：390 万 /µL，
　WBC：8,500/µL，CRP：0.2 mg/dL，TP：6.3 g/dL，Alb：3.5 g/dL，TG：80 mg/dL，
　TC：190 mg/dL，FBS：95 mg/dL.

経緯

　70 歳で骨粗鬆症と診断され，現在も治療は続けている. 78 歳で脳梗塞を発症し，その後，摂食嚥下障害となったが，2 か月の入院治療とリハビリテーションで回復し，退院後 ADL は自立できている. 1 週間前より食後や夜間に咳き込むことが多く，食物が飲み込みにくくなり食欲不振となったため，夫に付き添われて外来受診した. CT 検査の結果，肺炎はみられないが，脳梗塞の後遺症である軽度の摂食嚥下障害と診断された.

食事摂取・生活状況

　食事は自分が作っていたが，5 年前の脳梗塞で入院生活をしたことをきっかけに，夫も簡単な食事は作れるようになった. 現在は 2 人で買い物をして一緒に食事を作っている. 好き嫌いはないが，野菜や豆類を中心とした和食が多く，魚や肉，卵の摂取は少ない. 骨粗鬆症のため，牛乳はカルシウム強化のものを選んで，毎日欠かさずコップに 1 杯は飲んでいる. 夫が味の濃い料理を好むため，毎食，漬物や汁物を付けて，自分も同じものを食べている. 規則正しい生活をするために，食事は必ず 3 食作って食べていたが，食事が飲み込みにくくなってからは，あまり食欲が出ない. 子どもは 2 人いるが，結婚して皆遠くに住んでいるため，お盆やお正月に顔を合わせる程度である.

　運動は夫が嫌いなため，自分も週 2 回ほどの近くのスーパーマーケットに歩く程度である. スーパーマーケットは，ゆっくり歩いて片道 15 分程度の距離である. 本人は庭の手入れが好きなため，草むしりなどに外に出ることはあるが，骨粗鬆症のために円背となり，洗濯物を干すのがつらい. 年金暮らしのため質素な生活をしている.

1）NCP

SOAP に沿って栄養管理を検討する.

❶ 栄養評価

a）主観的情報（S）

・夫と2人で買い物をして一緒に食事を作っている.
・好き嫌いはないが，野菜や豆類を中心とした和食が多く，魚や肉，卵の摂取は少ない．骨粗鬆症のため，牛乳はカルシウム強化のものを選んで，毎日欠かさずコップに1杯は飲んでいる.
・夫が味の濃い料理を好むため，毎食，漬物や佃煮，汁物を付けて，自分も同じものを食べている.
・食物が飲み込みにくくなってからは，あまり食欲が出ない.
・運動は夫が嫌いなため，自分も週2回ほどの近くのスーパーに歩く程度である.
・骨粗鬆症のために円背となり，洗濯物を干すのがつらい.
・年金暮らしのため質素な生活をしている.

b）客観的情報（O）

・82歳女性，無職，2人家族（夫85歳）.
・摂食嚥下障害，高血圧症，骨粗鬆症，円背.
・身長：148 cm，体重：42.5 kg（BMI：19.4 kg/m²）.
・血圧：121/72 mmHg，体温：36.2 ℃，Hb：11.1 g/dL，Ht：35.2 %，RBC：390万/μL，WBC：8,500/μL，CRP：0.2 mg/dL，TP：6.3 g/dL，Alb：3.5 g/dL，TG：80 mg/dL，TC：190 mg/dL，FBS：95 mg/dL.

C）アセスメントデータの抽出（A）

FH（食物・栄養に関連した履歴）

・夫と2人で買い物をして一緒に食事を作っている.
・好き嫌いはなく，野菜や豆類を中心とした和食が多い.
・魚や肉，卵の摂取は少ないが，牛乳はカルシウム強化のものを，毎日コップに1杯飲んでいる.
・夫が味の濃い料理を好むため，毎食，漬物や佃煮，汁物を付けて，自分も同じものを食べている.
・食物が飲み込みにくくなってからは，あまり食欲がでない.

AD（身体計測）

・身長：148 cm，体重：42.5 kg（BMI：19.4 kg/m²）.

BD（生化学データ）

・Hb：11.1 g/dL，Ht：35.2 %，RBC：390万/μL，WBC：8,500/μL，CRP：0.2 mg/dL，TP：6.3 g/dL，Alb：3.8 g/dL，TG：80 mg/dL，TC：190 mg/dL，FBS：95 mg/dL.

PD（栄養に焦点を当てた身体所見）

・摂食嚥下障害，骨粗鬆症，円背，食べるとむせ込む，食欲不振.
・血圧：121/72 mmHg，体温：36.2 ℃.

CH（病歴）

・脳梗塞

d）栄養評価の実施（適切なデータを集めて検証する）

・BMI が19.4 kg/m²である.「日本人の食事摂取基準（2020年版）」では，70歳以上の目標とする BMI の範囲は21.5〜24.9のため，虚弱予防対策が必要である.
・高血圧症であるが，現在の血圧は121/72 mmHg で基準範囲である．これは薬の効果であると考えられるが，食塩摂取量は10 g/日以上であると思われる.
・Ht は低値であるが基準範囲内である．Hb はやや低い値のため，貧血に要注意である．TG，TC は基準範囲である．TP，Alb は低値であるものの基準範囲内であるが，今後

も栄養状態に問題が出ると思われるため，モニタリングが必要である.
- その他のデータ，RBC，WBC，CRP，FBS は基準範囲である.
- 現在の食事摂取量

  エネルギー量：約 1,200 kcal/ 日（むせがあり食欲不振のため）

  たんぱく質量：約 40 g/ 日（不足していると推測される.）
- 医師からの指示栄養量：1,400 ～ 1,600 kcal
- 目標栄養量

  標準体重：48.2 kg

  エネルギー：48.2 kg × 30 ～ 35 kcal/kg ＝ 1,446 ～ 1,687 kcal

  →摂食不良のことを考えて 1,400 ～ 1,600 kcal/ 日とする（医師の指示量と同じなので，指示量変更を依頼する必要はない）.

  たんぱく質：48.2 kg × 1.0 ～ 1.2 g ＝ 48.2 ～ 57.8 g → 60 g/ 日
- 現在の食事摂取エネルギー量（1,200 kcal）は，目標栄養量（指示栄養量 1,400 ～ 1,600 kcal）に対し，75 ～ 86 ％である. 肉，魚，卵類の摂取が少ないことから，たんぱく質摂取量は不足していると考えられる.
- 最初の目標摂取量は多めに設定する. 適正な体重増加がみられたら，下記の量に変更する.

  エネルギー：48.2 kg × 30 kcal/kg ＝ 1,446 kcal → 1,450 kcal/ 日

  たんぱく質：48.2 kg × 1.0 g ＝ 48.2 g → 50 g/ 日
- 塩分摂取量約 12 g/ 日以上は摂取過剰である.
- 毎日 3 食食べているが，むせのため食欲不振となり，必要栄養量が不足していると思われる.
- MCT オイル（p96 参照）を利用してエネルギーアップを図る.

❷ 栄養診断（栄養状態の判定）

a）該当する栄養診断コードのリストアップ

各コードの定義，徴候 / 症状（特徴の特定），病因（原因 / 危険因子）の 3 つのポイントを参考にし，リストアップする.

NI-2.1　経口摂取量不足

NI-3.1　水分摂取量不足

NI-5.3　たんぱく質・エネルギー摂取量不足

NI-5.10.2（7）　ナトリウム（食塩）摂取量過剰

NC-1.1　嚥下障害

NC-2.2　栄養関連の検査値異常

NB-1.1　食物・栄養関連の知識不足

NB-2.1　身体活動不足

b）もっとも大切なコード（2 個まで）の決定

＊ NI-2.1　経口摂取量不足

c）原因や要因（E）の推察

既往歴に脳梗塞，摂食嚥下障害がある. 今回は食後や夜間に咳き込みがひどくなり，食物が飲み込みにくくなり食欲不振となったため，経口摂取量が減量した. 嚥下食の作り方や水分摂取方法などを知らないことが考えられる.

d）PES 報告

＊ NI-2.1　経口摂取量不足

BMI が低値，Ht，TP，Alb はやや低値，食欲不振などがみられることから（S），食物のエネルギーやたんぱく質の適切な摂取量や種類に関わる食物・栄養関連の知識不足と嚥下障害を原因とする（E），経口摂取量不足である（P）.

MCT オイルの使い方

揚げ物や炒め物に使用すると煙が出て泡立ちが起こり危険なため，そのまま「かける・混ぜる」調理方法がよい.

❸ 栄養介入（目標設定と計画立案）

a）モニタリング計画（Mx）

各週の外来時（2 週間ごと）に，体重（BMI），体温を確認し，1 か月に 1 回は，Hb，Ht，RBC，WBC，CRP，TP，Alb，TG，TC，FBS などを確認する．飲食の内容と摂取量については，初回と外来時は問診で聞き取り調査を実施する．それ以外は，飲食の摂取記録を本人に依頼する．

必要摂取量を摂取できていない場合は，再度，その必要性を説明し，患者と介入内容を相談する．

b）栄養治療計画（Rx）

栄養必要量の摂取

エネルギーやたんぱく質を多く含む食品（卵，魚，肉，大豆製品，乳製品）の 1 日の必要量を摂取する．最初の目標は 1 日 1,400 kcal，たんぱく質 50 g 程度をめざす．水分量は 1 日約 1,200 mL（現体重 42.5 kg × 30 mL）の摂取を目標とする．

MCT オイルを利用してエネルギーアップを図る．

飲食摂取量の記録

毎日の飲食の摂取量を記録して過不足をチェックする．

c）栄養教育計画（Ex）

食材の選び方

エネルギーやたんぱく質の必要性を理解してもらい，食品選択の知識をつける．

嚥下調整食の調理方法

むせやすい飲食物を評価し，嚥下調整食について理解してもらい，食材ごとに摂食しやすい調理方法を身につける．

❹ 栄養介入（実施）

具体的な栄養食事指導内容を検討する．食事内容と食事形態については，「学会分類 2013（食事）早見表」を参考にして調整する（**表 3-25**）

エネルギーとたんぱく質を多く含む食品を説明し，嚥下調整食の作り方について指導する．水分については，「学会分類 2013（とろみ）早見表」を参考にして，むせのないとろみ状態を評価し，とろみのつけ方などを説明する（**表 3-26**）．食事摂取量の把握のために，食事摂取記録表のつけ方についても指導する．

a）栄養摂取量の目安

・標準体重：48.2 kg
・エネルギー：48.2 kg × 30 ～ 35 kcal/kg = 1,446 ～ 1,687 kcal
　→摂取不良のことを考えて 1,600 kcal を目指す．
・たんぱく質：48.2 kg × 1.0 ～ 1.2 g/kg = 48.2 ～ 57.8 g → 60 g

b）食事計画表（食品構成）の例（表 3-27）

色の部分は，目標にしてもらう食事計画表として患者に示し，家庭の食事内容に合わせた具体的な栄養食事指導を行う．

2）食事管理

症例をもとにした嚥下調整食の例を **表 3-28** に示す．

表 3-25 ● 学会分類 2013（食事）早見表

コード【Ⅰ-8 項】		名称	形態	目的・特色	主食の例	必要な咀嚼能力【Ⅰ-10 項】	他の分類との対応【Ⅰ-7 項】
0	j	嚥下訓練食品 0j	均質で，付着性・凝集性・硬さに配慮したゼリー離水が少なく，スライス状にすくうことが可能なもの	重度の症例に対する評価・訓練用少量をすくってそのまま丸呑み可能残留した場合にも吸引が容易たんぱく質含有量が少ない		（若干の送り込み能力）	嚥下食ピラミッド L0えん下困難者用食品許可基準Ⅰ
	t	嚥下訓練食品 0t	均質で，付着性・凝集性・硬さに配慮したとろみ水（原則的には，中間のとろみあるいは濃いとろみ*のどちらかが適している）	重度の症例に対する評価・訓練用少量ずつ飲むことを想定ゼリー丸呑みで誤嚥したりゼリーが口中で溶けてしまう場合たんぱく質含有量が少ない		（若干の送り込み能力）	嚥下食ピラミッド L3の一部（とろみ水）
1	j	嚥下調整食 1j	均質で，付着性，凝集性，硬さ，離水に配慮したゼリー・プリン・ムース状のもの	口腔外で既に適切な食塊状となっている（少量をすくってそのまま丸呑み可能）送り込む際に多少意識して口蓋に舌を押しつける必要がある0j に比し表面のざらつきあり	おもゆゼリー，ミキサー粥のゼリー など	（若干の食塊保持と送り込み能力）	嚥下食ピラミッド L1・L2えん下困難者用食品許可基準ⅡUDF 区分 4（ゼリー状）*UDF：ユニバーサルデザインフード
2	1	嚥下調整食 2-1	ピューレ・ペースト・ミキサー食など，均質でなめらかで，べたつかず，まとまりやすいものスプーンですくって食べることが可能なもの	口腔内の簡単な操作で食塊状となるもの（咽頭では残留，誤嚥をしにくいように配慮したもの）	粒がなく，付着性の低いペースト状のおもゆや粥（下顎と舌の運動による食塊形成能力および食塊保持能力）	（下顎と舌の運動による食塊形成能力および食塊保持能力）	嚥下食ピラミッド L3えん下困難者用食品許可基準Ⅱ・ⅢUDF 区分 4
	2	嚥下調整食 2-2	ピューレ・ペースト・ミキサー食などで，べたつかず，まとまりやすいもので不均質なものも含むスプーンですくって食べることが可能なもの		やや不均質（粒がある）でもやや柔らかく，離水もなく付着性も低い粥類	（下顎と舌の運動による食塊形成能力および食塊保持能力）	
3		嚥下調整食 3	形はあるが，押しつぶしが容易，食塊形成や移送が容易，咽頭でばらけず嚥下しやすいように配慮されたもの多量の離水がない	舌と口蓋間で押しつぶしが可能なもの，押しつぶしや送り込みの口腔操作を要し（あるいそれらの機能を賦活し），かつ誤嚥のリスク軽減に配慮がなされているもの	離水に配慮した粥 など	舌と口蓋間の押しつぶし能力以上	嚥下食ピラミッド L4高齢者ソフト食UDF 区分 3
4		嚥下調整食 4	硬さ・ばらけやすさ・貼りつきやすさなどのないもの 箸やスプーンで切れるやわらかさ	誤嚥と窒息のリスクを配慮して素材と調理方法を選んだもの，歯がなくても対応可能だが，上下の歯槽提間で押しつぶすあるいはすりつぶすことが必要で舌と口蓋間で押しつぶすことは困難	軟飯・全粥 など	上下の歯槽提間の押しつぶし能力以上	嚥下食ピラミッド L4高齢者ソフト食UDF 区分 1・2

学会分類 2013 は，概説・総論，学会分類 2013（食事），学会分類 2013（とろみ）から成り，それぞれの分類には早見表を作成した．本表は学会分類 2013（食事）の早見表である．本表を使用するにあたっては必ず「嚥下調整食学会分類 2013」の本文を熟読されたい．なお，本表中の【　】表示は，本文中の該当箇所をさす．上記 0t の「中間のとろみ・濃いとろみ」については，学会分類 2013（とろみ）を参照されたい．本表に該当する食事において，汁物を含む水分には原則とろみをつける【Ⅰ-9 項】．ただし，個別に水分の嚥下評価を行ってとろみ付けが不要と判断された場合には，その原則は解除できる．他の分類との対応については，学会分類 2013 との整合性や相互の対応が完全に一致するわけではない【Ⅰ-7 項】．（https://www.jsdr.or.jp/wp-content/uploads/file/doc/classification2013-manual.pdf）

表 3-26 ●学会分類 2013（とろみ）早見表

	段階 1 薄いとろみ 【Ⅲ-3 項】	段階 2 中間のとろみ 【Ⅲ-2 項】	段階 3 濃いとろみ 【Ⅲ-4 項】
英語表記	Mildly thick	Moderately thick	Extremely thick
性状の説明 （飲んだとき）	「drink」するという表現が適切なとろみの程度 口に入れると口腔内に広がる液体の種類・味や温度によっては，とろみがついていることがあまり気にならない場合もある 飲み込む際に大きな力を要しない ストローで容易に吸うことができる	明らかにとろみがあることを感じ，かつ「drink」するという表現が適切なとろみの程度口腔内での動態はゆっくりですぐには広がらない 舌の上でまとめやすい ストローで吸うのは抵抗がある	明らかにとろみがついていて，まとまりがよい 送り込むのに力が必要 スプーンで「eat」するという表現が適切なとろみの程度ストローで吸うことは困難
性状の説明 （見たとき）	スプーンを傾けるとすっと流れおちる フォークの歯の間から素早く流れ落ちる カップを傾け，流れ出た後には，うっすらと跡が残る程度の付着	スプーンを傾けるととろとろと流れる フォークの歯の間からゆっくりと流れ落ちる カップを傾け，流れ出た後には，全体にコーティングしたように付着	スプーンを傾けても，形状がある程度保たれ，流れにくいフォークの歯の間から流れでない カップを傾けても流れ出ない （ゆっくりと塊となって落ちる）
粘度（mPa·s） 【Ⅲ-5 項】	50 ～ 150	150 ～ 300	300 ～ 500
LST 値（mm） 【Ⅲ-6 項】	36 ～ 43	32 ～ 36	30 ～ 32

学会分類 2013 は，概説・総論，学会分類 2013（食事），学会分類 2013（とろみ）から成り，それぞれの分類には早見表を作成した．本表は学会分類 2013（とろみ）の早見表である．本表を使用するにあたっては「日摂食嚥下リハ会誌 17（3）：255-267，2013」または日本摂食嚥下リハビリテーション学会 HP ホームページ（https://www.jsdr.or.jp/doc/doc_manual1.html）「嚥下調整食学会分類 2013」の本文を必ず参照のこと．なお，本表中の【 】表示は，本文中の該当箇所を指す．
粘度：コーンプレート型回転粘度計を用い，測定温度 20℃，ずり速度 50s^{-1}における 1 分後の粘度測定結果【Ⅲ-5 項】．
LST 値：ラインスプレッドテスト用プラスチック測定板を用いて内径 30 mm の金属製リングに試料を 20 mL 注入し，30 秒後にリングを持ち上げ，30 秒後に試料の広がり距離を 6 点測定し，その平均値を LST 値とする【Ⅲ-6 項】．
注 1．LST 値と粘度は完全には相関しない．そのため，特に境界値付近においては注意が必要である．
注 2．ニュートン流体では LST 値が高く出る傾向があるため注意が必要である．
（『日本摂食嚥下リハビリテーション学会嚥下調整食分類 2013』より表記を一部改変のうえ引用）

表 3-27 ●本症例における食事計画表の例

食品項目（食材の例）	摂取量 （g）	エネルギー （kcal）	たんぱく質 （g）	脂質 （g）	炭水化物 （g）
穀類　全粥	750	533	8.3	0.8	117.8
いも類（じゃがいも）	100	76	1.6	0.1	17.6
果物類（バナナ）	100	86	1.1	0.2	22.5
魚介類（あじ）	80	76	11.8	2.7	0.1
肉類（鶏もも皮なし）	80	102	15.2	4.0	0.0
卵類（鶏卵）	50	76	6.2	5.2	0.2
大豆類（木綿豆腐）	100	72	6.6	4.2	1.6
乳類（普通牛乳）	200	134	6.6	7.6	9.6
油脂類（調合油）	15	138	0.0	15.0	0.0
野菜類（ほうれんそう）	150	30	3.3	0.2	4.7
（はくさい）	200	28	1.6	0.2	6.4
海藻・きのこ等	適量				
調味料（砂糖）	4	15	0.0	0.0	4.0
（みそ）	12	23	1.5	0.7	2.6
MCT オイル	24	216	0.0	24	0.0
合　計		1,559	63.8	60.3	187.1

表 3-28 ● 嚥下調整食（例）

献立名		食品名	分量(g)	エネルギー(kcal)	たんぱく質(g)	脂質(g)	炭水化物(g)	食物繊維総量(g)	食塩相当量(g)
朝	全粥	精白米（水稲）	250	178	2.8	0.3	39.3	0.3	0.0
		ソフティアU	1.3	4	0.0	0.0	0.9	0.5	0.0
		MCTオイル	12	108	0.0	12.0	0.0	0.0	0.0
	卵豆腐	鶏卵	50	76	6.2	5.2	0.2	0.0	0.2
		かつおだし	150	5	0.8	0.2	0.0	0.0	0.2
		うすくちしょうゆ	3	2	0.2	0.0	0.2	0.0	0.5
		食塩	0.5	0	0.0	0.0	0.0	0.0	0.5
	野菜のだしあん（ミキサー）	ほうれんそう	40	8	0.9	0.2	1.2	1.1	0.0
		にんじん	15	6	0.1	0.0	1.4	0.4	0.0
		かつお・昆布だし	100	2	0.3	0.0	0.3	0.0	0.1
		砂糖	1	4	0.0	0.0	1.0	0.0	0.0
		こいくちしょうゆ	5	4	0.4	0.0	0.5	0.0	0.7
		ソフティアS	0.5	2	0.0	0.0	0.3	0.1	0.0
	バナナミルク	バナナ	50	43	0.6	0.1	11.3	0.6	0.0
		普通牛乳	50	34	1.7	1.9	2.4	0.0	0.1
	水分補給用ゼリー	アイソトニックゼリー	100	4	0.0	0.0	0.8	0.0	0.0
昼	全粥	精白米（水稲）	250	178	2.8	0.3	39.3	0.3	0.0
		スベラカーゼ	2.5	8	0.0	0.0	1.8	0.4	0.0
	煮魚あんかけ（むせの状態によってはミキサー）	まがれい	80	76	15.7	1.0	0.1	0.0	0.2
		しょうが	3	1	0.0	0.0	0.2	0.1	0.0
		かつお・昆布だし	50	1	0.2	0.0	0.2	0.0	0.1
		こいくちしょうゆ	5	4	0.4	0.0	0.5	0.0	0.7
		みりん風調味料	3	7	0.0	0.0	1.6	0.0	0.0
		清酒	3	3	0.0	0.0	0.1	0.0	0.0
		砂糖	2	8	0.0	0.0	2.0	0.0	0.0
		トロミアップパーフェクト	1	2	0.0	0.0	0.5	0.3	0.0
	豆腐とかぶの煮物	絹ごし豆腐	100	56	4.9	3.0	2.0	0.3	0.0
		かぶ	80	17	0.5	0.1	3.8	1.1	0.0
		かつおだし	100	3	0.5	0.1	0.0	0.0	0.1
		米みそ・甘みそ	12	26	1.2	0.4	4.5	0.7	0.7
		清酒	5	5	0.0	0.0	0.2	0.0	0.0
		砂糖	5	19	0.0	0.0	5.0	0.0	0.0
	南瓜サラダ	かぼちゃ	50	25	0.8	0.1	5.5	1.4	0.0
		マヨネーズ	5	35	0.1	3.8	0.2	0.0	0.1
		ヨーグルト・全脂無糖	5	3	0.2	0.2	0.2	0.0	0.0
	ももヨーグルト（ミキサー）	もも缶詰	50	43	0.3	0.1	10.3	0.7	0.0
		ヨーグルト・全脂無糖	45	28	1.6	1.4	2.2	0.0	0.0
夕	全粥	精白米（水稲）	250	178	2.8	0.3	39.3	0.3	0.0
		ソフティアU	1.3	4	0.0	0.0	0.9	0.5	0.0
		MCTオイル	12	108	0.0	12.0	0.0	0.0	0.0
	鶏肉のソテー（ミキサー）	鶏もも肉	80	93	15.0	3.1	0.0	0.0	0.2
		オリーブ油	3	28	0.0	3.0	0.0	0.0	0.0
		かつお・昆布だし	100	2	0.3	0.0	0.3	0.0	0.1
		こいくちしょうゆ	4	3	0.3	0.0	0.4	0.0	0.6
		みりん風調味料	3	7	0.0	0.0	1.6	0.0	0.0
		砂糖	1	4	0.0	0.0	1.0	0.0	0.0
		カタメリン	1	3	0.0	0.0	0.9	0.4	0.0
	山芋とカリフラワーのサラダ	ながいも	100	65	2.2	0.3	13.9	1.0	0.0
		鳥がらだし	150	11	1.7	0.3	0.0	0.0	0.2
		カリフラワー	60	16	1.8	0.1	3.1	1.7	0.0
		トマトケチャップ	5	6	0.1	0.0	1.4	0.1	0.2
		マヨネーズ	5	35	0.1	3.8	0.2	0.0	0.1
	青菜お浸しあんかけ（ミキサー）	こまつな	45	6	0.7	0.1	1.1	0.9	0.0
		かつお・昆布だし	100	2	0.3	0.0	0.3	0.0	0.1
		こいくちしょうゆ	2	1	0.2	0.0	0.2	0.0	0.3
		ソフティアS	1	3	0.0	0.0	0.6	0.2	0.0
	水分補給用ゼリー	アイソトニックゼリー	100	4	0.0	0.0	0.8	0.0	0.0
合　計				1,600	68.0	52.8	204.5	12.9	5.8

栄養管理報告書	
NI-2.1　経口摂取量不足	
S	・夫と2人暮らしのため，食事は自分が作っていたが，5年前の脳梗塞で入院生活をしたため，夫も簡単な食事は作れるようになった．現在は，2人で買い物をして一緒に食事を作っている． ・好き嫌いはないが，野菜や豆類を中心とした和食が多く，魚や肉，卵の摂取は少ない．骨粗鬆症のため，牛乳はカルシウム強化のものを選んで，毎日欠かさずコップに1杯は飲んでいる． ・夫が味の濃い料理を好むため，毎食，漬物や佃煮，汁物を付けて，自分も同じものを食べている． ・食事が飲み込みにくくなってからは，あまり食欲が出ない． ・子供は2人いるが，結婚して皆遠くに住んでいるため，お盆やお正月に顔を合わせる程度である． ・運動は夫が嫌いなため，自分も週2回ほどの近くのスーパーマーケットに歩く程度である． ・骨粗鬆症のために円背となり，洗濯物を干すのがつらい． ・年金暮らしのため質素な生活をしている．
O	・82歳女性，無職，2人家族（夫85歳）． ・摂食嚥下障害，高血圧症，骨粗鬆症，円背． ・身長：148 cm，体重：42.5 kg（BMI：19.4 kg/m²）． ・血圧：121/72 mmHg，体温：36.2℃，Hb：11.1 g/dL，Ht：35.2％，RBC：390万/μL，WBC：8,500/μL，CRP：0.2 mg/dL，TP：6.3 g/dL，Alb：3.5 g/dL，TG：80 mg/dL，TC：190 mg/dL，FBS：95 mg/dL．
A	既往歴に脳梗塞，摂食嚥下障害がある．今回は食後や夜間に咳き込みがひどくなり，食事が飲み込みにくくなり食欲不振となったため，経口摂取量が減量した．嚥下調整食の作り方や水分摂取方法などを知らないことが考えられる．早急な介入が必要であると思われる． 【PES報告】 　BMIが低値，Ht，TP，Albはやや低値，食欲不振などがみられることから，食物のエネルギーやたんぱく質の適切な摂取量や種類に関わる食物・栄養関連の知識不足と嚥下障害を原因とする，経口摂取量不足である．
P	Mx）各週の外来時（2週間ごと）に，体重（BMI），体温を確認し，1か月に1回は，Hb，Ht，RBC，WBC，CRP，TP，Alb，TG，TC，FBSなどを確認する．飲食の内容と摂取量については，初回と外来時は問診で聞き取り調査を実施する．それ以外は，飲食の摂取記録を本人に依頼する．必要摂取量を摂取できていない場合は，再度，その必要性を説明し，患者と介入内容を相談する． Rx）エネルギーやたんぱく質を多く含む食品（卵，魚，肉，大豆製品，乳製品）の1日の必要量を摂取する．最初の目標は1日1,400 kcal，たんぱく質50 g程度をめざす．水分量は1日約1,200 mL（現体重42.5 kg × 30 mL）の摂取を目標とする．毎日の飲食の摂取量を記録して過不足をチェックする．MCTオイルを利用してエネルギーアップを図る． Ex）エネルギーやたんぱく質の必要性を理解してもらい，食品選択の知識をつける．むせやすい飲食物を評価し，嚥下調整食について理解してもらい，食材ごとに摂食しやすい調理方法を身につける．

【演習 3-15 摂食嚥下障害の栄養管理】

症例

患者データ

72歳，男性．無職．家族構成：（同居）妻67歳．

主訴：むせ，食欲不振．主病名：老嚥．

既往歴：小脳梗塞，摂食嚥下障害，構音障害，アルツハイマー型認知症（軽度），便秘，服薬：アテレック（カルシウム拮抗薬），アリセプト（ドネペジル），酸化マグネシウム．

臨床所見

身長：165 cm，体重：52 kg，血圧：110/70 mmHg．

体温：35.8 ℃，Hb：13.6 g/dL，Ht：37.0 %，RBC：410万/μL，WBC：9,800/μL，

CRP：0.1 mg/dL，TP：7.0 g/dL，Alb：3.8 g/dL，TG：105 mg/dL，

TC：210 mg/dL，FBS：85 mg/dL．

経緯

69歳の時に小脳梗塞を発症し，摂食嚥下障害となった．入院治療とリハビリテーションで回復したが，構音障害が残った．71歳の秋にアルツハイマー型認知症（軽度）と診断される．今回は，飲食中のむせがひどくなり，食欲不振となったため外来を受診した．

検査の結果，肺炎はみられず，加齢による嚥下機能低下（老嚥）と診断されて，自宅療養となった．医師からの指示栄養量は 1,600～1,800 kcal である．

食事摂取・生活状況

食事は妻が作る普通食を食べていた．1年前にアルツハイマー型認知症（軽度）と診断されてからは，食事の時間に覚醒していないことが多くなり，食事時間が定まらず，1日2食で済ませることもあった．食事の好き嫌いはなかったが，認知症の発症後は食事に関心がなくなった様子であり，食べ残しが増えた．妻の作る料理は和食が多く，ご飯，みそ汁，魚の煮付け，野菜の煮物などが中心であったが，飲食中のむせがひどくなったため，食べないことが増えた．現在の摂取量はエネルギー約 1,000 kcal，たんぱく質約 30 g である．トイレにも間に合わないことが増えたため，おむつをつけるようにしたが，本人は嫌がって外してしまうため，妻がトイレの後始末をしている．子どもは4人いるが，皆結婚して家族があるため，夫の世話は妻がひとりでしている．夫の退職金と年金で生活費の心配はないが，最近は夫の世話が負担となり，沈み込むことが増えた．

16. 小児疾患（食物アレルギー）

症例

患者データ

3歳，女児．家族構成：（同居）父35歳（会社員，花粉症鼻炎あり），母32歳（会社員，アレルギー既往なし），兄6歳（アレルギー既往なし）．

主病名：鶏卵アレルギー（**即時型**）．既往歴：**乳児アトピー性皮膚炎**．

服薬：抗ヒスタミン薬（頓用）．

臨床所見

身長：94.3 cm，体重：13.2 kg．胸囲：49.1 cm．

総IgE：339 IU/mL，特異的IgE抗体　卵白：28 UA/mL（クラス：4），

オボムコイド：7.04 UA/mL（クラス：3）．

TP：6.8 g/dL，Alb：4.6 g/dL，BUN：4.8 mg/dL，Cr：0.19 mg/dL，

RBC：494万/μL，Hb：11.7 g/dL，Ht：33.5 %．

経緯

生後1か月ごろ，顔と首に湿疹あり．近医にてアトピー性皮膚炎と診断され，ステロイド外用薬（顔面と体幹：Ⅳ群）を処方され，湿疹は改善した．現在は，保湿のみの**スキンケア**にてコントロール中．

乳児期は混合栄養．育児用ミルクによる湿疹悪化や即時型アレルギー症状はなかった．生後6か月から離乳食を開始し，通常の10倍粥や，いも，野菜のペーストなど与えていた．

生後9か月，兄が食べていたプリンを（1口程度）誤食．10分後，顔面のかゆみにて，上眼瞼と口唇腫脹，顔面紅斑が出現した．近医を受診し，抗ヒスタミン薬を内服して，2時間後に改善した．経過中に呼吸器，消化器症状は認めなかった．受診時の血液検査では，総IgE：175 IU/mL，卵白：26 UA/mL（クラス：4），オボムコイド：7.12 UA/mL（クラス：3）であり，鶏卵アレルギーと診断され，鶏卵除去を指示された．

即時型アレルギー

原因食物に曝露されて多くは15分以内．消化吸収に要する時間を考慮して遅くとも2時間以内にアレルギー症状が誘発される．誘発症状は皮膚（じんましん，皮膚の赤み，かゆみなど），呼吸器（咳，喘鳴，呼吸困難），粘膜（口唇・眼瞼の腫れやむくみ，口腔・喉頭違和感など），消化器（腹痛，嘔吐，下痢など）に分類される．

乳児アトピー性皮膚炎

2か月以上繰り返す慢性的な皮膚炎（日本皮膚科学会）．

スキンケア

皮膚についた汗，汚れ，黄色ブドウ球菌などを洗浄し，乾燥した皮膚（ドライスキン）に保湿，保護をして，人工的にバリア機能を回復させていくこと．

特異的 IgE 抗体検査
結果の見方は表のとおり．

クラス	測定値（UA/mL）	判定
6	100 <	最強陽性
5	50-99.9	強陽性
4	17.5-49.9	強陽性
3	3.5-17.4	強陽性
2	0.7-3.4	陽性
1	0.35-0.69	疑陽性

ステロイド外用薬のランク
ステロイド外用薬は，強いものから順にⅠ群（strongest）からⅤ群（weak）の5段階に分かれている．Ⅳ群は強いほうから4段階目の「mild」に相当する．

生後2歳3か月，自宅にておでんのちくわを父が与えてしまい誤食．口周囲紅斑が出現し，近医で処方された抗ヒスタミン薬を内服させて改善した．その後の血液検査の結果は，総 IgE：339 IU/mL，卵白：28 UA/mL（クラス：4），オボムコイド：7.04 UA/mL（クラス：3）であり，前回と比較して横ばいであった．

生後36か月時，患児は自我の発達とともに行動の抑制が困難となってきており，患児の保育所入園に向けての相談などについて専門医の受診を希望され，当科紹介となった．初診時，今後の誤食事故に備えて頓用薬を所持するよう処方された．

これまでに誤食事故が2度発生しており，誤食防止の注意点，除去中の食事の与え方，栄養素の代替について主治医より栄養食事指導の依頼を受けた．

食事摂取・生活状況

患児は食への興味が強く，母の与える食事を何でもよく食べる児であった．

兄が食べているものにも興味を示し，誤食の危険性が高い状況にあった．つい最近も，祖父母宅にて，兄が食べていたアイスクリーム（鶏卵含む）をほしがったり，自宅でも母が食事の準備中に目を離した隙に，食卓にあったハム（鶏卵含む）を食べようとしたことがあった．朝食はご飯，みそ汁，昼食は園に手づくり弁当持参，夕食は豆腐ハンバーグ，かぼちゃグラタンなど．母は，鶏卵除去のために手づくりの頻度が増えている．

保育所では除去・代替食対応がなく，毎日弁当とおやつを持参しなければならず，家事と仕事の両立で多忙となった母は，家事の負担が増えている．母の調理スキルに問題はないが，鶏卵，鶏卵を含有する加工品が使えないことで，野菜料理が中心となり，たんぱく質の少ない食品になっている．鶏卵の代替ができていない．家族と患児の食事はそれぞれ別々なものを調理している．

1）NCP

SOAP に沿って栄養管理を検討する．

❶ 栄養評価

a）主観的情報（S）

・つい最近も，祖父母宅にて，兄が食べていたアイスクリーム（鶏卵含む）をほしがったり，自宅でも母が食事の準備中に目を離した隙に，食卓にあったハム（鶏卵含む）を食べようとしたことがあった．
・患児は自我の発達とともに行動抑制困難となっている．
・園では除去・代替食対応がなく，毎日弁当とおやつを持参しなければならず，家事と仕事の両立で多忙となった母親は家事の負担が増えている．
・母の調理スキルに問題はないが，鶏卵，鶏卵含有する加工品が使えないことで野菜料理が中心となり，たんぱく質の少ない食事になっている．鶏卵の代替ができていない．
・家族と患児の食事はそれぞれ別々なものを調理している．

b）客観的情報（O）

・鶏卵アレルギー，3歳，女児．
・4人家族（父35歳，母32歳，兄6歳）．
・身長：94.3 cm，体重：13.2 kg（カウプ指数：14.84），胸囲：49.1 cm，やせぎみ．
・総 IgE：339 IU/mL，特異的 IgE 抗体　卵白：28 UA/mL（クラス：4），オボムコイド：7.04 UA/mL（クラス：3）．
・TP：6.8 g/dL，Alb：4.6 g/dL，BUN：4.8 mg/dL，Cr：0.19 mg/dL，RBC：494万/μL，Hb：11.7 g/dL，Ht：33.5 %．

c）アセスメントデータの抽出（A）

FH（食物・栄養に関連した履歴）

・野菜料理が中心でたんぱく質の摂取が少ない．
・家族の鶏卵含有食品に関する知識が低い．
・家族と患児が別々のものを食べることで誤食の危険性が増している．

AD（身体計測）

・身長：94.3 cm，体重：13.2 kg（カウプ指数：14.84），胸囲：49.1 cm，やせぎみ．

BD（生化学データ）

・TP：6.8 g/dL，Alb：4.6 g/dL，BUN：4.8 mg/dL，Cr：0.19 mg/dL，RBC：494 万 / μL，Hb：11.7 g/dL，Ht：33.5 %．

PD（栄養に焦点を当てた身体所見）

・特になし

CH（病歴）

・アトピー性皮膚炎

d）栄養評価の実施

・身長は 94.3 cm，体重は 13.2 kg（カウプ指数：14.84）とやせぎみであり，基礎代謝，活動代謝増加に見合う栄養量（特にエネルギー，たんぱく質）が不足している．

・TP の 6.8 g/dL，Alb の 4.6 g/dL は基準値の範囲であるが，BUN が 4.8 mg/dL であることより，たんぱく質摂取が少ない可能性を示している．

・RBC：494 万 /μL，Hb：11.7 g/dL，Ht：33.5 %であり，貧血の所見はみられない．

・現在の食事摂取量

　エネルギー量：約 1,000 kcal（うち，おやつ 100 kcal）．

　たんぱく質：鶏卵の代替ができておらず，不足している．

　医師からの指示栄養量〔「日本人の食事摂取基準（2020 年版）」に準拠〕

　　→目標体重：13.59 〜 14.64 kg，エネルギー：1,250 kcal/ 日，たんぱく質：13 〜 20（16）% エネルギー，脂肪：20 〜 30（25）%エネルギー，炭水化物比率：50 〜 65（57.5）%，カルシウム 550 mg/ 日，鉄：5.5 mg/ 日．

❷ 栄養診断（栄養状態の判定）

a）該当する栄養診断コードのリストアップ

　各コードの定義，徴候 / 症状（特徴の特定），病因（原因 / 危険因子）の 3 つのポイントを参考にし，リストアップする．

　NI-5.3　たんぱく質・エネルギー摂取量不足

　NC-3.1　低体重

　NB-1.1　食物・栄養関連の知識不足

　NB-1.7　不適切な食物選択

b）もっとも大切なコード（2 個まで）の決定

　NI-5.3　たんぱく質・エネルギー摂取量不足

c）原因や要因（E）の推察

　母は家事と仕事の両立で多忙になり，鶏卵除去がより家事の負担増となって，調理に時間がかけられない．さらに，除去食に対する知識が少なく，鶏卵不使用の食事が野菜中心になっていることで，エネルギー，たんぱく質不足につながっている．

d）PES 報告

＊ NI-5.3　たんぱく質・エネルギー摂取量不足

　TP，Alb は基準値の範囲であるが，BUN やや低値とわずかなたんぱく質摂取不足が認められ，カウプ指数が 14.84 とやせぎみであることから（S），適切な鶏卵の代替対応ができていないことを原因とする（E），たんぱく質・エネルギー摂取量不足（P）である．

❸ 栄養介入（目標設定と計画立案）（P）

a）モニタリング計画（Mx）

　外来時に身体計測による体格評価と血液検査により，鶏卵のたんぱく質代替対応ができているかを食事調査（24 時間思い出し法）にて確認する．体重の改善がみられない場合は，血液検査などで栄養状態を評価するとともに，1 日に必要な栄養量の充足を食事調査（食事記録と写真法）にて確認し，たんぱく質以外の栄養量の不足を調査確認する．

表 3-29 ● 本症例における食事計画表の例

料理パターン	食品分類	鶏卵アレルギー児摂取量（g）	たんぱく質（g）	備 考
主食	ご飯	110	2.7	ご飯約 110 g/ 食
	食パン	60	5.6	食パン 6 枚切り 1 枚/食ゆでうどん 1/2 玉/食
	ゆでうどん	100	1.3	
主菜	魚介類	45	6.6	動物性食品群（魚介類・肉類・卵）の卵摂取量が 0 g になることで，魚介類，肉類を代替食物として増量としたが，患者指導においては，主菜中の卵以外の食物いずれかを 2 倍に増量してもよい.
	肉類	45	8.5	
	卵	0		
	豆・大豆製品	35	2.3	
副菜	緑黄色野菜	60	1.9	
	その他の野菜	100	0.8	
	果実類	150	0.8	りんご：1/2 個
	いも類	50	0.8	じゃがいも中：1/2 個
	海草類（生）	10	0	
牛乳	牛乳	200	6.0	コップ 1 杯：200 g
	砂糖	20	0	
調味料	植物油	20	0	

栄養価	エネルギー（kcal）	1,281
	たんぱく質（g）	37.9
	脂質（g）	37.9
	脂肪エネルギー比率（%）	26.6

b) 栄養治療計画（Rx）

1 日に必要な栄養量

　表 3-29 の食品構成を参考に，幼児期に必要な栄養量を食品に置き換えて指導する. 特に主菜となる魚介類，肉類，大豆製品などの必要量を理解し，食事への利用を促す.

代替食の指導

　食べられない食材の替わりに使用できる食品を指導する. 鶏卵を他のたんぱく質性食品に置き換える. また，鶏卵不使用の市販商品の紹介やホットケーキ，ハンバーグなど鶏卵を使用しない代用調理方法を指導する.

c) 栄養教育計画（Ex）

誤食を起こさない安全な食生活教育

① アレルギー表示

　アレルギー物質を含む食品の表示は，特定原材料として 7 品目の表示を義務づけており，特定原材料に準ずるものとしては，21 品目の表示が推奨されている. 表示の規則を理解し，正しく読み取ることができるよう指導を行う.

② 誤食防止

　誤食は，食品の購入から調理，配膳，後片づけのあらゆる場面で発生する. さらに，外食や旅行など，社会生活のなかでも生じうる. 安全な対策をアドバイスするとともに，過剰な不安に陥らないようにカウンセリングを行う.

❹ 栄養介入（実施）

　具体的な食事内容（栄養食事指導内容）を検討する.

　幼児期は骨格，筋肉など急速に発育する時期であり，良質なたんぱく質（肉類，魚介類，大豆製品）の必要性が高いことを理解してもらい，積極的に食事に取り入れるよう行動変容を促す. また，母の家事負担，誤食防止を考慮し，アレルギー対応商品を使った，家族皆で食べられる献立を提供する.

表3-30 ●食物アレルギー対応食（例）

献立名		食品名	分量 (g)	たんぱく質 (g)
朝	パン	食パン（6枚切1枚）	60	5.6
		いちごジャム	10	0
	いちごミルク	牛乳	100	3.3
		いちご	30	0.3
	コールスロー	キャベツ	25	0.3
	サラダ＆ハム	きゅうり	10	0.1
		にんじん	10	0.1
		ロースハム（卵不使用）	8	1.3
		ツナ	10	1.8
		マヨドレ（卵不使用）	10	0.3
昼 （お弁当）	鮭おにぎり	めし	100	2.5
		塩さけ（甘口）	30	6.7
		焼きのり	1	0.4
		粒ごま	少々	0.2
	付け合せ	ブロッコリー	20	0.7
		プチトマト	10	0.1
		りんご	25	0.1
		キャンディチーズ（1粒）	8	1.5
おやつ	パンケーキ	ホットケーキミックス粉	35	2.8
		牛乳	35	1.2
		にんじん	20	0.1
		はちみつ	10	0
		バター	5	0.1
		バナナ	20	0.2
		サラダ油	3	0
	飲み物	麦茶	100	0
夕	ご飯	めし	100	2.5
	ひじきハンバーグ	牛肉ミンチ	45	9.5
		ひじき	2	0.2
		じゃがいも	30	0.1
		たまねぎ	15	0.1
		塩	0.1	0
		こしょう	0.1	0
		サラダ油	5	0
		ケチャップ	8	0.1
	ゆで野菜	かぼちゃ	25	0.6
		ブロッコリー	15	0.5
		トマト	10	0.1
	みそ汁	油揚げ	3	0.6
		だいこん	10	0
		生わかめ	5	0.1
		ねぎ	5	0
		みそ	5	0.6

エネルギー	1,350 kcal	ビタミンA	866.8 µg
たんぱく質	44.6 g	ビタミンD	7.8 µg
脂質	47.3 g	ビタミンB₁	0.46 mg
カルシウム	351.4 mg	ビタミンC	82.2 mg
鉄分	4.2 mg	食塩	3.5 g

a）栄養摂取量の目安

前述の「日本人の食事摂取基準（2020年版）」を参照し，3歳女児の通常の発育レベル，栄養量をめざす.

・目標体重：13.59 ～ 14.64 kg

・エネルギー：1,250 kcal

・たんぱく質：13 ～ 20 ％エネルギーとして，41 ～ 63 g

b）食事計画表（食品構成）の例（表3-29）

色の部分は，目標にしてもらう食事計画表として患者・患者の家族に示し，家庭の食事内容に合わせた具体的な栄養食事指導を行う.

2）食事管理

症例をもとにした食物アレルギー対応食の例を表3-30に示す.

栄養管理報告書	
NI-5.3　たんぱく質・エネルギー摂取量不足	
S	・祖父母宅にて，兄が食べていたアイスクリーム（鶏卵含む）をほしがったり，自宅でも母が食事の準備中に目を離した隙に，食卓にあったハム（鶏卵含む）を食べようとしたことがあった． ・患児は自我の発達とともに行動抑制困難となっている ・園では除去・代替食対応がなく，毎日弁当とおやつを持参しなければならず，家事と仕事の両立で多忙となった母は家事の負担が増えている． ・母の調理スキルに問題はないが，鶏卵，鶏卵含有する加工品が使えないことで野菜料理が中心となり，たんぱく質の少ない食事になっている．鶏卵の代替ができていない． ・家族と患児の食事はそれぞれ別々なものを調理している．
O	・鶏卵アレルギー，3歳，女児． ・4人家族（父35歳，母32歳，兄6歳）． ・身長：94.3 cm，体重：13.2 kg（カウプ指数：14.84），胸囲：49.1 cm，やせぎみ． ・総IgE：339 IU/mL，特異的IgE抗体　卵白：28 UA/mL（クラス：4），オボムコイド：7.04 UA/mL（クラス：3）． ・TP：6.84 g/dL，Alb：4.6 g/dL，BUN：4.8 mg/dL，Cr：0.19 mg/dL，RBC：494万/μL，Hb：11.7 g/dL，Ht：33.5 %．
A	鶏卵アレルギーによる除去食生活により，たんぱく質摂取不足となり，患児の発育に影響が出ている．また，家庭や園での誤食事故防止の観点から，手づくりの頻度が増えることで母の家事負担が増えている． 【PES報告】 　TP，Albは基準値の範囲であるがBUNやや低値とわずかなたんぱく質摂取不足が認められ，カウプ指数が14.84とやせぎみであることから，適切な鶏卵の代替対応ができていないことを原因とする，たんぱく質・エネルギー摂取量不足である．
P	Mx）外来時に身体計測による体格評価と血液検査により，鶏卵のたんぱく質代替対応ができているか食事調査（24時間思い出し法）にて確認する．体重の改善がみられない場合は，血液検査などで栄養状態を評価するとともに，1日に必要な栄養量の充足を食事調査（食事記録と写真法）にて確認し，たんぱく質以外の栄養量の不足を調査確認する． Rx）幼児期に必要な栄養量を食品に置き換えて指導する．特に主菜となる魚介類，肉類，大豆製品などの必要量を理解し，食事への利用を促す．鶏卵を他のたんぱく質性食品に置き換える．また，鶏卵不使用の市販商品の紹介やホットケーキ，ハンバーグなど鶏卵を使用しない代用調理方法を指導することで母の家事負担軽減をめざす Ex）アレルギー表示の規則を理解し，正しい食品選択とともに，社会生活のなかで起こりうる誤食の危険性と安全な対策をアドバイスする．

COLUMN

食物アレルギーが関与する乳児アトピー性皮膚炎

　乳児アトピー性皮膚炎には，食物アレルギーを合併することが多い．十分なスキンケアやステロイド外用薬による治療を行っても湿疹の再発を繰り返す場合は，食物アレルギーを疑って検査を進める．母親の食べた食物が母乳を介して反応することや，離乳食として初めて摂取したものに反応することもある．最近では，湿疹のある皮膚からアレルゲンが侵入することで感作が進む「経皮感作」が注目されている．

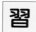

演　　習

【 演習3-16　食物アレルギーの栄養管理】
症例

患者データ

0歳9か月，男児.

家族構成：（同居）父（会社員，アレルギー既往なし），母（主婦，花粉症）.

出生状況　在胎週数：38週6日，出生児体重：2,867 g，完全母乳栄養.

主病名：牛乳アレルギー（即時型），体重増加不良，鉄欠乏性貧血.

既往歴：乳児湿疹. 内服薬：鉄剤. 外用薬：保湿剤.

臨床所見

身長：67.3 cm，体重：6.35 kg. 胸囲：41.5 cm，頭囲：41.3 cm.

総IgE：238 IU/ mL，特異的IgE抗体　牛乳：10.3 UA/mL（クラス：3），

カゼイン：8.40 UA/mL（クラス：3）.

TP：6.3 g/dL，Alb：3.8 g/dL，BUN：7.8 mg/dL，RBC：545万/µL，Hb：10.1 g/dL，

Ht：33.2 %，Fe：23 µg/dL.

経緯

生後2か月ごろ，顔面と頭部に湿疹が出現し，近医皮膚科で診察を受けた. 乳児湿疹の診断にて保湿剤が処方され，その後湿疹は消失した. 現在も時々，顔面や四肢の乾燥部位に使用している.

生後5か月に離乳食を開始し，通常の10倍粥や，いも，野菜などを与えていた. はじめてヨーグルトをベビースプーン2杯与えた時，直後に口周囲紅斑，5分後，口唇腫脹，顔面かゆみ，紅斑が出現し，近医を受診した. 抗ヒスタミン薬を内服して，1時間後に改善した. 経過中に呼吸器，消化器症状は認めなかった. 受診時の血液検査では，総IgE：238 IU/mL，特異的IgE抗体　牛乳：10.3 UA/mL（クラス：3），カゼイン：8.40 UA/mL（クラス：3）であった（鶏卵，小麦は陰性）. 牛乳アレルギーと診断され，牛乳，乳製品除去を指示された.

生後9か月，牛乳アレルギーの治療や，今後の離乳食の進め方について専門医の指導を希望され当科来院となった. 初診時の栄養状態の指標としては，身長：67.3 cm（－1.76 SD），体重：6.35 kg（－2.55 SD），胸囲：41.5 cm，頭囲：41.3 cm，TP：6.3 g/dL，Alb：3.8 g/dL，BUN：7.8 mg/dL，RBC：545万/µL，Hb：10.1 g/dL，Ht：33.2 %，Fe：23 µg/dL.

体重増加不良，鉄欠乏性貧血あり，主治医より鉄剤処方され，栄養食事指導の依頼を受けた.

食事摂取・生活状況

生後5か月で牛乳アレルギーと診断されて以降，離乳食で新たな食材を与えることが怖くなり，生後9か月の現在も離乳食が進んでいない〔現在のエネルギー摂取量は約500 kcal（母乳300 kcal，離乳食200 kcal），医師からの指示栄養量はエネルギー700 kcal，たんぱく質25 g〕. また，母自身も自己判断で牛乳，乳製品の摂取を控え，そのころより授乳頻度（7～8回/日）が増えはじめ，夜泣きにより母の疲労度が増し母乳不足，体重増加不良となっていた.

カゼイン

牛乳に含まれるたんぱく質の約80％がカゼインである. よって食物アレルギー児の多くはカゼインに反応しており，診断のための特異的抗体検査として用いられている.

母乳不足

離乳食を開始する生後5か月までは，哺乳（母乳またはミルク）のみで発育するため哺乳量の確保は重要である. 特に母乳分泌量は把握しづらく，以下の不足時のサインをアセスメント時に利用する.

・授乳頻度の増加
・体重増加不良
・不機嫌
・便秘（回数，量の低下）
・不眠（ぐずり）
・皮膚の張り低下

17. 心不全

[症例]

患者データ

84歳，女性，無職（少し前まで洋裁の仕事をしていた）.

家族構成：（同居）次女60歳，次女の夫63歳.

主訴：労作時の呼吸苦，浮腫の悪化．主病名：心不全.

既往歴：2型糖尿病，高血圧症，脂質異常症，心房細動，胆嚢摘出術.

飲酒習慣：機会飲酒．喫煙：なし.

服薬：バルサルタン80 mg 1錠（アンジオテンシンII受容体拮抗薬：ARB），トラマドール塩酸塩アセトアミノフェン配合錠1錠（疼痛治療薬），ロスバスタチンカルシウム2.5 mg 1錠（高コレステロール血症治療薬），リバーロキサバン10 mg 1錠（血液凝固阻止剤薬），フロセミド20 mg 1錠（ループ利尿薬），リナグリプチン5 mg 1錠（DPP-4阻害薬）.

臨床所見

身長：144 cm，体重：53.1 kg（通常体重：50.0 kg），血圧：124/62 mmHg，心拍：85回/分.
Alb：3.0 g/dL，LDH：303 IU/L，FBS：282 mg/dL，HbA1c：7.2 %，TC：134 mg/dL，TG：90 mg/dL，HDL-C：54 mg/dL，LDL-C：49 mg/dL，Hb：9.3 g/dL，Ht：29.7 %，RBC：336万/μL，BUN：13.0 mg/dL，Cr：0.91 mg/dL，eGFR：49.0 mL/分/1.73 m²，UA：8.0 mg/dL，BNP：73.4 pg/mL，CRP：2.75 mg/dL.

心不全の重症度　心不全ステージ分類：ステージC，NYHA分類：II度

心エコー検査

　左側に機能低下あり，左室壁運動は心壁前壁中隔，前壁がやや低下

　EF＝54 %（左室駆出率は正常下限），左室壁肥厚なし

　M弁（僧帽弁）：肥厚（＋）石灰化（－），

　A弁（大動脈弁）：肥厚（＋）石灰化（－）

　T弁（三尖弁）：TR trace，推定右室収縮期圧25.4 mmHg

　下大静脈径8 mm，呼吸変動（＋），心嚢水なし

動脈血ガス分析　　pH：7.417，PaCO₂：36.7 Torr，PaO₂：76.7 Torr，BE：18.9 mEq/L，HCO₃⁻：44.4 mEq/L，SaO₂：92.7 %.

経緯

20年前から糖尿病，高血圧，脂質異常症を指摘され加療中．5年前に心房細動を指摘され，内服加療を行っていた．胸水貯留，うっ血性心不全で数回入院歴がある．退院後，内服の**アドヒアランス**は不良で利尿薬は飲まないことが多かった．浮腫が悪化すると入院し，改善し退院すると薬を自己中止するといった繰り返しとなっていた．今回も労作時の呼吸苦，浮腫の悪化により入院となった.

もともと濃い味を好む傾向にあり，食塩摂取制限不十分，体重増加，胸水貯留には食事も関与しているため，胸水・浮腫悪化予防のため栄養食事指導（1,400 kcal，食塩6 g未満）を実施する.

食事摂取・生活状況

次女夫婦と同居し，身の回りのことは自身で行えるが，ほとんど座位で過ごしている．朝食以外は次女が準備する．昼，夕食は次女夫婦と一緒に摂取することが多い．3食は規則的で午後に間食をする習慣がある．間食はせんべいや浅漬けが多い.

入院歴が数回あり，自宅の食事は病院食より濃いと自覚がある．また，以前から減塩するようにいわれており，麺類の汁を残すなど減塩を意識しているが，もともと濃い味が好みで，実行は不十分だった．娘の作る食事も病院食と比較すると濃いにもかかわらず，薄味に感じるものにはさらにしょうゆなど調味料を足すこともあった.

1日1回は麺類を食べる習慣があり，以前は汁まで飲んでいたが，最近は残すようにしている．みそ汁は毎日飲まないように注意していた．麺類，汁ものの摂取頻度が高いことから食塩摂取過

BNP
(brain natriuretic peptide)

脳性（B型）ナトリウム利尿ペプチド．心不全のバイオマーカーの一つで，心負荷の指標である．主に心室から分泌されるホルモンであり，心不全の診断，治療効果，予後評価に有用である．40 pg/mL以上で心不全が疑われ，100 pg/mL以上で治療対象となる心不全の可能性があり精査が必要とされる.

EF (ejection fraction)

左室駆出率のこと．心機能評価のうち，心室収縮機能の指標である．左室の収縮力（ポンプ能力）をはかる．通常の駆出率は50～60 %以上．数値を基準に心疾患患者の状態・予後を把握することができる.

TR
(tricuspid regurgitation)

三尖弁閉鎖不全．収縮期に右心室から右心房に血液が逆流すること．息切れやむくみの症状がみられる.

アドヒアランス

患者が病気に対する治療方針について十分に理解し，納得したうえで治療を実施・継続すること.

剰になりやすく, 以前の聞き取りによる食事調査では, 食塩摂取量は約 11 g/ 日であった.

糖尿病歴が長いことと甘いものを好む嗜好はないので, 甘いものは控えていた. 利尿薬はトイレが近くなることが嫌で, 飲まないことも多かった.

1) NCP

SOAP に沿って栄養管理を検討する.

❶ 栄養評価

a) 主観的情報 (S)

・次女夫婦と同居し, 朝食以外は次女が準備する.
・3 食は規則的で午後に間食をする習慣がある. 間食はせんべいや浅漬けが多い.
・入院歴が数回あり, 自宅の食事は病院食より濃いと自覚がある.
・以前から減塩するようにいわれており, 麺類の汁を残すなど減塩を意識しているが, もともと濃い味が好みで実行は不十分だった. 娘の作る食事も病院食と比較すると濃いにもかかわらず, 薄味に感じるものにはさらにしょうゆなど調味料を足すこともあった.
・1 日 1 回は麺類を食べる習慣があり, 以前は汁まで飲んでいたが, 最近は残すようにしている.
・みそ汁は毎日飲まないように注意していた.
・麺類, 汁ものの摂取頻度が高いことから食塩摂取過剰になりやすい.
・糖尿病歴が長いことと甘いものを好む嗜好はないので, 甘いものは控えていた.
・利尿薬はトイレが近くなることが嫌で, 飲まないことも多かった.

b) 客観的情報 (O)

・心不全 (左心の機能低下あり), 84 歳女性.
・心不全の重症度 (NYHA 分類 II 度, 心不全ステージ分類ステージ C).
・無職, 3 人家族 (次女 60 歳, 次女の夫 63 歳).
・身長：144 cm, 体重：53.1 kg (BMI：25.6 kg/m^2), 通常体重：50 kg (BMI：24.1 kg/m^2), IBW：45.6 kg.
・血圧：124/62 mmHg, 心拍：85 回 / 分 (不整).
・心エコー検査
　左側に機能低下あり, 左室壁運動は心壁前壁中隔, 前壁がやや低下.
　EF = 54 % (左室駆出率は正常下限), 左室壁肥厚なし
　M 弁 (僧帽弁)：肥厚 (＋) 石灰化 (−)
　A 弁 (大動脈弁)：肥厚 (＋) 石灰化 (−)
　T 弁 (三尖弁)：TR trace, 推定右室収縮期圧 25.4 mmHg
　下大静脈径 8 mm, 呼吸変動 (＋) 心嚢水なし
・動脈血ガス分析　pH：7.417, PaCO$_2$：36.7 Torr, PaO$_2$：76.7 Torr, BE：18.9 mEq/L, HCO$_3^-$：44.4 mEq/L, SaO$_2$：92.7 %.
・Alb：3.0 g/dL, LDH：303 IU/L, FBS：282 mg/dL, HbA1c：7.2 %, TC：134 mg/dL, TG：90 mg/dL, HDL-C：54 mg/dL, LDL-C：49 mg/dL, Hb：9.3 g/dL, Ht：29.7%, RBC：336 万 /μL, BUN：13.0 mg/dL, Cr：0.91 mg/dL, eGFR：49.0 mL/ 分/1.73 m^2, UA：8.0 mg/dL, BNP：73.4 pg/mL, CRP：2.8 mg/dL.
・食事摂取量：エネルギー 約 1,600 kcal/ 日 (間食などによりバラつきがある)
・食塩摂取量：11 g/ 日 (以前の聞き取り調査結果)

c) アセスメントデータの抽出 (A)

FH (食物・栄養に関連した履歴)

・1 日 3 食と間食 (せんべい, 浅漬けなど).
・高齢者. 居住での食事は娘が準備している.
・食事摂取量：エネルギー約 1,600 kcal/ 日. 食塩摂取量 11 g/ 日.
・減塩を意識しているが, もともと濃い味つけが好みで減塩は不十分である.

・内服のアドヒアランスが不良．利尿薬を中止することが多く残薬が多かった．

AD（身体計測）

・身長：144 cm，体重：53.1 kg（BMI：25.6 kg/m²），通常体重：50 kg（BMI 24.1 kg/m²），IBW：45.6 kg.

BD（生化学データ）

・Alb：3.0 g/dL，LDH：303 IU/L，FBS：282 mg/dL，HbA1c：7.2 %，TC：134 mg/dL，TG：90 mg/dL，HDL-C，54 mg/dL，LDL-C：49 mg/dL，Hb：9.3 g/dL，Ht：29.7 %，RBC：336 万/μL，BUN：13.0 mg/dL，Cr：0.91 mg/dL，eGFR：49.0 mL/分/1.73 m²（CKD：G3a），UA：8.0 mg/dL，BNP：73.4 pg/mL，CRP：2.8 mg/dL.

PD（栄養に焦点を当てた身体所見）

・浮腫あり

CH（病歴）

・糖尿病，高血圧症，脂質異常症，心房細動.

d) 栄養評価の実施

・通常体重 50.0 kg で BMI 24.1 kg/m² であることから，75 歳以上の目標とする BMI 21.5 〜 24.9 kg/m² の範囲内である．

・現在の食事摂取量は，エネルギー量約 1,600 kcal/日（間食などによりバラつきがある），食塩摂取量約 11 g/日である．

・医師からの指示栄養量は 1,400 kcal/日，食塩 6 g/日未満.

・目標栄養量

エネルギー

「日本人の食事摂取基準（2020 年版）」より算出した場合

75 歳以上女性：基礎代謝基準値 20.7 kcal × 通常体重 50.0 kg ＝基礎代謝量 1,035 kcal/日

推定エネルギー必要量：基礎代謝量 1,035 kcal ×身体活動レベル 1.40 ＝ 1,449 kcal/日

「糖尿病診療ガイドライン 2019」より算出した場合

総エネルギー摂取量の目安（目標体重を通常体重とした場合）：50.0 kg ×軽い労作 25 〜 30 kcal/kg ＝ 1,250 〜 1,500 kcal/日

→現在の食事摂取エネルギー量（1,600 kcal）は，目標栄養量（指示栄養量：1,400 kcal）に対し，114 %と指示量に対しやや過剰であるが，食事摂取量にばらつきがあること，心不全患者では基礎代謝が亢進し，必要エネルギー量も増加していることも考えられるため過剰摂取とは判断できない．

たんぱく質

総エネルギー量 1,400 kcal × 15 〜 20% E ＝ 52.5 〜 70.0 g → 60 g（17% E）

食塩摂取量

高血圧症の既往もあることから 6 g 未満/日.

→麺類，汁ものの摂取頻度が高いこと，聞き取りによる食事調査では，食塩摂取量が約 11 g/日であることから過剰摂取であり，胸水貯留や浮腫の一因になっているとも考えられる．

❷ 栄養診断（栄養状態の判定）

a) 該当する栄養診断コードのリストアップ

各コードの定義，徴候/症状（特徴の特定），病因（原因/危険因子）の３つのポイントを参考にし，リストアップする．

NI-5.10.2（7） ナトリウム（食塩）摂取量過剰

NB-1.1 食物・栄養に関連した知識不足

NB-2.3 セルフケアの管理不能や熱意の不足

b) もっとも大切なコード（２個まで）の決定

＊NI-5.10.2（7） ナトリウム（食塩）摂取量過剰

c) 原因や要因の（E）の推察

高齢であり，それまでの食生活の変更が難しく，減塩の必要性を理解しているが実行に移せない．

d) PES 報告

＊NI-5.10.2（7）　ナトリウム（食塩）摂取量過剰

体重増加，胸水貯留，浮腫がみられ，心機能が低下していることから（S），食事摂取量などの食事内容と心不全との関係が十分理解できていないことを原因とする（E），ナトリウム（食塩）摂取量過剰（P）である．

❸ 栄養介入（目標設定と計画立案）（P）

a) モニタリング計画（Mx）

毎月の外来時（1 か月ごと）に，食事摂取状況と身体状況（体重，体脂肪率，BMI）を確認し，心機能と浮腫の状態について確認する．

b) 栄養治療計画（Rx）

食塩摂取状況の是正

食塩の過剰摂取や利尿薬を飲まないことで浮腫が増悪することを繰り返し説明する．家族に協力を依頼し，摂取状況把握のため，食事記録を実施するとともに，内服の見守りを依頼する．トイレ回数や急な尿意に対する訴えについて，主治医にも情報を伝え，対応の相談を行っていく．

c) 栄養教育計画（Ex）

体重を指標にした栄養治療計画の評価

朝晩の体重を計測し，日々の体重チェックを勧める．変動が大きい時は前日の食事に問題がないか振り返ることを勧める．

検査結果，血圧，食事記録を基に食塩摂取状況の評価

食事記録から食事の具体的な内容，問題点を抽出し，繰り返し食塩制限の必要性を説明する．服薬して，食事制限ができると体調がよいことを実感させる．

❹ 栄養介入（実施）

具体的な食事内容（栄養食事指導内容）を検討する．

心不全の食事管理には，食塩調整（食塩摂取量約 11 g/ 日⇒6 g/ 日未満）が基本であり，薬物療法（利尿薬を中断は浮腫の増悪につながることについて）を併用しつつ日常生活のQOL を確保できることを目標とする．

a) 栄養摂取量の目安

・目標体重：50.0 kg
・基礎代謝量：1,035 kcal/ 日
・必要エネルギー量：1,400 kcal/ 日
・必要たんぱく質：60 g（17% E）
・食塩制限：6 g/ 日未満

b) 食事計画表（食品構成）の例（表 3-31）

色の部分は，目標にしてもらう食事計画表として患者に示し，家庭の食事内容に合わせた具体的な食事指導を行う．

2) 食事管理

症例をもとにした心不全食の例を**表 3-32** に示す．

本症例は，服薬アドヒアランスが悪く，糖尿病，高血圧症の治療も考慮した，減塩を中心としたレシピ，同居者や本人が手軽で簡単なレシピとした．また，濃い味を好むことから，徐々にうす味に慣れるようトレーニング過程の食事として考案した．嗜好料理と塩味が感じやすい組み合わせである．「肉じゃが」は好むレシピの 1 品，摂取栄養量の確保．「ミニトマトのピクルス」は保存できる常備品の一つ．

薬物療法
基本薬として利尿薬が用いられる．長期投与による脱水と腎機能障害，ナトリウム・カリウムなどの電解質異常に注意する．

表 3-31 ●本症例における食事計画表の例

食品項目（食材の例）	摂取量（g）	エネルギー（kcal）	たんぱく質（g）	脂質（g）	食塩（g）
穀類【朝】パン	60	158	5.6	2.6	0.8
【昼】ご飯	120	202	3.0	0.3	0.0
【夕】ご飯	120	202	3.0	0.3	0.0
いも類（さといも・じゃがいも）	100	67	1.6	0.1	0.0
砂糖類（砂糖・ジャム）	10	38	0.0	0.0	0.0
果物類（柑橘・その他）	100	66	0.9	0.2	0.0
魚介類（あじ・さけ）	70	91	14.7	3.0	0.2
肉類（鶏・豚）	50	86	9.0	5.0	0.1
卵類	50	76	6.2	5.2	0.2
大豆類	100	72	6.6	4.2	0.0
乳類	200	134	6.6	7.6	0.2
油脂類	10	92	0.0	10.0	0.0
野菜類（緑黄色）	130	35	2.1	0.4	0.1
（淡色）	220	53	3.5	0.3	0.1
海藻・きのこ類	適量				
調味料・香辛料					
しょうゆ	5	4	0.4	0.0	0.7
みそ	5	10	0.6	0.3	0.6
塩	1	0	0.0	0.0	1.0
顆粒調味料	3	7	0.7	0.0	1.2
みりん・酒	5	12	0.0	0.0	0.0
合　計		1,405	64.5	39.5	5.2

栄養管理報告書
NI-5.10.2（7）　ナトリウム（食塩）摂取量過剰

S	・糖尿病のため甘いものは食べない．間食はせんべい程度． ・入院食よりは家の食事は味が濃いが，薄い時は醤油をかける． ・減塩をしたほうがいいのは理解している．でも薄味は食べにくい． ・みそ汁や麺類の汁は残すようにしている． ・利尿薬を飲むとトイレの回数が多くなる．急にトイレに行きたくなるなど，嫌なイメージがある．
O	・身長：144 cm，体重：53.1 kg（BMI：25.6 kg/m²），通常体重：50.0 kg（BMI：24.1 kg/m²），IBW：45.6 kg． ・血糖：282 mg/dL，HbA1c：7.2 ％． ・TC：134 mg/dL，TG：90 mg/dL，HDL-C：54 mg/dL，LDL-C：49 mg/dL，Alb：3.0 g/dL，Hb：9.3 g/dL，Ht：29.7 ％，BUN：13.0 mg/dL，Cr：0.91 mg/dL，eGFR：49.0 mL/分/1.73 m²，UA：8.0 mg/dL，BNP：73.4 pg/mL，CRP：2.8 mg/dL．
A	高齢であり，それまでの食生活の変更が難しく，減塩の必要性を理解しているが実行に移せない． 　利尿薬の必要性の理解が不十分であり，トイレ回数の増加などを理由に本人の判断で中止している． 【PES報告】 　体重増加，胸水貯留，浮腫がみられ，心機能が低下していることから，食事摂取量などの食事内容と心不全との関係が十分理解できていないことを原因とする，ナトリウム（食塩）摂取量過剰である．

	P	Mx）毎月の外来時（1か月ごと）に，食事摂取状況と身体状況（体重，体脂肪率，BMI）を確認し，心機能低下や浮腫の悪化がないか確認する. Rx）家族に協力を依頼し，摂取状況把握のため，食事記録を実施．内服の見守りを依頼する．トイレ回数や急な尿意に対する訴えについて，主治医にも情報を伝え，対応の相談を行っていく. Ex）朝晩の体重を計測し，日々の体重チェックを勧める．変動が大きいときは前日の食事に問題がないか振り返ることを勧める．食事記録から食事の具体的な内容，問題点を抽出．食塩制限の実施を促す.

表 3-32 ●心不全食（例）

	献立名	食品名	分量（g）	エネルギー（kcal）	たんぱく質（g）	脂質（g）	炭水化物（g）	食塩相当量（g）
朝	トースト	食パン	60	158	5.6	2.6	28.0	0.8
	ゆで卵	鶏卵	50	76	6.2	5.2	0.2	0.2
	マヨネーズそえ	マヨネーズ	5	35	0.1	3.8	0.2	0.1
	野菜のスープ煮	だいこん	40	7	0.2	0.0	1.6	0.0
	（娘さんに準備してもらう）	ブロッコリー	30	10	1.3	0.2	1.6	0.0
		にんじん	10	4	0.1	0.0	0.9	0.0
		洋風だし	50	3	0.7	0.0	0.2	0.3
		食塩	0.3	0	0.0	0.0	0.0	0.3
	ホットミルク	牛乳	200	134	6.6	7.6	9.6	0.2
昼	ご飯	めし	120	202	3.0	0.4	44.5	0.0
	あじの塩焼き	あじ	60	73	12.4	2.1	0.1	0.2
		食塩	0.5	0	0.0	0.0	0.0	0.5
	付）大根おろし	だいこん	30	5	0.2	0.0	1.2	0.0
	レモン	レモン果汁	3	1	0.0	0.0	0.3	0.0
	かけ醤油	こいくちしょうゆ	2	2	0.2	0.0	0.2	0.3
	かぶのみそ炒め	かぶ	70	15	0.4	0.1	3.4	0.0
		小松菜	20	3	1.5	0.0	0.5	0.0
		調合油	2	18	0.0	2.0	0.0	0.0
		かつおだし	10	0	0.0	0.0	0.0	0.0
		砂糖	3	12	0.0	0.0	3.0	0.0
		みそ	6	12	0.8	0.4	1.3	0.7
おやつ	蒸かし芋	さつま芋	50	66	0.6	0.1	15.8	0.0
		ほうじ茶	100	0	0.0	0.0	0.0	0.0
夕	ご飯	めし	120	202	3.0	0.4	44.5	0.0
	肉じゃが	牛かた肉	40	87	7.2	6.0	0.2	0.0
		しらたき	20	1	0.0	0.0	0.6	0.0
		じゃがいも	50	38	0.8	0.1	8.8	0.0
		生揚げ	50	75	5.4	5.7	0.5	0.0
		たまねぎ	25	9	0.3	0.0	2.2	0.0
		にんじん	15	6	0.1	0.0	1.4	0.0
		しょうが	2	1	0.0	0.0	0.1	0.0
		調合油	3	28	0.0	3.0	0.0	0.0
		こいくちしょうゆ	10	7	0.8	0.0	1.0	1.5
		砂糖	2.5	10	0.0	0.0	2.5	0.0
		みりん	9	22	0.0	0.0	3.9	0.0
		酒	4	4	0.0	0.0	0.2	0.0
	ミニトマトのピクルス	ミニトマト	50	15	0.6	0.1	3.6	0.0
		ぶどう酢	10	2	0.0	0.0	0.1	0.0
		砂糖	6	23	0.0	0.0	6.0	0.0
		食塩	0.2	0	0.0	0.0	0.0	0.2
		こしょう	少々					
	お浸し	ほうれんそう	80	16	1.8	0.3	2.5	0.0
		しらす干し	5	6	1.2	0.1	0.0	0.2
		めんつゆ	10	4	0.2	0.0	0.9	0.3
		きざみのり	0.5	1	0.2	0.0	0.2	Tr
	デザート	温州みかん	70	32	0.5	0.1	8.4	0.0
	合 計			1,425	62	40.3	200.2	5.8

演 習

【演習 3-17 心不全の栄養管理】

症例

患者データ

45 歳，男性，警備員．家族構成：ひとり暮らし（未婚）．

家族歴：父（2 型糖尿病）．主訴：体重増加．

主病名：うっ血性心不全，糖尿病腎症，睡眠時無呼吸症候群．

既往歴：2 型糖尿病，肥満症，高血圧症，脂質異常症．

飲酒習慣：機会飲酒，喫煙：なし．

内服薬：テルミサルタン錠 40 mg 1 錠（アンジオテンシン II 受容体拮抗薬：ARB），エンパグリフロジン錠 25 mg 1 錠（SGLT2 阻害薬），リナグリプチン 5 mg 1 錠（DPP-4 阻害薬）．

注射薬：超速効型インスリン 朝 8 単位・昼 6 単位・夕 4 単位，持効型インスリン 夕食前 14 単位．

臨床所見

身長：180.7 cm，体重：106.4 kg，血圧：130/79 mmHg，脈拍：89 回．

TP：7.4 g/dL，Alb：4.4 g/dL，CK：162 U/L，BNP：5.8 pg/mL 未満，

FBS：213 mg/dL，$HbA1c$：8.5 %，TG：450 mg/dL，$HDL-C$：31 mg/dL，

$LDL-C$：82 mg/dL，RBC：564 万 /μL，Hb：14.7 g/dL，Ht：45.6 %，

BUN：21.8 mg/dL，Cr：1.51 mg/dL，$eGFR$：41.5 mL/ 分 /1.73 m^2，UA：7.0 mg/dL，

尿たんぱく：2 ＋．

心不全の重症度評価 心不全ステージ分類：ステージ C，NYHA 心機能分類：I 度

心不全の検査 心筋の収縮，拡張は問題なく，急性の腎機能低下による肺うっ血，肥満症もあり，糖尿病腎症，睡眠時無呼吸症候群による心不全が疑われた．

動脈血ガス分析 pH：7.384，$PaCO_2$：38.4 Torr，PaO_2：83.3 Torr，BE：−3.2 mEq/L，HCO_3^-：21.4 mEq/L，SaO_2：96.6 %．

睡眠時無呼吸症候群〔sleep apnea syndrome; SAS（サス）〕

医学的には，10 秒以上の気流停止（気道の空気の流れが止まった状態）を無呼吸とし，無呼吸が一晩（7 時間の睡眠中）に 30 回以上，もしくは 1 時間あたり 5 回以上（AI ≧ 5）あれば，睡眠時無呼吸と定義する．※ AI（apnea index）＝無呼吸指数

重症度分類は，睡眠 1 時間あたりの無呼吸数と低呼吸の合計回数を AHI（apnea hypopnea index：無呼吸低呼吸指数）で重症度を分類する．

軽症：5 ≦ AHI ＜ 15
中等症：15 ≦ AHI ＜ 30
重症：30 ≦ AHI
（参考 成人の睡眠時無呼吸症候群診断と治療のためのガイドライン）

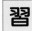

COLUMN

心不全の進展ステージと重症度評価

心不全の進展ステージによって治療目標が変わる．心不全ステージ分類は，重症度の評価が困難な場合もあるので留意する必要がある．NYHA（New York Heart Association）心機能分類は運動耐容能を示す指標である．

心不全ステージ分類と NYHA 心機能分類の対比

心不全ステージ分類	NYHA 心機能分類	
ステージ A 器質的心疾患のないリスクステージ	該当なし	
ステージ B 器質的心疾患のあるリスクステージ	該当なし	
ステージ C 心不全ステージ	I 度	心疾患はあるが身体活動に制限はない．日常的な身体活動では著しい疲労，動悸，呼吸困難あるいは狭心痛を生じない．
	II 度	軽度ないし中等度の身体活動の制限がある．安静時には無症状．日常的な身体活動で疲労，動悸，呼吸困難あるいは狭心痛を生じる．
	III 度	高度な身体活動の制限がある．安静時には無症状．日常的な身体活動以下の労作で疲労，動悸，呼吸困難あるいは狭心痛を生じる．
	IV 度	心疾患のためいかなる身体活動も制限される．心不全症状や狭心痛が安静時にも存在する．わずかな労作でこれらの症状は増悪する．
ステージ D 治療抵抗性心不全ステージ	III 度	
	IV 度	

日本循環器学会 / 日本心不全学会合同ガイドライン．急性・慢性心不全診療ガイドライン（2017 年改訂版）. 12（http://www.j-circ.or.jp/guideline/pdf/JCS2017_tsutsui_h.pdf，2020 年 3 月閲覧）を参考に作成．

経緯

幼少期から肥満傾向にあり，22歳時，2型糖尿病の診断を受けている．

仕事の都合で時々外来診察をキャンセルすることも多く，栄養食事指導の実施も不定期となっていた．心不全での入院が2回あり，1度目の入院から，睡眠時無呼吸症候群／ピックウィック症候群疑いでCPAPを導入している．食事療法，薬物療法が不十分なことも多く，再度，心不全で入院している．

体重は，1度目の入院時87kg，減量を目的にGLP1作動薬の使用を開始したが，減量がみられず，腎機能の低下もみられたため，DPP-4阻害薬へ変更．2度目の入院時は101kgまで体重が増加．退院時は体重95kgとなっていたが，退院後は受診を3か月休み，4か月目の外来時の体重は108kgだった．その後，SGLT2阻害薬を使用開始し，体重はやや低下傾向となり，105kg前後で推移していたが，体重管理と食事療法の徹底を目的に栄養食事指導を再開した．20歳時体重110kg，既往最大体重（21歳）120kg．

食事摂取・生活状況

1日3食に加えて夜食の習慣あり．自炊もするが，コンビニエンスストアやスーパーマーケットの惣菜など，中食利用が多い．夜勤が多く，夜の休憩時に菓子パンと加糖飲料を摂取する習慣がある．普段はお茶を中心にしている．

寒い時期になると，インスタントスープやおでんの汁など，汁物での食塩摂取が増加する．現在のエネルギー摂取量は約2,500kcal，食塩摂取量は13g（随時尿中ナトリウムからの推定食塩摂取量：11.8g）で，医師からの指示栄養量はエネルギー量1,600kcal，食塩6g未満である．

病院の受診は不定期なことが多かったが，2回目の入院以降は，薬が足りなくなると不定期に救急外来へ受診し，薬剤のみ処方を受け，薬物療法は継続していた．処方時に次回の外来予約をしても，通院は不定期な状況が続いていた．

18. 慢性閉塞性肺疾患（COPD）

症例

患者データ

75歳，男性，無職（元ホテル経営）．

家族構成：（同居）妻73歳，次女の夫50歳，次女49歳，孫19歳．

主訴：呼吸困難．主病名：COPD（肺気腫型）．既往歴：なし．飲酒習慣：なし．

喫煙歴：1日20本×48年（21歳～68歳：7年前に禁煙し，継続中）．

内服薬：トリクロルメチアジド2mg 朝1錠（チアジド系利尿薬），サルメテロールキシナホ酸塩・フルチカゾンプロピオン酸エステル吸入薬（商品名：アドエア250ディスカス60吸入用1日2回〔ステロイド薬・β2刺激薬配合薬（吸入薬）〕．HOT：1L/分

臨床所見

身長：179cm，体重：54.5kg（BMI：17.0kg/m²）．

Hb：13.7g/dL，Ht：44.2%，RBC：472万/μL，TP：6.6g/dL，Alb：2.9g/dL，CRP：0.48mg/dL．

動脈血ガス分析 pH：7.343，$PaCO_2$：74.0Torr，PaO_2：93.1Torr，BE：11.1mEq/L，HCO_3^-：39.1mEq/L，SaO_2：98.4%．

$PaCO_2$ ＞ 45Torr ※転院当初44.9→57.3と上昇あり．

SaO_2は90%後半を維持

呼吸機能検査 %FEV_1：56.2%（病期：II期：転院直後）

経緯

68歳まで1日20本程度の喫煙歴あり．5年前より労作時呼吸困難を自覚，増強したため近医（呼吸器内科）を受診，肺気腫，慢性閉塞性肺疾患と診断を受けた．3年前に6分間歩行の結果から，在宅酸素療法（労作時，1.0L/分，安静時，室内空気）を導入，**呼吸リハビリテーション**を継続している．2年前に転居のため当院の外来へ紹介され，紹介時の体重は58kg（BMI 18.2

CPAP

シーパップ療法（continuous positive airway pressure）．経鼻的持続陽圧呼吸療法と呼ばれ，睡眠時無呼吸症候群（SAS）に有効な治療法である．睡眠時の無呼吸を防ぐため気道に空気を送り続けて開存させておく．CPAP装置からエアチューブを伝い，鼻に装着したマスクから気道へと空気が送り込まれる．

SGLT2阻害薬

Sodium-glucose cotransporter 2. 腎臓の近位尿細管で，グルコースの再吸収を行うSGLT2の作用を阻害することにより，グルコースの再吸収が抑制される．尿糖排泄を促進し，血糖低下作用を発揮する．体重低下が期待される．

肺気腫

終末細気管支より末梢の「肺胞壁」が壊れ，異常に拡張する病気．息を吸ったり吐いたりする呼吸機能の効率が悪化し，体に必要な酸素を取り入れることが非常に困難となって息切れや咳，痰が多くなる．原因としては喫煙が大きいが，大気汚染物質，アスベストとの関係も問題となっている．

HOT

Home oxygen therapy：在宅酸素療法．長期（在宅）酸素療法（long term oxygen therapy：LTOT）の適応となるCOPDは，自宅に酸素供給機を設置し必要時あるいは24時間，酸素吸入をする．動脈血酸素分圧（PaO_2）60Torr（mmHg）未満，あるいは末梢の動脈血酸素飽和度（SpO_2）90%未満の場合には酸素投与の適応である．

動脈血ガス分析

患者の換気状態，酸素化能，酸塩基調節の増悪の重症度評価に有用である．パルスオキシメータにより測定する．COPDでは，動脈血酸素分圧（PaO_2），末梢の動脈血酸素飽和度（SpO_2）が低下しやすい．

kg/m^2）であった．体重は徐々に減少がみられ，1 年間で 4 kg の体重減少があり，％ IBW 77 ％であった．体重減少の抑止と栄養状態の維持，改善を目的とし，栄養食事指導介入（医師の指示：1,800 kcal）となった．

食事摂取・生活状況

　ホテル業を営んでいたが終業し，娘家族と同居をしている．趣味で家庭菜園を行う程度だが息苦しさを感じ，作業時間が短くなっている．労作時の呼吸苦がある．

　食事は，1 日 3 食は規則的に食べており，欠食や間食の習慣はない．摂取量は，多い日は 1,800 kcal 程度であるが，食べない日は 1,400 kcal 程度とばらつくこともあった．しかし，極端に摂取量が減ったという本人の自覚はなかった．食事中に呼吸苦があり，食べられない時もあった．

　体重減少が継続しており，BMI は低体重の範囲である．この 1 年でも％ IBW は 82.2 ％から 77 ％へ減少している．

　自覚症状として呼吸苦は，紹介時より強くなっていると訴えがあった．

　排痰法，**呼吸訓練（口すぼめ呼吸）**など，外来で呼吸リハビリは継続していた．

　外来時の SpO$_2$ は 95 〜 98 ％で経過し，安定していた（外来受診は 2 か月ごと）．

1）NCP

　SOAP に沿って栄養管理を検討する．

❶ 栄養評価

a）主観的情報（S）

・喫煙歴あり（20 本 / 日× 48 年）→ 7 年前に禁煙し継続中．

・5 年前から COPD 治療開始．そのころから体重は減少傾向にあった．

・1 日 3 食規則的．欠食，間食の習慣はなし．

・食事摂取時に呼吸苦があり，摂取量が少なくなることもあった．

・約 3 年前より，HOT 1 L/ 分施行中．

b）客観的情報（O）

・COPD（治療歴 5 年），75 歳男性．

・無職（元ホテル経営），5 人家族（本人，妻，娘夫婦，孫）．

・身長：179 cm，体重：54.5 kg（BMI：17.0 kg/m^2），IBW：70.5 kg，％ IBW：77 ％．

・2 年前受診紹介時体重は 58 kg．この 1 年間で約 4 kg（− 7 ％）の体重減少．

・Hb：13.7 g/dL，Ht：44.2 ％，RBC：472 万 /μL．TP：6.6 g/dL，Alb：2.9 g/dL，CRP：0.48 mg/dL．

・動脈血ガス分析　pH：7.343，PaCO$_2$：74.0 Torr，PaO$_2$：93.1 Torr，BE：11.1 mEq/L，HCO$_3^-$：39.1 mEq/L，SaO$_2$：98.4 ％．
　PaCO$_2$ > 45 Torr　※転院当初 44.9 から 57.3 と上昇あり．
　SaO$_2$ は 90 ％後半を維持

・呼吸機能検査　％ FEV$_1$：56.2 ％→ II 期．

・食事摂取量：エネルギー約 1,400 〜 1,800 kcal/ 日．

c）アセスメントデータの抽出（A）

FH（食物・栄養に関連した履歴）

・食事摂取量：エネルギー約 1,400 〜 1,800 kcal/ 日．

・規則的に 3 食摂取しているので，摂取量が少ないという自覚が低いが，食事量にかなりばらつきがある．

・病状の進行，呼吸症状の悪化に伴い代謝亢進，必要栄養素量の増大がある．

・呼吸症状の悪化に伴う食事摂取量の減少があり，必要栄養素量の確保が不十分である．

AD（身体計測）

・身長：179 cm，体重：54.5 kg（BMI：17.0 kg/m^2）→低体重（るい痩）．

・IBW：70.5 kg/m^2，％ IBW：77 ％→中等度の筋たんぱく質の消耗あり．

・体重は 1 年前 58 kg から 54.5 kg へ約 4 kg 減少（減少率：7 ％）．

BD（生化学データ，臨床検査と処置）

・TP：6.6 g/dL，Alb：2.9 g/dL →低栄養.
・動脈血ガス分析　pH：7.343，$PaCO_2$：74.0 Torr，PaO_2：93.1 Torr，BE：11.1 mEq/L，HCO_3^-：39.1 mEq/L，SaO_2：98 %.
　$PaCO_2$ ＞ 45 Torr：Ⅱ型呼吸不全.
・呼吸機能検査：% FEV_1 56.2 %→Ⅱ期.

PD（栄養に焦点を当てた身体所見）

・低体重（るい痩），% IBW：77 %.
・呼吸症状悪化に伴う食事摂取量の低下.

CH（病歴）

・特になし

d）栄養評価の実施

・体重 54.5 kg，BMI 17.0 kg/m^2 と低体重（るい痩）.
・身体評価では，% IBW が 77 %と中等度の筋たんぱく質の消耗あり，1 年間の体重減少率 7%からも中等度の栄養障害に該当している.
・生化学評価は TP が 6.6 g/dL，Alb が 2.9 g/dL と低栄養状態である.
・動脈ガス分析は，pH 7.343（正常〜やや酸性），$PaCO_2$ 74.0 Torr（高値），PaO_2 93.1 Torr（正常），BE 11.1 mEq/L（高値），HCO_3^- 39.1 mEq/L（高値），SpO_2 98 %（正常）であり，$PaCO_2$ ＞ 45 Torr：Ⅱ型呼吸不全である.
・呼吸の評価は，$PaCO_2$ が 74.0 Torr で高いわりに pH 7.343 は正常〜やや酸性であり HCO_3^- 39.1 mEq/L が上昇していることから，慢性的なⅡ型呼吸不全である. COPD が重症化すると体重減少により肺胞低換気が進んでくる.
・呼吸機能検査は% FEV_1 が 56.2 %で，Ⅱ期である.
・現在の食事摂取量
　摂取エネルギー量：約 1,400 〜 1,800 kcal/ 日（体調によって摂取量にばらつきがみられる）
　摂取たんぱく質量：50 〜 70 g/ 日
　医師からの指示栄養量：1,800 kcal/ 日
・目標栄養量
　標準体重：70.5 kg，現体重：54.5 kg
　エネルギー
　　COPD の REE 予測値 男性：〔11.5 × BW（kg）＋ 952〕を使用し算出した場合
　　REE 予測値：1,578 kcal/ 日
　　必要エネルギー量＝ REE ×活動係数 1.3 ×ストレス係数 1.1 とした場合：
　　　　　　　　　＝ 1,578 kcal/ 日× 1.3 × 1.1 ＝ 2,257 kcal/ 日　→　2,300 kcal/ 日
　たんぱく質
　　70.5 kg × 1.0 〜 1.2 g/kg ＝ 70.5 〜 84.6 g　→　85 g/ 日（14.8 % /E）
・現在の食事摂取エネルギー量 1,400 〜 1,800 kcal/ 日は，指示エネルギー量の 78 〜 100 %であるが，必要エネルギー量でみると 61 〜 78 %程度の充足となり必要量の不足が考えられる. 体重減少もあることから，医師と必要栄養素量の再設定を相談する必要がある. 体重減少を防止するためには 2,300 kcal が必要であることを伝える.

❷ 栄養診断（栄養状態の判定）

a）該当する栄養診断コードのリストアップ

　各コードの定義，徴候 / 症状（特徴の特定），病因（原因 / 危険因子）の 3 つのポイントを参考にし，リストアップする.
　NI-1.2　エネルギー摂取量不足
　NI-2.1　経口摂取不足
　NI-5.1　栄養素必要量の増大
　NI-5.3　たんぱく質・エネルギー摂取量不足

　　　　NC-2.2　栄養関連の検査値異常

　　　　NC-3.2　意図しない体重減少

b) もっとも大切なコード（2個まで）の決定

　　＊ NI-5.3　たんぱく質・エネルギー摂取量不足

c) 原因や要因の（E）の推察

　呼吸症状の悪化があり，労作時の呼吸困難感の増悪がある．食事摂取量にむらがあり，食事摂取量の不足によるたんぱく質・エネルギー量の不足の可能性が高い．

　体重減少はエネルギー代謝の亢進とエネルギー摂取不足が原因であると推察される．

d) PES 報告

＊ NI-5.3　たんぱく質・エネルギー摂取量不足

　1 年間で 4 kg の体重減少がみられることから（S），COPD による必要栄養素量の増大に加え，食事摂取量にむらがあることを原因とする（E），たんぱく質・エネルギー摂取量不足（P）である．

❸ 栄養介入（目標設定と計画立案）（P）

a) モニタリング計画（Mx）

　毎月の外来時（2 か月ごと）に，食事摂取状況と体重を確認．自宅での定期的な体重計測を促す．

b) 栄養治療計画（Rx）

必要栄養量の確保

　3 回食での必要栄養量の確保は難しいため，頻回食を提案．食事摂取時の呼吸症状の悪化を考慮し，栄養剤の活用も検討する．

食事記録の実施

　摂取状況把握のため食事記録を実施する．

c) 栄養教育計画（Ex）

体重を指標にした栄養治療計画の評価

　自宅での定期的な体重計測を促し，体重低下を防ぐ．

❹ 栄養介入（実施）

　具体的な食事内容（栄養食事指導内容）を検討する．

　本症例は，呼吸症状の悪化があり，労作時の呼吸困難感の増悪に伴い，必要栄養素量が増加していることを理解させ，食事摂取量の不足によるエネルギー量・たんぱく質の確保，体重の増加を目標とする．

a) 栄養摂取量の目安

・標準体重：70.5 kg，現体重：54.5 kg

・基礎代謝量：1,578 kcal/ 日

・必要栄養量：エネルギー 2,300 kcal/ 日，たんぱく質 85 g/ 日（14.8％ E）

b) 食事計画表（食品構成）の例（表 3-33）

　色の部分は，目標にしてもらう食事計画表として患者に示し，家庭の食事内容に合わせた具体的な栄養食事指導を行う．朝食のパンにはバターやジャムを使用する．1 日に肉，魚各 80 g，卵 1 個，野菜，油を多めに使う．間食として，午前（おにぎり 100 g）と午後（パン 60 g にジャムとヨーグルト 70 g），牛乳 200 mL，果物 200 g，食塩相当量 6 g/ 日．

2）食事管理

　症例をもとにした COPD の献立例を**表 3-34** に示す．

　本症例では呼吸困難の訴えもあり，摂取量の減少から，生活スタイルや食べやすい調理を工夫している．エネルギー量のアップに際し，頻回食（間食，おやつ）を反映させた．「野菜温サラダ」は，食べやすさを考慮した茹で野菜中心としたサラダである．「鮭の塩こうじ漬焼き」は，食塩濃度 1 ％と食べやすさを考慮し摂取量アップにつなげる．「具だくさ

表 3-33 ● 本症例における食事計画表の例

食品項目（食材の例）	摂取量（g）	エネルギー（kcal）	たんぱく質（g）	脂質（g）	炭水化物（g）
穀類【朝】パン	80	221	7.4	3.5	37.4
【間食】おにぎり	100	168	2.5	0.3	37.1
【昼】ご飯	150	252	3.7	0.5	55.7
【間食】パン	60	158	5.6	2.6	28.0
【夕】ご飯	150	252	3.7	0.5	55.7
いも類	100	67	1.6	0.1	15.4
果物類（柑橘・その他）	200	131	1.6	0.3	34.4
魚介類	80	134	17.2	6.4	0.1
肉類	80	157	14.3	9.3	0.0
卵類	50	76	6.2	5.2	0.2
大豆・製品類	100	72	6.6	4.2	1.6
乳類	270	177	9.1	9.7	13.0
油脂類	30	276	0.0	30.0	0.0
野菜類（緑黄色）	130	33	2.2	0.4	6.4
（淡色）	220	53	3.8	0.3	11.5
海藻・きのこ等	適量				
調味料・香辛料					
みそ	7	13	0.9	0.4	1.5
しょうゆ	7	5	0.5	0.0	0.7
塩	0.5	0	0.0	0.0	0.0
顆粒調味料	4	9	1.0	0.0	1.2
みりん・酒	10	11	0.0	0.0	0.5
砂糖	10	38	0.0	0.0	9.9
合　計		2,303	87.9	73.7	310.3

んけんちん汁」は，野菜の摂取量の確保から汁とおかずを兼ねた．

　「ピーマン肉詰め焼き」のピーマンは，家庭菜園でつくっており，時期には大量に収穫できる野菜である．「もやしの炒めあん」は，野菜摂取量の確保，あんで汁を絡めたとろみで食べやすさを考慮し，摂取量のアップにつなげる．

COLUMN

COPD の病期分類

病　期		定　義
Ⅰ期	軽度の気流閉塞	%FEV₁ ≧ 80 %
Ⅱ期	中等度の気流閉塞	50 % ≦ %FEV₁ < 80 %
Ⅲ期	高度の気流閉塞	30 % ≦ %FEV₁ < 50 %
Ⅳ期	きわめて高度の気流閉塞	%FEV₁ < 30 %

※気管支拡張薬投与後の 1 秒率（FEV₁/FVC）70 % 未満が必須条件

・1 秒量（FEV₁）：最初の 1 秒間で吐き出せる息の量
・努力肺活量（FVC）：思い切り息を吸ってから強く吐き出したときの息の量
・1 秒率（FEV₁%）：FEV₁ 値を FVC 値で割った値
・対標準 1 秒量（%FEV₁）：性，年齢，身長から求めた FEV₁ の標準値に対する割合

※参考：COPD（慢性閉塞性肺疾患）診断と治療のためのガイドライン第 5 版 2018

栄養管理報告書
<u>NI-5.3　たんぱく質・エネルギー摂取量不足</u>

S	・食事は3食きちんと食べている．間食する習慣がない． ・娘の家に引っ越してからは，仕事はしていないが家庭菜園を少ししている．動くと息苦しいことが増え，作業時間は減っている． ・食事の時も時々息苦しく感じ，食事量が少ないこともあるが，食事がとれないということはない．
O	・75歳，男性．肺気腫． ・身長：179 cm，体重：54.5 kg（BMI：17.0 kg/m²），IBW：70.5 kg，％IBW：77％． ・1年間で体重減少がみられる〔58 kgから約4 kg減少（－7％）〕． ・現在の食事摂取量 　摂取エネルギー量：1,400～1,800 kcal/日（ばらつきあり） 　摂取たんぱく質量：50～70 g/日 　医師からの指示栄養量：1,800 kcal/日 ・目標栄養量：エネルギー：2,300 kcal/日，たんぱく質：85 g/日（14.8％E）．
A	COPDの病期はⅡ期（中等度の気流閉塞）．呼吸症状は悪化と改善を繰り返しているが，徐々に体重減少がみられ，代謝の亢進，本人の自覚はないが食事摂取時の呼吸苦の訴えもあり，摂取量の減少が予想される．3回の食事で必要たんぱく質量，エネルギー量の確保は難しい． 【PES報告】 　1年で4 kgの体重減少がみられることから，COPDによる必要栄養素量の増大に加え，食事摂取量にむらがあることを原因とする，たんぱく質・エネルギー摂取量不足である．
P	Mx）外来時（2か月ごと）に，食事摂取量，栄養バランスの確認．体重変動を確認し，体重減少を予防する． Rx）3回食での必要栄養量の確保は難しいため，頻回食を提案．食事摂取時の呼吸症状の悪化を考慮し，栄養剤の活用も検討する．摂取状況把握のため食事記録を実施． Ex）酸素吸入を併用しても運動耐容能の改善は確認されていない．日常生活の範囲とし，運動は推奨しない．

COLUMN

HOTの社会保険の適応基準

1. 高度慢性呼吸不全例
　PaO₂が55 Torr以下の者，およびPaO₂ 60 Torr以下で睡眠または運動負荷時に著しい低酸素血症をきたす者であって，医師が在宅酸素療法を必要であると認めた者．適応疾患者の判定に，パルスオキシメータによるSpO₂から推測

しPaO₂を用いることは差し支えない．
2. 肺高血圧症
3. 慢性心不全
4. チアノーゼ型先天性心疾患
（以下略）

引用：医科点数表の解釈 平成30年度版より

表 3-34 ● 慢性閉塞性肺疾患食の例

	献立名	食品名	分量 （g）	エネルギー （kcal）	たんぱく質 （g）	脂質 （g）	炭水化物 （g）	食塩相当量 （g）
朝	食パン	食パン	80	211	7.4	3.5	37.4	1.0
	添加物（ジャム/バター）	ブルーベリー・ジャム	10	18	0.1	0.0	4.4	0.0
		有塩バター	10	75	0.1	8.1	0.0	0.2
	牛乳	普通牛乳	200	134	6.6	7.6	9.6	0.2
	ゆで卵	鶏卵	50	76	6.5	5.0	0.2	0.2
	野菜温サラダ	キャベツ	30	7	0.4	0.1	1.6	0.0
		ブロッコリー	50	17	2.2	0.3	2.6	0.1
		きゅうり	20	3	0.2	0.0	0.6	0.0
		マヨネーズ	15	105	0.2	11.3	0.7	0.3
間食	おにぎり	めし	100	168	2.5	0.3	37.1	0.0
		こいくちしょうゆ	3	2	0.2	0.0	0.3	0.4
		かつお・削り節	3	11	2.3	0.1	0.0	0.0
		焼きのり	2	4	0.8	0.1	0.9	0.0
	ほうじ茶		150					
昼	ご飯	めし	150	252	3.8	0.5	55.7	0.0
	鮭の塩こうじ漬焼き	しろさけ	60	80	13.4	2.5	0.1	0.1
		米こうじ	5	14	0.3	0.1	3.0	0.0
		食塩	0.5	0	0.0	0.0	0.0	0.5
	具だくさんけんちん汁	さといも	30	17	0.5	0.1	3.9	0.0
	（多め）	だいこん	40	7	0.2	0.0	1.6	0.0
		にんじん	10	4	0.1	0.0	0.9	0.0
		ごぼう	20	13	0.4	0.0	3.1	0.0
		木綿豆腐	50	36	3.3	2.1	0.8	0.0
		油揚げ	3	12	0.6	1.0	0.1	0.0
		顆粒風味調味料	1.5	3	0.4	0.0	0.5	0.6
		米みそ	7	13	0.9	0.4	1.5	0.9
	果物	温州みかん	100	46	0.7	0.1	12.0	0.0
おやつ	パン	あんパン	60	168	4.7	3.2	30.1	0.4
		お茶						
夕	ご飯	めし	150	252	3.8	0.5	55.7	0.0
	ピーマン肉詰め焼き	青ピーマン	60	13	0.5	0.1	3.1	0.0
		薄力粉	3	11	0.2	0.1	2.3	0.0
		牛ひき肉	40	90	7.6	6.0	0.2	0.0
		豚ひき肉	30	66	5.6	4.5	0.2	0.0
		たまねぎ	30	11	0.3	0.0	2.6	0.0
		パン粉	5	19	0.7	0.3	3.2	0.1
		鶏卵	5	8	0.6	0.5	0.0	0.0
		食塩	0.4	0	0.0	0.0	0.0	0.4
		こしょう	0.1	0	0.0	0.0	0.1	0.0
		ナツメグ	0.1	1	0.0	0.0	0.0	0.0
		調合油	5	46	0.0	5.0	0.0	0.0
		ウスターソース	5	7	0.0	0.0	1.5	0.3
		トマトケチャップ	3	4	0.1	0.0	0.8	0.1
	付け合わせ	さつまいも	40	53	0.5	0.1	12.6	0.0
	さつま芋甘煮	黒砂糖	5	18	0.1	0.0	4.5	0.0
		水あめ	2	7	0.0	0.0	1.7	0.0
		水	20	0	0.0	0.0	0.0	0.0
	もやしの炒めあん	もやし	70	11	1.4	0.0	1.9	0.0
		にんじん	7	3	0.0	0.0	0.6	0.0
		さやいんげん	15	3	0.3	0.0	0.8	0.0
		油揚げ	10	39	1.9	3.3	0.3	0.0
		調合油	5	46	0.0	5.0	0.0	0.0
		水	50	0	0.0	0.0	0.0	0.0
		顆粒風味調味料	1	2	0.2	0.0	0.3	0.4
		食塩	0.5	0	0.0	0.0	0.0	0.5
		こしょう	少々					
		こいくちしょうゆ	2.5	2	0.2	0.0	0.3	0.4
		片栗粉	1.5	5	0.0	0.0	1.2	0.0
	りんごヨーグルト	ヨーグルト	70	47	3.0	0.1	8.3	0.1
		りんご	100	54	0.2	0.1	14.6	0.0
	合　計			2,310	85.6	72.0	325.0	7.3

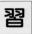

【演習3-18　慢性閉塞性肺疾患（COPD）の栄養管理】

症例

患者データ

76歳，女性．家族構成：（同居）次男48歳．

主訴：脱力感，体重減少（るい痩）．主病名：COPD．

既往歴：気管支炎．飲酒習慣：なし．

喫煙歴：20本×56年（20歳から初診時まで）．

服薬：エソメプラゾールマグネシウム水和物20 mg　1cp（プロトンポンプ阻害薬），フロセミド20 mg 朝食後1錠（ループ利尿薬），アピキサバン錠5 mg 朝，夕1日2回（血液凝固阻止薬）．HOT：0.5 L/分．

臨床所見

身長：150 cm，体重：28.8 kg（BMI：12.8 kg/m²），IBW：49.5 kg/m²．

AMC：16 cm，TSF：4 mm．

Hb：12.9 g/dL，Ht：39.7 %，RBC：374万/μL，TP：6.8 g/dL，Alb：2.4 g/dL，CRP：3.05 mg/dL．

動脈血ガス分析　pH：7.355，$PaCO_2$：79.7 Torr，PaO_2：69.2 Torr，BE：18.9 mEq/L，HCO_3^-：44.4 mEq/L，SpO_2：92.7 %．

呼吸機能検査　% FEV_1：結果なし．

経緯

トイレで脱力があり，転倒し膝を打撲．ベッドへ自力で戻れなくなり，救急要請した．SpO_2が70 %と低く，酸素2 L/分を開始し，COPDの治療を開始する．十分な薬物治療を行ったが，HOT 0.5 L/分での管理となる．SpO_2は95～97 %で安定している．治療開始前，直後は，胸水の貯留があり，食欲低下があった．

食事摂取量は半量程度に減少し，摂取量が減少した期間に体重の低下がみられた．その後，摂取量は改善し，もとの摂取量程度は確保できているが，減少した体重が戻らず，% IBW 58.2 %，BMI 12.8 kg/m²とるい痩を呈し，深刻な低栄養の状態となっている．低栄養，低体重の改善を目的に栄養食事指導を受けることとなった．

食事摂取・生活状況

治療開始前，直後は倦怠感，胸水，腹水などによる苦しさがあり，食欲の低下かみられた．次男と2人暮らしで，調理，家事全般は本人が担当している．

治療前からの食事摂取量の減少で体重は低下しており，その後は食事をとるようにしているがなかなか体重が増えない．

労作時呼吸困難，運動耐用能力の低下があり，調理が面倒になっている．朝はご飯とみそ汁，昼食は菓子パン，夕食も惣菜利用や弁当中心となり，食事内容の偏りが大きくなった．COPD治療開始の1か月前より禁煙を開始している．

現在の摂取量はエネルギー約1,400 kcal，たんぱく質45 g，脂質42 gで，医師からの指示エネルギー量は1,600 kcal，最近の体重減少量は−5.6 kgである．

19. 貧血（鉄欠乏性）

症例

患者データ

24歳，女性，美容師．家族構成：独身ひとり暮らし

主訴：倦怠感，食欲不振．

主病名：鉄欠乏性貧血．

既往歴：特に特記すべきことなし．服薬：なし．飲酒：なし

臨床所見

身長：163 cm，体重：48 kg．血圧：125 / 75 mmHg　Hb：9.0 g/dL，Ht：33.2 %，RBC：430万/μL，MCV：77.2 fL，MCH：20.9 pg，MCHC：27.1 %，WBC：3,800/μL，リンパ球：1,950/μL，TP：6.3 g/dL，Alb：3.2 g/dL，TC：190 mg/dL，TG：100 mg/dL，LDL-C：130 mg/dL，HDL-C：40 mg/dL，AST：28 U/L，ALP：23 U/L，LDH：200 U/L，T-Bil：0.6 mg/dL，γ-GT：35 U/L，ChE：100 U/L，Fer：11 ng/mL，葉酸：5.1 ng/mL，V.B$_{12}$：950 pg/mL，Fe：35 μg/dL，UIBC：415 μg/dL，TIBC：450 μg/dL

経緯

　学生の時は陸上競技部に所属し，長距離ランナーとして活躍していた．学生時代の体重は52 kg．その後陸上競技をやめてから徐々に肥り始め22歳で60 kgになったため，ダイエットを開始した．太りたくないとの思いから少量の食事量でも我慢していた．仕事中，急に立ち上がるとふらつくことがあった．

　今回，健康診断で鉄欠乏性貧血を指摘され，指定病院で精密検査を受けることになった．医師からは食生活習慣の改善をめざすことを目的に，1,800 kcal/日の食事の指示があり，栄養食事指導を受けることになった．

食事摂取・生活状況

　独身ひとり暮らしで，仕事が忙しくなってからはほとんど自炊することなく外食，中食中心の食生活になった．休日には気が向けば食事は作るが，一日中寝ていることが多くなった．朝食は7時に前日コンビニで買っておいた菓子パン1個かおにぎり1個．他にヨーグルト1個と果物少々．起きられないときは朝食を抜くこともある．昼食は手軽に食べられるおにぎりかカップ麺が多い．お客さんが少なくなった仕事の合間を縫って食べるため食事の時間は決まっていない．夕食は21時過ぎにスーパーかコンビニの弁当と生野菜を購入し，自宅で食べる．最近，食欲が低下し全量食べられなくなってきた．飲酒の習慣はない．

1）NCP

SOAPに沿って栄養管理を検討する．

❶ 栄養評価

a）主観的情報（S）

・学生の時は陸上部に所属して長距離ランナーとして活躍．陸上競技をやめてから徐々に太り始めたためダイエットを開始した．太りたくないとの思いから少量の食事量でも我慢していた．

・仕事中，急に立ち上がるとふらつくことがあった．

・独身ひとり暮らしで，仕事が忙しくなってからはほとんど自炊することなく外食，中食中心の食生活になった．

・朝食は菓子パン1個かおにぎり1個．他にヨーグルト1個と果物少々．起きられないときは朝食を抜くこともある．昼食はおにぎりかカップ麺が多い．お客さんが少なくなった仕事の合間を縫って食べるため食事の時間は決まっていない．夕食はスーパーかコンビニの弁当と生野菜を購入し，自宅で食べる．

- 最近，食欲が低下し全量食べられなくなってきた．
- 飲酒習慣はない．

b）客観的情報（O）

- 鉄欠乏性貧血（服薬なし）．24歳，女性．
- 美容師，独身ひとり暮らし．
- 身長：163 cm，体重：48 kg（BMI：18.1 kg/m²）
- 体重：－12 kg/2年間
- Hb：9.0 g/dL，Ht：33.2 %，RBC：430万/μL，MCV：77.2 fL，MCH：20.9 pg，MCHC：27.1 %，WBC：3,800/μL，リンパ球：1,950/μL，TP：6.3 g/dL，Alb：3.2 g/dL，TC：190 mg/dL，葉酸：5.1 ng/mL，V.B₁₂：950 pg/mL，Fe：35 μg/dL
- 食事摂取量：1,350～1,450 kcal/日
  朝食：約300 kcal，昼食：約400 kcal，夕食：約650 kcal

c）栄養アセスメント（A）

FH（食物・栄養に関連した履歴）

- 仕事が忙しくなってからは外食，中食中心の食生活になった．
- 朝食は7時に菓子パン1個かおにぎり1個．ヨーグルト1個と果物少々摂取．
- 起きられないときは朝食を抜くこともある．
- 昼食は手軽に食べられるおにぎりかカップ麺が多く，食事の時間は決まっていない．
- 夕食は21時過ぎにスーパーかコンビニの弁当と生野菜を食べるようには心がけているが最近，食欲が低下し全量食べられなくなってきた．

AD（身体計測）

- 身長：160 cm，体重：48 kg（BMI：18.1 kg/m²）
- 学生の頃は52 kgであったが肥り始め，20歳で60 kgになったため，ダイエットを開始し，2年間で12 kg減量した．

BD（生化学データ）

- Hb：9.0 g/dL，Ht：33.2 %，RBC：430万/μL，MCV：77.2 fL，MCH：20.9 pg，MCHC：27.1 %，WBC：3,800/μL，リンパ球：1,950/μL，TP：6.3 g/dL，Alb：3.2 g/dL，TC：190 mg/dL，葉酸：5.1 ng/mL，V.B₁₂：950 pg/mL，Fe：35 μg/dL，UIBC：415 μg/dL，TIBC：450 μg/dL

PD（栄養に焦点を当てた身体所見）

- 倦怠感
- 食欲低下

CH（病歴）

- なし

d）栄養評価の実施

- エネルギー摂取量は1,350～1,450 kcalと目標栄養量の75 %と少なく，たんぱく質も目標量の約半分程度の摂取量である．栄養摂取バランスは炭水化物に偏っている．
- BMI 18.1 kg/m²はやせである．
- 忙しいのと太りたくないとの思いから少量の食事摂取量でも我慢していたが最近では食欲も低下してきている．
- ヘモグロビン値，**ヘマトクリット値**，アルブミン値は低下．

ヘマトクリット値（Hematocrit：Ht）
血液中に赤血球が占める割合（%）をいう．基準値は成人男性で40～50 %，成人女性で34～45 %としている．基準値より低いと貧血を疑う．

❷ 栄養診断（栄養状態の判定）

a）該当する栄養診断コードのリストアップ

各コードの定義，病因（原因/危険因子），徴候/症状（特徴の特定）の3つのポイントを参考にし，リストアップする．

NI-1.4 エネルギー摂取不足
NI-2.1 経口摂取量不足
NI-5.3 たんぱく質・エネルギー摂取不足

表 3-35 ●本症例における食事計画表の例

食品項目（食材の例）	摂取量（g）	エネルギー（kcal）	たんぱく質（g）	脂質（g）	炭水化物（g）	鉄分（mg）
穀　類【朝】食パン	60	156	5.4	2.5	28.0	0.3
【昼】ご飯	150	252	3.8	0.5	55.7	0.2
【夕】ご飯	150	252	3.8	0.5	55.7	0.2
いも類（じゃがいも）	80	61	1.3	0.1	14.0	0.3
果物類（みかん）	100	86	1.1	0.2	22.5	0.3
魚介類（さけ）	60	62	11.2	2.1	0.1	0.3
肉類（豚ひき肉）	50	118	8.9	8.6	0.1	0.5
（豚レバー）	30	38	6.1	1.0	0.8	3.9
卵類（鶏卵）	50	76	6.2	5.2	0.2	0.9
大豆類（木綿豆腐）	100	72	6.6	4.2	1.6	0.9
乳類（普通牛乳）	200	134	6.6	7.6	9.6	0.0
油脂類（調合油）	20	184	0.0	20.0	0.0	0.0
野菜類（緑黄色野菜）	150	56	4.4	0.6	10.1	2.3
（その他の野菜）	200	56	3.4	0.4	12.6	1.0
海藻類	10	10	1.1	0.1	3.5	1.9
調味料（砂糖）	15	58	0.0	0.0	14.9	0.0
（みそ）	12	23	1.5	0.7	2.6	0.5
栄養補助食品（ポチプラス）	125	75	0.6	0.0	23.0	5.0
合　計		1,769	72.0	54.3	255.0	18.5

エネルギー：1,800 kcal，たんぱく質：70 g，脂質：45 g，炭水化物：260 mg，鉄分：15 ～ 20 mg

　　NI-5-4　栄養素必要量の減少
　　NC-2.2　栄養関連の臨床検査値異常
　　NC-3.1　低体重
　　NB-1.1　食物・栄養に関連した知識不足
　　NB-1.7　不適切な食物選択

b）もっとも大切なコード（2個まで）の決定

　＊ NI-2.1　経口摂取量不足

c）原因や要因（E）の推察

・忙しいのと太りたくないとの思いから食事摂取量を減らした．

d）PES 報告

＊食事摂取量の減少，体重減少，ヘモグロビン値，ヘマトクリット値，アルブミン値の低下がみられることから（S）仕事が忙しいのと太りたくないとの思いから食事摂取量を制限したことによる（E）経口摂取量不足（P）である．

❸ 栄養介入（目標設定と計画立案）（P）

a）モニタリング計画（Mx）

・食事摂取量，体重，BMI，ヘモグロビン値，ヘマトクリット値，アルブミン値の確認

b）栄養治療計画（Rx）

・目標栄養量の設定（エネルギー：1,800 kcal，たんぱく質：70 g，鉄分：15 ～ 20 mg）
・食事のとり方が改善されるまで栄養（鉄）補助食品を検討する．

c）栄養教育計画（Ex）

・エネルギーおよびたんぱく質の効率的なとり方を習得する．
・鉄分を多く含む食品の選び方を習得する．

❹ 栄養介入（実施）

具体的な食事内容（栄養食事指導内容）を検討する．

表3-36 ●本症例をもとにした貧血食の例

	献立名	食品名	摂取量 （g）	エネルギー （kcal）	たんぱく質 （g）	脂質 （g）	炭水化物 （g）	鉄分 （mg）
朝	トースト	食パン	60	156	5.4	2.5	28.0	0.3
	ジャム	いちごジャム	20	51	0	0	12.7	0
	目玉焼き	鶏卵	50	76	6.2	5.2	0.2	0.9
		植物油	3	28	0	3.0	0	0
	付け合わせ	キャベツ	30	7	0.4	0.1	2.0	0.1
		ミニトマト	20	6	0.2	0.0	1.4	0.1
		S.P						
	フルーツヨーグルト	ヨーグルト	100	67	4.3	0.2	11.9	0.1
		プルーン	30	71	0.8	0.1	18.7	0.3
		バナナ	50	43	0.6	0.1	11.3	0.2
	ミルクティ	紅茶						
		牛乳	100	67	3.3	3.8	4.8	0.0
昼	ご飯	米飯	150	252	3.8	0.5	55.7	0.2
	さけのレモン焼き	さけ	60	80	13.4	2.5	0.1	0.3
		レモン果汁	1					
		片栗粉	5	17	0.9	0	4.1	0
		醤油	5	4	0.4	0	0.5	0.1
		みりん	2					
		植物油	3	28	0	3.0	0	0
	しいたけ煮	しいたけ	20	4	0.6	0.1	1.1	0.1
		砂糖	1	4	0	0	1	0
		醤油	1	1	0.1	0	0.1	0
	アサリのれん草炒め	ほうれん草	50	10	1.1	0.2	1.6	1
		アサリ水煮	10	11	2.0	0.2	0.2	3.0
		植物油	3	28	0	3.0	0	0
		削り節	0.5					
		醤油	3	2	0.2	0	0.3	0.1
	ポチプラス	ポチプラス	125	75	0.6	0	23.0	5.0
夕	ご飯	米飯	150	252	3.8	0.5	55.7	0.2
	味噌汁	出汁	150					
		味噌	12	23	1.5	0.7	2.6	0.5
		小松菜	30	4	0.5	0.1	0.7	0.8
	肉入り野菜炒め	豚ひき肉	50	118	8.9	8.6	0.1	0.5
		豚レバー	30	38	6.1	1.0	0.8	3.9
		もやし	30	5	0.6	0.0	0.8	0.1
		キャベツ	30	7	0.4	0.0	1.6	0.1
		パプリカ（黄）	20	5	0.2	0.0	1.3	0.1
		カレー粉	1					
		植物油	8	74	0	8.0	0.0	0.0
	粉吹芋	じゃが芋	80	61	1.3	0.1	14.0	0.3
		S.P						
	ひじき煮	ひじき（干）	3	4	0.3	0.1	1.7	1.7
		高野豆腐	10	54	5.1	3.4	0.4	0.8
		人参	5	2	0	0.0	0.4	0.0
		植物油	3	28	0	3.0	0	0
		砂糖	3	12	0	0.0	3.0	0.0
		醤油	5	4	0.4	0.0	0.5	0.1
		みりん	1	2	0	0.0	0.4	0.0
	合　計			1,781	73.4	50.0	262.7	20.9

　鉄欠乏性貧血と摂取エネルギー量や栄養素のかかわりを詳しく説明し，食生活改善の機会は早いほうが良いことを理解させ，患者自らが行動変容を起こせるように支援する．

　摂取エネルギー・たんぱく質と摂取鉄分量の適正化が目標であるので，食事内容はバランスを考慮し，適正なエネルギー量を摂取する．

　摂取量が安定するまで，栄養（鉄）補助食品を食べる．

a）栄養摂取量の目安

・標準体重：58.4 kg，エネルギー：58.4 kg × 30 kcal/kg ＝ 1,752 kcal ≒ 1,800 kcal
・たんぱく質：58.4 kg × 1.0 〜 1.2 g ＝ 58.4 〜 70.1 g ≒ 70 g
・鉄分：15 〜 20 mg

b）食事計画表（食品構成）の例（表3-35）

2）食事管理

　症例をもとにした貧血食（鉄欠乏性）の例（表3-36）を示す．

栄養管理報告書	
NI-2.1　経口摂取量不足	
S	・仕事が忙しくゆっくりと食事をする時間がとれない． ・仕事が忙しくなってからはほとんど自炊をすることがなくなった． ・昼食は仕事の合間に食事を食べるので決まった食事時間は決まっていない． ・最近，食欲が低下し全量食べられなくなってきた． ・朝食は菓子パン 1 個，ヨーグルト 1 個，果物少々，昼食はおにぎりか麺類，夕食はコンビニ弁当と生野菜を摂取．
O	・鉄欠乏性貧血（服薬なし），24 歳，女性． ・美容師，独身ひとり暮らし． ・身長：163 cm，体重：48 kg（BMI：18.1 kg/m^2） ・体重：－12 kg/ 2 年間 ・Hb：9.0 g/dL，Ht：33.2 %，RBC：430 万 /μL，MCV：77.2 fL，MCH：20.9 pg，MCHC：27.1 %，WBC：3,800/μL，リンパ球：1,950/μL，TP：6.3 g/dL，Alb：3.2 g/dL，TC：98 mg/dL，葉酸：5.1 ng/mL，V.B$_{12}$：950 pg/mL，Fe：35 μg/dL ・食事摂取量：1,350 ～ 1,450 kcal/日 　朝食：約 300 kcal，昼食：約 400 kcal，夕食：約 650 kcal
A	・仕事が忙しくなってからは外食，中食中心の食生活になった． ・朝食は 7 時に菓子パン 1 個かおにぎり 1 個，ヨーグルト 1 個と果物少々摂取． ・起きられないときは朝食を抜くこともある． ・昼食は手軽に食べられるおにぎりかカップ麺が多く，食事時間は決まってない． ・夕食は 21 時過ぎにスーパーかコンビニの弁当と生野菜を食べるようには心がけているが最近，食欲が低下し全量食べられなくなってきた． 【PES 報告】 　食事摂取量の減少，体重減少，ヘモグロビン値，ヘマトクリット値，アルブミン値の低下がみられることから，仕事が忙しいのと太りたくないとの思いから食事摂取量を制限したことによる，経口摂取量不足である．
P	Mx）食事摂取量，体重，BMI，ヘモグロビン値，ヘマトクリット値，アルブミン値の確認 Rx）目標栄養量の設定（エネルギー：1,800 kcal，たんぱく質：70 g，鉄分：15 ～ 20 mg） Ex）エネルギーおよびたんぱく質の効率的なとり方を習得する．鉄分を多く含む食品の選び方を習得する．

【演習 3-19】　鉄欠乏性貧血の栄養管理】

症例

患者データ

72 歳, 女性, 無職. 家族構成：1 人暮らし

主訴：立ちくらみ, 食欲不振. 既往歴：70 歳 胃がんにて胃全摘術.

臨床所見

身長：160 cm, 体重：55 kg. 血圧：135/80 mmHg　Hb：10.0 g/dL, Ht：35.0 %,
RBC：450 万 /μL, MCV：77.7 fL, MCH：22.2 pg, MCHC：28.6 %, WBC：4,000 μL,
リンパ球：1,300/μL, TP：6.0 g/dL, Alb：3.1 g/dL, TC：189 mg/dL, TG：140 mg/
dL, LDL-C：120 mg/dL, HDL-C：41 mg/dL, AST：30 U/L, ALP：25 U/L, LDH：210
U/L, T-Bil：0.2 mg/dL, γ-GT：32 U/L, ChE：98 U/L, Fer：10 ng/ m L, 葉酸：5.0 ng/
mL, V.B$_{12}$：900 pg/mL, Fe：40 μg/dL, UIBC：340 μg/dL, TIBC：380 μg/dL

経緯

70 歳を過ぎた頃より物忘れがあらわれ始め食事量が減少した. その後胃がんと診断され胃全
摘術を行った. 定期診察で立ちくらみ, 食欲不振により鉄欠乏性貧血を指摘された. 医師からは
食生活習慣の改善をめざすことを目的に, 1,700 kcal/ 日の食事の指示があり, 栄養食事指導を
受けることになった.

食事摂取・生活状況

数年前に夫に先立たれひとり暮らし. 胃がんの手術をしてからは外出することが億劫になり家
に閉じこもることが多くなった. 胃切除後から固いものが噛めなくなり, 食事は軟らかいものを
中心とした糖質中心の食事を摂るようになった. 週末は近所に住む娘が孫とともに様子を見に来
て, おかず 2 〜 3 品作っていく. しかし, 若いころより好き嫌いが多く, 本人の口に合わないと
食べないで処分することが多かった. 朝食は菓子パンと緑茶. 昼食は簡単に食べられる麺類. 夕
食はご飯, 白身魚の煮つけ, おひたし程度. 体を動かさないので少量でお腹がいっぱいになって
いる. 摂取量は全体の 7 割程度である.

参考文献

Chapter 1 Nutrition Care Process（NCP）

1）公益社団法人日本栄養士会監訳：国際標準化のための栄養ケアプロセスマニュアル．第一出版，2012．
2）片桐義範：栄養ケアプロセス（NCP）の活用 第2回 栄養診断の考え方．日本栄養士会雑誌，59（5）：15-18，2016．
3）早川麻理子，西村佳代子，山田卓也，ほか：栄養アセスメントツールの対象患者と効果的な活用．静脈経腸栄養，25（2）：581-584，2010．
4）医科点数表の解釈 平成28年4月版．社会保険研究所，2016．
5）特定非営利活動法人日本栄養改善学会監修，中村丁次，川島由起子，加藤昌彦編：管理栄養士養成課程におけるモデルコアカリキュラム準拠 第4巻 臨床栄養学 基礎．医歯薬出版，2013．
6）塚原丘美編：栄養科学シリーズNEXT 臨床栄養学実習 第2版，講談社，2017．
7）公益社団法人日本栄養士会監修，木戸康博，中村丁次，小松龍史編：栄養管理プロセス．第一出版，2018．

Chapter 2 傷病者の栄養補給法

1）特定非営利活動法人日本栄養改善学会監修，中村丁次，川島由起子，加藤昌彦編：管理栄養士養成課程におけるモデルコアカリキュラム準拠 第4巻 臨床栄養学 基礎．医歯薬出版，2013．
2）藤原政嘉，河原和枝編：栄養科学シリーズNEXT 献立作成の基本と実践．講談社，2014．
3）浦部晶夫，島田和幸，川合眞一編：今日の治療薬2018 解説と便覧．南江堂，2018．

Chapter 3 さまざまな疾患に対する栄養管理

1）日本肥満学会編：肥満症診療ガイドライン2016．ライフサイエンス出版，2016．
2）坂田利家，大隈和喜編：肥満症治療マニュアル．p55-102，医歯薬出版，1996．
3）関野由香，柏絵理子，中村丁次：食事時刻の変化が若年性女子の食事誘発性熱産生に及ぼす影響．日本栄養・食糧学会誌，63（3）：101-106，2010．
4）日本糖尿病学会編：糖尿病治療ガイド2018-2019 第7版，文光堂，2018．
5）日本糖尿病学会：糖尿病治療ガイドライン2019．南江堂，2019．
6）日本高血圧学会：高血圧治療ガイドライン作成委員会：高血圧治療ガイドライン2019．ライフサイエンス出版，2019．
7）日本糖尿病療養指導士認定機構編：糖尿病療養指導ガイドブック2016．メディカルレビュー社，2016．
8）日本動脈硬化学会編：動脈硬化性疾患予防ガイドライン2012年版．日本動脈硬化学会，2012．
9）日本動脈硬化学会編：動脈硬化性疾患予防のための脂質異常症治療ガイド2013年版．日本動脈硬化学会，2013．
10）日本動脈硬化学会編：動脈硬化性疾患予防のための脂質異常症治療のエッセンス．日本動脈硬化学会，2014．
11）菱田　明，佐々木　敏監修：日本人の食事摂取基準2015年版．第一出版，2014．
12）日本痛風・核酸代謝学会ガイドライン改訂委員会編：高尿酸血症・痛風の治療ガイドライン．第2版，メディカルレビュー社，2010．
13）日本痛風・核酸代謝学会ガイドライン改訂委員会編：高尿酸血症・痛風の治療ガイドライン．第2版，2012年追補ダイジェスト版，メディカルレビュー社，2012．
14）日本消化器病学会編：炎症性腸疾患（IBD）診療ガイドライン2016．南江堂，2016．
15）鈴木壱知，丸山道生，藤谷順子，石川祐一：臨床栄養認定管理栄養士のためのガイドブック 日本栄養士会生涯教育実務研修受講者及び受験者必携．p23-34，p172-182，東京医学社，2016．
16）骨粗鬆症の予防と治療ガイドライン作成委員会編：骨粗鬆症の予防と治療ガイドライン2015年版．p78-79，ライフサイエンス出版，2015．
17）日本肝臓学会：慢性肝炎の治療ガイドライン2008．文光堂，2007．
18）日本腎臓学会編：慢性腎臓病に対する食事療法基準2014年版．p11，東京医学社，2014．
19）日本腎臓学会編：CKD治療ガイド2012．p3，東京医学社，2012．
20）黒川　清監修，中尾俊之，小沢　尚，酒井　謙編著：腎臓病食品交換表 第9版，p13-89，2016．

21）日本糖尿病学会編著：糖尿病治療ガイド 2020-2021．p48-51，文光堂，2020．

22）糖尿病性腎症合同委員会：糖尿病性腎症病期分類 2014 の策定（糖尿病性腎症病期分類改訂）について．日本腎臓学会誌，56（5）：553–599，2014．

23）日本糖尿病学会編：糖尿病腎症の食品交換表 第 3 版，日本糖尿病協会・文光堂，2016．

24）伊藤貞嘉，佐々木敏：日本人の食事摂取基準 2020 年版．第一出版，2020．

25）日本摂食嚥下リハビリテーション学会：学会分類 2013（食事）早見表，嚥下調整食分類 2013，日本摂食嚥下リハビリテーション学会，2013．

26）日本摂食嚥下リハビリテーション学会：学会分類 2013（とろみ）早見表，嚥下調整食分類 2013，日本摂食嚥下リハビリテーション学会，2013．

27）宇理須厚雄監修：食物アレルギーひやりはっと事例集（2014 年版）．

28）日本心不全学会ガイドライン委員会：心不全患者における栄養評価・管理に関するステートメント．日本心不全学会，2018．　　http://www.asas.or.jp/jhfs/pdf/statement2018012.pdf

29）日本循環器学会：日本心不全学会合同ガイドライン．急性・慢性心不全診療ガイドライン（2017 年改訂版）．http://www.j-circ.or.jp/guideline/pdf/JCS2017_tsutsui_h.pdf

30）睡眠呼吸障害研究会編：成人の睡眠時無呼吸症候群診断と治療のためのガイドライン．メディカルレビュー社，2005．

31）日本呼吸器学会 COPD ガイドライン第 5 版作成委員会編：COPD（慢性閉塞性肺疾患）診断と治療のためのガイドライン 第 5 版，メディカルレビュー社，2018．

32）公益社団法人日本栄養士会監修 木戸康博・中村丁次・小松龍史編：栄養管理プロセス．第一出版，2018．

資料

栄養診断の用語

資料

栄養診断の用語

●NI 摂取量（Nutrition Intake）

「経口摂取や栄養補給法を通して摂取する，エネルギー・栄養素・液体・生物活性物質に関わることがら」と定義される.

NI-1 エネルギー出納
「実測または推定エネルギー出納」の変動と定義される.
- NI-1.1 エネルギー消費の亢進（Increased energy expenditure）
- NI-1.2 エネルギー摂取量不足（Inadequate energy intake）
- NI-1.3 エネルギー摂取量過剰（Excessive energy intake）
- NI-1.4 エネルギー摂取量不足の発現予測（Predicted suboptimal energy intake）
- NI-1.5 エネルギー摂取量過剰の発現予測（Predicted excessive energy intake）

NI-2 経口・静脈栄養素補給
「患者の摂取目標量と比較した実測または推定経口・非経口栄養素補給量」と定義される.
- NI-2.1 経口摂取量不足（Inadequate oral intake）
- NI-2.2 経口摂取量過剰（Excessive oral intake）
- NI-2.3 経腸栄養投与量不足（Inadequate enteral nutrition infusion）
- NI-2.4 経腸栄養投与量過剰（Excessive enteral nutrition infusion）
- NI-2.5 最適でない経腸栄養法（Enteral nutrition composition inconsistent with needs）
- NI-2.6 静脈栄養量不足（Inadequate parenteral nutrition infusion）
- NI-2.7 静脈栄養量過剰（Excessive parenteral nutrition infusion）
- NI-2.8 最適でない静脈栄養（Parenteral nutrition composition inconsistent with needs）
- NI-2.9 限られた食物摂取（Limited food acceptance）

NI-3 水分摂取
「対象者の摂取目標量と比較した，実測または推定水分摂取量」と定義される.
- NI-3.1 水分摂取量不足（Inadequate fluid intake）
- NI-3.2 水分摂取量過剰（Excessive fluid intake）

NI-4 生物活性物質
「単一または複数の機能的食物成分，含有物，栄養補助食品，アルコールを含む生物活性物質の実測または推定摂取量」と定義される.
- NI-4.1 生物活性物質摂取量不足（Inadequate bioactive substance intake）
- NI-4.2 生物活性物質摂取量過剰（Excessive bioactive substance intake）
- NI-4.3 アルコール摂取量過剰（Excessive alcohol intake）

NI-5 栄養素
「適切量と比較した，ある栄養素群または単一栄養素の実測または推定摂取量」と定義される.
- NI-5.1 栄養素必要量の増大（Increased nutrient needs）
- NI-5.2 栄養失調（Malnutrition）
- NI-5.3 たんぱく質・エネルギー摂取量不足（Inadequate protein-energy intake）
- NI-5.4 栄養素必要量の減少（Decreased nutrient needs）
- NI-5.5 栄養素摂取のインバランス（Imbalance of nutrients）
- NI-5.6 脂質とコレステロール
  - NI-5.6.1 脂質摂取量不足（Inadequate fat intake）
  - NI-5.6.2 脂質摂取量過剰（Excessive fat intake）
  - NI-5.6.3 脂質の不適切な摂取（Inappropriate intake of fats）
- NI-5.7 たんぱく質
  - NI-5.7.1 たんぱく質摂取量不足（Inadequate protein intake）
  - NI-5.7.2 たんぱく質摂取量過剰（Excessive protein intake）
  - NI-5.7.3 たんぱく質やアミノ酸の不適切な摂取（Inappropriate intake of protein or amino acids）
- NI-5.8 炭水化物と食物繊維
  - NI-5.8.1 炭水化物摂取量不足（Inadequate carbohydrate intake）
  - NI-5.8.2 炭水化物摂取量過剰（Excessive carbohydrate intake）
  - NI-5.8.3 炭水化物の不適切な摂取（Inappropriate intake of types of carbohydrate）
  - NI-5.8.4 不規則な炭水化物摂取（Inconsistent carbohydrate intake）
  - NI-5.8.5 食物繊維摂取量不足（Inadequate fiber intake）
  - NI-5.8.6 食物繊維摂取量過剰（Excessive fiber intake）
- NI-5.9 ビタミン
  - NI-5.9.1 ビタミン摂取量不足（Inadequate vitamin intake）
    - NI-5.9.1（1） ビタミンA摂取量不足
    - NI-5.9.1（2） ビタミンC摂取量不足
    - NI-5.9.1（3） ビタミンD摂取量不足
    - NI-5.9.1（4） ビタミンE摂取量不足

164

●NC　臨床栄養
「医学的または身体状況に関連する栄養問題」と定義される.

NC-1　機能的項目
「必要栄養素の摂取を阻害・妨害する身体的または機械的機能の変化」と定義される.
- NC-1.1　嚥下障害（Swallowing difficulty）
- NC-1.2　噛み砕き・咀嚼障害〔Biting/Chewing (masticatory) difficulty〕
- NC-1.3　授乳困難（Breastfeeding difficulty）
- NC-1.4　消化機能異常（Altered GI function）

NC-2　生化学的項目
「治療薬や外科療法あるいは検査値の変化で示される代謝できる栄養素の変化」と定義される.
- NC-2.1　栄養素代謝異常（Impaired nutrient utilization）
- NC-2.2　栄養関連の検査値異常（Altered nutrition-related laboratory values）
- NC-2.3　食物・薬剤の相互作用（Food-medication interaction）
- NC-2.4　食物・薬剤の相互作用の予測（Predicted food-medication interaction）

NC-3　体重
「通常体重または理想体重と比較した，継続した体重あるいは体重変化」と定義される.
- NC-3.1　低体重（Underweight）
- NC-3.2　意図しない体重減少（Unintended weight loss）
- NC-3.3　過体重・肥満（Overweight/Obesity）
- NC-3.4　意図しない体重増加（Unintended weight gain）

●NB　行動と生活環境（Nutrition Behavioral/environmental）
「知識，態度，信念，物理的環境，食物の入手や食の安全に関連して認識される栄養所見・問題」と定義される.

NB-1　知識と信念
「関連して観察・記録された実際の知識と信念」と定義される.
- NB-1.1　食物・栄養関連の知識不足（Food-and nutrition-related knowledge deficit）
- NB-1.2　食物・栄養関連の話題に対する誤った信念や態度（使用上の注意）
〔Harmful beliefs/attitudes about food or nutrition-related topics (use with caution)〕
- NB-1.3　食事・ライフスタイル改善への心理的準備不足（Not ready for diet/lifestyle change）
- NB-1.4　セルフモニタリングの欠如（Self-monitoring deficit）
- NB-1.5　不規則な食事パターン（摂食障害：過食・拒食）（Disordered eating pattern）
- NB-1.6　栄養関連の提言に対する遵守の限界（Limited adherence to nutrition-related recommendations）
- NB-1.7　不適切な食物選択（Undesirable food choices）

NB-2　身体の活動と機能
「報告・観察・記録された身体活動・セルフケア・食生活の質などの実際の問題点」と定義される.
- NB-2.1　身体活動不足（Physical inactivity）
- NB-2.2　身体活動過多（Excessive physical activity）
- NB-2.3　セルフケアの管理能力や熱意の不足（Inability or lack of desire to manage self-care）
- NB-2.4　食物や食事を準備する能力の障害（Impaired ability to prepare foods/meals）
- NB-2.5　栄養不良における生活の質（QOL）（Poor nutrition quality of life）
- NB-2.6　自発的摂食困難（Self-feeding difficulty）

NB-3　食の安全と入手
「食の安全や食物・水と栄養関連用品入手の現実問題」と定義される.
- NB-3.1　安全でない食物の摂取（Intake of unsafe food）
- NB-3.2　食物や水の供給制約（Limited access to food or water）
- NB-3.3　栄養関連用品の入手困難（Limited access to nutrition-related supplies）

NO　その他の栄養（Nutrition Other）
「摂取量，臨床または行動と生活環境の問題として分類されない栄養学的所見」と定義される.

NO-1　その他の栄養
「摂取量，臨床または行動と生活環境の問題として分類されない栄養学的所見」と定義される.
- NO-1.1　現時点では栄養問題なし（No nutrition diagnosis at this time）

（公益社団法人日本栄養士会監修，木戸康博，中村丁次，小松龍史編：栄養管理プロセス．第一出版，2018より）

【編者略歴】

塚 原 丘 美
1993 年 徳島大学医学部栄養学科卒業
1995 年 徳島大学大学院栄養学研究科博士前期課程修了
1995 年 山口大学医学部附属病院栄養管理室
2004 年 名古屋学芸大学管理栄養学部助手
2005 年 名古屋学芸大学管理栄養学部講師
2009 年 名古屋学芸大学大学院栄養科学研究科講師
2010 年 名古屋学芸大学管理栄養学部准教授
　　　　名古屋学芸大学大学院栄養科学研究科准教授
2013 年 名古屋学芸大学管理栄養学部教授
　　　　名古屋学芸大学大学院栄養科学研究科教授

新 井 英 一
1995 年 3 月 徳島大学医学部栄養学科卒業
1997 年 3 月 徳島大学大学院栄養学研究科博士前期課程修了
2000 年 3 月 徳島大学大学院栄養学研究科博士後期課程修了
2000 年 4 月 徳島大学医学部助手
2004 年 4 月 徳島大学大学院ヘルスバイオサイエンス研究部助教
2004 年 4 月 徳島大学病院食と健康増進センター併任助手
2007 年 4 月 静岡県立大学食品栄養科学部准教授
2018 年 4 月 静岡県立大学食品栄養科学部教授

加 藤 昌 彦
1984 年 岐阜大学医学部卒業
1984 年 岐阜大学医学部第一内科
1997 年 岐阜大学医学部第一内科助手
1999 年 羽島市民病院内科部長兼放射線室部長
2001 年 椙山女学園大学生活科学部教授
　　　　椙山女学園大学大学院生活科学研究科教授

管理栄養士養成のための栄養学教育モデル・コア・カリキュラム準拠
第 8 巻　臨床栄養学実習　傷病者の Nutrition Care Process 演習

ISBN978-4-263-72035-6

2021 年 3 月 25 日　第 1 版第 1 刷発行
2022 年 1 月 10 日　第 1 版第 2 刷発行

監　修　特定非営利活動法人
　　　　日本栄養改善学会
編　者　塚 原 丘 美
　　　　新 井 英 一
　　　　加 藤 昌 彦
発行者　白 石 泰 夫
発行所　医歯薬出版株式会社

〒 113-8612　東京都文京区本駒込 1-7-10
TEL. (03) 5395-7626(編集)・7616(販売)
FAX. (03) 5395-7624(編集)・8563(販売)
https://www.ishiyaku.co.jp/
郵便振替番号　00190-5-13816

乱丁，落丁の際はお取り替えいたします　　　　　　　印刷・壮光舎印刷／製本・皆川製本所
© Ishiyaku Publishers, Inc., 2021. Printed in Japan